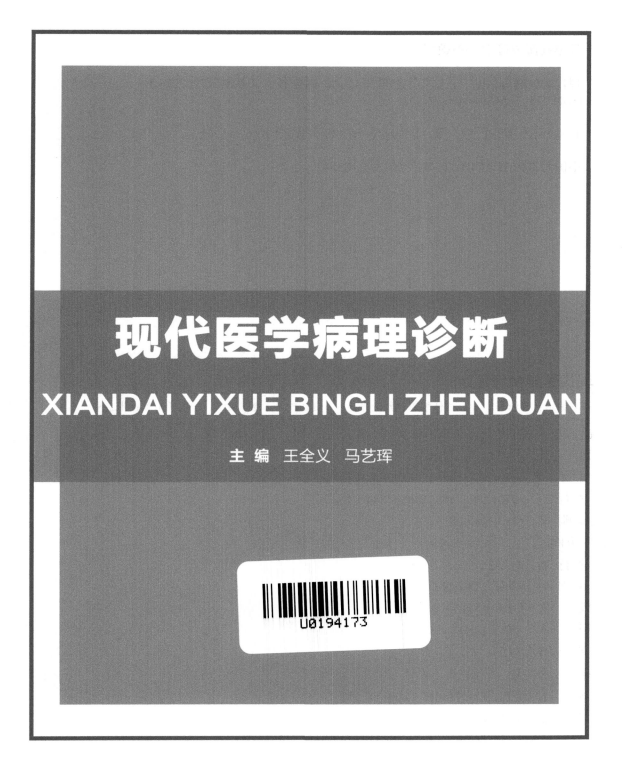

现代医学病理诊断

XIANDAI YIXUE BINGLI ZHENDUAN

主编 王全义 马艺珲

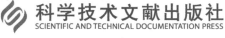

U0194173

科学技术文献出版社
SCIENTIFIC AND TECHNICAL DOCUMENTATION PRESS
·北京·

图书在版编目（CIP）数据

现代医学病理诊断 / 王全义等主编. — 北京：科学技术文献出版社, 2018.5
ISBN 978-7-5189-4456-9

Ⅰ. ①现… Ⅱ. ①王… Ⅲ. ①病理学—诊断学 Ⅳ. ①R36

中国版本图书馆CIP数据核字(2018)第103342号

现代医学病理诊断

策划编辑：曹沧晔	责任编辑：曹沧晔	责任校对：赵 瑷	责任出版：张志平

出 版 者　科学技术文献出版社
地　　址　北京市复兴路15号　邮编 100038
编 务 部　(010) 58882938，58882087（传真）
发 行 部　(010) 58882868，58882874（传真）
邮 购 部　(010) 58882873
官方网址　www.stdp.com.cn
发 行 者　科学技术文献出版社发行　全国各地新华书店经销
印 刷 者　济南大地图文快印有限公司
版　　次　2018年5月第1版　2018年5月第1次印刷
开　　本　880×1230　1/16
字　　数　392千
印　　张　12
书　　号　ISBN 978-7-5189-4456-9
定　　价　148.00元

前　言

　　社会经济的发展促进了医学科学技术的发展，临床病理学已经发展成为一门独立的学科，临床病理学由病理技术学和病理诊断学组成，两者相辅相成，进一步完善了临床病理学。全世界医学界公认病理诊断是最可信赖、准确性最高、最具权威性的诊断，是所有诊断手段中的核心。

　　本书首先介绍了病理学概论、病理检查技术等内容，然后重点论述了病理学在呼吸、循环、消化、泌尿、神经、乳腺等方面的临床特点、分析及诊断。本书内容全面而系统，图文并茂，易读、易懂、实用性强，适用于病理学研究和病理学诊断相关专业的医师、教师和学生。

　　本书编委均是高学历、高年资、精干的专业医务工作者。鉴于本书涉及诸多专业，编写人员多，在各章内容的深度与广度上可能不太一致，且编校时间有限，书中可能存在疏漏之处，望读者不吝指正，以便再版时修正。

编　者

2018 年 4 月

目　录

第一章

病理学概论

第一节　病理学绪论

病理学（pathology）是研究疾病的病因（etiology）、发病机制（pathogenesis）、病理变化（pathological change）、结局和转归的医学基础学科。病理学学习的目的是通过对上述内容的了解来认识和掌握疾病本质和发生发展的规律，为疾病的诊治和预防提供理论基础。在临床医疗实践中，病理学又是许多疾病的诊断并为其治疗提供依据的最可靠方法，因此病理学也是临床医学的重要学科之一。

一、病理学在医学中的地位

病理学分为人体病理学（human pathology）和实验病理学（experimental pathology）两部分。前者通过尸体解剖（autopsy）、活体组织检查，或称外科病理学（surgical pathology）和细胞学（cytology）检查所获得的材料对疾病做出最后诊断；后者则以疾病的动物模型或在体外培养的细胞为材料进行医学研究。

在医学教育中，病理学是基础医学和临床医学之间的桥梁。因为其学习必须以解剖学、组织胚胎学、生理学、生物化学、细胞生物学、分子生物学、微生物学、寄生虫学和免疫学等为基础，同时其本身又是以后学习临床医学各门课程的基础。病理学也是一门高度实践性的学科，课程的学习一般有理论课、实习课、临床病理讨论（clinical pathological conference，CPC）和见习尸体剖验等学习形式。学习病理学要特别注意形态与功能、局部与整体、病理变化与临床病理联系之间的有机联系。

在医疗工作中，活体组织检查是迄今诊断疾病最可靠的方法。细胞学检查在发现早期肿瘤等方面具有重要作用。对不幸去世的患者进行尸体剖验能对其诊断和死因做出最权威的终极回答，也是提高临床诊断和医疗水平的最重要方法。虽然医学实验室检测、内镜检查、影像学诊断等技术突飞猛进，在疾病的发现和定位上起着重要的作用，但很多疾病，仍然有赖于病理学检查才能做出最终诊断。

在科学研究中，病理学是重要的研究领域。心、脑血管疾病及恶性肿瘤等重大疾病的科学研究，无一不涉及病理学内容。应用蛋白质和核酸等分子生物学技术研究疾病发生发展过程的分子病理学已是一个新兴的分支学科。临床病理数据和资料，包括大体标本、石蜡包埋组织和切片的积累，不仅是医学科学研究不可或缺的材料，也是病理学教学和病理专科医师培养的资料来源。

总之，病理学在医学教育、临床诊疗和科学研究上都扮演着极其重要的角色，加拿大籍著名医生和医学教育家 Sir William Osler（1849—1919）曾写道 "As is our pathology，so is our medicine"（病理学为医学之本）。

二、病理学的研究方法

（一）人体病理学的诊断和研究方法

1. 尸体剖检（autopsy）　简称尸检，即对死者的遗体进行病理解剖和后续的病理学观察，是病理学的基本研究方法之一。尸检的作用在于：①确定诊断，查明死因，协助临床总结在诊断和治疗过程中的经验和教训，以提高诊治水平；②发现和确诊某些新的疾病、传染病、地方病、流行病等，为卫生防疫部门采取防治措施提供依据；③积累各种疾病的人体病理材料，作为深入研究和防治这些疾病的基础的同时，也为病理学教学收集各种疾病的病理标本。目前我国的尸检率还不高，而且有进一步下降的趋势，十分不利于我国病理学和整个医学科学的发展，亟待立法和大力宣传尸检的意义。

2. 活体组织检查（biopsy） 简称活检，即用局部切取、钳取、细针穿刺和搔刮等手术方法，从活体内获取病变组织进行病理诊断。其意义在于：①由于组织新鲜，固定后能基本保存病变的原貌，有利于及时、准确地对疾病做出病理学诊断，可作为指导治疗和判断预后的依据；②必要时还可在手术进行中做冷冻切片快速诊断，协助临床医生选择最佳的手术治疗方案；③在疾病治疗过程中，定期活检可动态了解病变的发展和判断疗效；④还可采用如免疫组织化学、电镜观察、基因检测和组织培养等研究方法对疾病进行更深入的研究。因此，活检是目前诊断疾病广为采用的方法，特别是对肿瘤良、恶性的鉴别具有十分重要的意义。外科病理学，或称诊断病理学（diagnostic pathology）就是在活检的基础上建立起来的病理学分支。

3. 细胞学检查 通过采集病变处的细胞，涂片染色后进行诊断。细胞的来源可以是运用各种采集器在口腔、食管、鼻咽部以及女性生殖道等病变部位直接采集脱落的细胞；也可以是自然分泌物（如痰、乳腺溢液、前列腺液）、体液（如胸腹腔积液、心包积液和脑脊液）及排泄物（如尿）中的细胞；还可以是通过内镜或用细针穿刺（fine needle aspiration，FNA）病变部位（如前列腺、肝、肾、胰、乳腺、甲状腺、淋巴结）等采集的细胞。细胞学检查除用于患者外，还可用于健康的普查。此法设备简单，操作简便，患者痛苦少而易于接受，但最后确定是否为恶性病变尚需进一步做活检证实。此外，细胞学检查还可用于对激素水平的测定（如阴道脱落细胞涂片）及为细胞培养和DNA提取等提供标本。

（二）实验病理学研究方法

1. 动物实验（animal experiment） 运用动物实验的方法，可在适宜动物身上复制出某些人类疾病的动物模型（animal model）。通过疾病复制过程可以研究疾病的病因学、发病学、病理改变及疾病的转归。其优点在于可根据需要，对之进行任何方式的观察研究。或与人体疾病进行对照研究。此外，还可进行一些不能在人体上做的研究，如致癌剂的致癌作用和癌变过程的研究及某些生物因子的致病作用等。这种方法可弥补人体病理学研究所受到的制约，但应注意的是动物和人体之间毕竟存在一定的物种上的差异，不能把动物实验结果不加分析地直接套用于人体，仅可作为研究人体疾病的参考。

2. 组织和细胞培养（tissue and cell culture） 将某种组织或单细胞用适宜的培养基在体外培养，可研究在各种因子作用下细胞、组织病变的发生和发展及外来因素的影响。例如在病毒感染和其他致癌因素的作用下，细胞如何发生恶性转化；在恶性转化的基础上发生哪些分子生物学和细胞遗传学改变；在不同因素作用下能否阻断恶性转化的发生或使其逆转；免疫因子、射线和抗癌药物等对癌细胞生长的影响等，都是对肿瘤研究十分重要的课题。近年来通过体外培养建立了不少人体和动物肿瘤的细胞系，对研究肿瘤细胞的分子生物学特性起到了重要作用。这种研究方法的优点是周期短、见效快、节省开支，体外实验条件容易控制，可以避免体内复杂因素的干扰。缺点是孤立的体外环境与复杂的体内整体环境有很大的不同，故不能将体外研究结果与体内过程简单地等同看待。

三、病理学的发展

人类无论是个体还是群体，自其诞生之日起始终与疾病共存，这从考古学家挖掘的具有病变的史前人类的骨骼化石上可找到足够的证据。当然这仅仅是肉眼所见到的形态变化。直到1761年意大利的Morgani（1682—1771）医生通过700多例尸体解剖，并详细记录了病变器官的肉眼变化之后，认为不同的疾病都是由相应器官的病变引起的，由此提出了器官病理学（organ pathology）的概念，由此奠定了医学及病理学发展的基础。在一个世纪之后的19世纪中叶，随着显微镜的发明和使用，人们可以应用光学显微镜来研究正常和病变细胞的形态变化。于是，德国病理学家Virchow（1821—1902）创立了细胞病理学（cytopathology），其巨著在1858年出版，直到今天其理论和技术仍在对医学科学的发展产生影响。此后，经过近一个半世纪的探索，逐渐形成并完善了今天的病理学学科体系，如用肉眼观察病变器官的大体变化，被称为大体所见或解剖病理学（anatomical pathology）；借助于显微镜所进行的组织学或细胞学研究，被称为组织病理学（histopathology）或细胞病理学（cytopathology）；用电子显微镜技术观察病变细胞的超微结构变化被称为超微结构病理学（ultrastructural pathology）。

近三十年来，免疫学、细胞生物学、分子生物学、细胞遗传学的进展以及免疫组织化学、流式细胞术、图像分析技术和分子生物学等理论和技术的应用，极大地推动了传统病理学的发展。特别是学科间的互相渗透，使病理学出现了许多新的分支学科，如免疫病理（immunopathology）、分子病理学（molecular pathology）、遗传病理学（genetic pathology）和计量病理学（quantitative pathology）等，使得对疾病的研究从器官、组织、细胞和亚细胞水平深入到分子水平；并使形态学观察结果从定位、定性走向定量，更具客观性、重复性和可比性。

随着分子病理学理论和技术的日臻完善，诊断分子病理学又成为近年来临床病理的最热门领域。就大多数疾病而言，不管是先天性还是获得性，均具有一定的遗传学基础。通过分子手段检测人染色体上基因的改变，以此确立的遗传性疾病的诊断是最可靠的。在感染性疾病的分子诊断中，不仅可检出正在生长的病原体，也能检出潜伏的病原微生物；既能确定既往感染，也能检出现行感染。肿瘤大部分都有遗传学基础，与遗传性疾病类似，诊断分子病理学对那些以基因改变为病因的肿瘤而言是最准确的，是分子靶向治疗的基础。在组织器官移植领域内，诊断分子病理学至少可用于以下五个方面：组织抗原匹配；免疫抑制患者中出现的威胁生命的感染的快速检测；在骨髓移植中还可以用于自体移植前确保有效地清除肿瘤组织，显示移植物在体内过程的踪迹，监视疾病复发。在刑事案件的法医学鉴定中，DNA指纹技术，现在已经广泛应用于法医学鉴定，其精确度达到了一个细胞、一根毛发和一个精子，就可取得个体特征性的基因图谱。

今天，随着3G网络时代的到来，借助图像数字化以及数字存储传输技术的发展，将病理学切片转化为切片数字化图像（whole slide images，WSI）进行数据存储已成为可能。WSI又称数字切片（digital slides）或虚拟切片（virtual slides），使用者可以不通过显微镜而直接在个人的计算机上进行WSI的阅片、教学、科学研究、远程诊断及疑难病例的会诊，现已被称为数字病理学（digital pathology）。相信3G网络的覆盖及WSI技术的应用将极大地推进病理学学科的进步及病理学事业的发展。

对疾病的观察和研究还从个体向群体和社会发展，并与环境结合，出现了地理病理学、社会病理学等新的分支。这些发展大大加深了对疾病本质的认识，同时也为许多疾病的防治开辟了新的途径和发展空间。随着人类基因组计划的完成和后基因组计划的开展，病理学这门古老的学科必定以全新的面貌展示在世人的面前。

我国是幅员广阔、人口和民族众多的大国，在疾病谱和疾病的种类上都具有自己的特点。开展好人体病理学和实验病理学的研究，对我国医学科学的发展和疾病的防治，具有极为重要的意义，同时也是对世界医学的贡献。处理好人体病理学和实验病理学既分工又合作的关系，使二者加强联系，相得益彰。同时要打破病理学与其他学科的界限，密切关注相邻新兴学科的发展，学习和吸取它们的先进成果来创造性地丰富病理学的研究方法和内容。只有这样才能使我国病理学研究的某些领域达到或赶超世界先进水平，这也是我国当代病理学工作者的责任和任务。

（王全义）

第二节 诊断病理学

一、什么是诊断病理学

病理学是研究疾病病因、发病机制、形态结构改变以及由此而引起的功能变化的一门基础医学与临床医学之间的桥梁学科。病理学作为一门科学是在18世纪中期开始的。Morgagni（1682—1771）将他一生中所经历的约700例精心解剖的尸检各器官所见与临床表现相联系，于1761年著成了《疾病的位置与原因》一书，此书为病理学的发展奠定了基础。以后许多学者将尸检所见与临床表现相联系，相继发现了许多疾病的临床和形态特点，大大丰富了病理学的内容。尸检成为检验临床诊断正确性的必不可少的程序。这样的器官病理学到 19 世纪 Rokitansky（1800—1878）时代达到了顶峰。Rokitansky 亲自解剖了约 3 万例尸体，并掌握了约 6 万例尸检的材料，详细描述了全身各器官的各种病变，从而极大地丰富了病理学宝库。1843 年 Virchow 开始用显微镜观察病变部位的细胞和组织的结构，1858 年 Virchow 发表了他著名的"细胞病理学"，从而开创了细胞病理学时代。临床各科的发展推动了病理学向专科病理分支如妇产科病理、神经病理、肿瘤病理、皮肤病理及儿科病理等的发展。1932 年 Knall 和 Rusha 发展了透射电镜，1938 年 Ardenne 首创了扫描电镜。电子显微镜的问世使病理学从细胞水平向亚细胞结构深入，由此产生了超微结构病理学。免疫学的进展促进了免疫病理学和免疫组织化学的发展。细胞遗传学的研究进展进一步充实了有关疾病的遗传病理学。20 世纪 50 年代是生物化学突飞猛进的时期。1953 年 Watson 和 Crick 发现了 DNA 的双螺旋结构及 DNA－RNA－蛋白质（包括各种酶）的化学顺序。分子生物学技术目前在病理学中的广泛应用促使病理学进一步深入到分子水平，为分子病理学的建立奠定了基础。

综上所述，近百余年来由于医学生物学各分支如生物学、微生物学、生物化学、免疫学和分子生物学等的迅猛发展以及许多新仪器如透射电镜、扫描电镜、图像分析仪及流式细胞仪等的研制成功，使病理学能发展到目前这样具有许多分支的重要学科，当然病理学的发展也促进了临床医学的发展。

应该强调的是病理学从建立之时起就负有一个重要使命即协助临床医生对疾病做出诊断。古代学者通过肉眼观察器官改变与临床症候相联系。细胞病理学问世后，病理医生能从细胞和组织结构的改变为临床提供病理诊断。1870 年柏林大学的 Carl Ruge 及其同事 Johann Veit 最先将外科活检作为重要的诊断工具。从此以后病理医生可根据手术标本、各种活检、穿刺及脱落细胞学为临床不同疾病提供诊断。尸检更可核实或纠正临床诊断，或发现新的疾病和病变。病理学中这一方面的实践和研究以往称为外科病理学，通俗称为临床病理诊断，这些名称并不全面，因为送病理科作病理诊断的标本不都是来自外科，几乎所有的临床科室都可能送病理标本，所以应称之为诊断病理学（diagnostic pathology）。诊断病理学不仅包括对各种活体标本（包括细胞学）的诊断，也包括对尸检的诊断。诊断病理学是病理学的一个大分支，是为患者的医疗服务中不可缺少的重要组成部分。

二、诊断病理学的任务

诊断病理学的任务是对有关疾病：①提出明确的病理诊断；②提供可能的病因学证据或线索；③提供有关的预后因素。当病理学还处在细胞病理学时代时，病理医生能根据病理标本的形态改变（大体和显微镜下）提出病理诊断已经完成了任务。目前随着医学生物学各分支的迅速发展，病理医生已能将病理形态结合其他种种辅助手段如电镜、组织化学、免疫组织化学、DNA 倍体及种种分子生物学技术为临床提供更精确的病理诊断。例如过去单凭形态不能区分的小细胞恶性肿瘤，现已能依靠免疫组织化学和电镜区分出淋巴瘤、小细胞未分化癌、胚胎性横纹肌肉瘤、神经母细胞瘤或 Ewing 瘤。分子生物学技术特别是 PCR 的应用使病理医生能从患者的组织（新鲜或石蜡包埋组织）中提取 DNA，通过 PCR 得到大量扩增的特异性 DNA 片段用于检测 T、B 淋巴细胞增生中 Ig 或 TCR 基因重排，癌基因和抑癌基因的点突变，检测杂合子丢失（LOH）和微卫星不稳定性（MSI），检测循环血中的瘤细胞等。PCR 也可用于检测微生物包括细菌和病毒。对检测病毒来说 PCR 技术是最敏感和最快的方法。流式细胞术的一个重要功能是 DNA 分析，决定瘤细胞的倍体（ploidy），计算出不同细胞周期中细胞的百分率，如一肿瘤中异倍体和 S 期细胞百分率增加表明恶性，对某些肿瘤如膀胱癌来说，这些指标说明预后差，对一些癌前病变来说，DNA 分析可预测该病变的生物学行为。

病理诊断医生虽不直接接触患者，但他面对临床医生。在临床医生诊断治疗患者的过程中，病理诊断医生应是临床医生最好的咨询者和合作者。

三、进行诊断病理学实践和研究所需的设备

无论是大的医学院校附属医院的病理科，还是小的县区级医院病理科，他们的主要任务是进行病理

诊断，其设备应包括有设备较齐全的尸检室、手术和活检病理标本检查取材室、常规切片制片室（可包括特殊染色及冷冻切片设备）、细胞室（包括制作各种细胞学和细针穿刺细胞学的涂片和切片等）、医生读片室（或称诊断室）、照相室（备有能摄制各种大体标本和显微镜下照片的照相设备特别是连接计算机的数码相机）、免疫组织化学室、大体标本制作室、大体标本陈列室以及各种材料的存档处（包括文字档案、标本、玻片及蜡块存档处）等。

一个现代化大医院病理科还应备有电镜室（扫描及透射电镜）、塑料包埋切片制作室、荧光显微镜、偏光显微镜及多头显微镜（教学用）、分子生物学技术实验室、细胞培养室、组织库或低温冷藏箱、流式细胞仪、图像分析仪、电脑及病理图文信息系统即局域网上应用的数据库等。今后有条件的单位可安置细胞遗传学工作站（FISH 分析系统）、做虚拟切片（virtual slide）的仪器及远程病理会诊的仪器，这样同一城市不同医院及不同城市医院之间甚至不同国家的医院之间可进行切片会诊交流。

四、病理标本的检查、取材和诊断中的一些要点

（一）大体观察和取材

病理标本的检查，常规应包括大体检查和显微镜下观察：一些诊断病理医生重视显微镜下改变，忽视大体形态，认为镜下形态是诊断的主要依据。殊不知许多标本，特别是手术切除标本的大体形态和取材部位可直接影响诊断正确性，如手术切除的甲状腺只重视大结节，忽视了小的白色硬结，可导致微小乳头状癌的漏诊；大的卵巢肿瘤应作多个大切面观察，应在不同色泽和质地的部位取材检查，因卵巢肿瘤经常有混合型，只取少数瘤组织块，不能代表肿瘤的全部成分。总之标本的大体观察非常重要，要全面仔细观察和描述病变。临床送检的标本不管大小均应详细检查，如果一例标本有多件，则每一件均要取材作切片观察。根治术标本在未固定前应仔细寻找淋巴结，因为淋巴结中癌的转移率，直接影响患者的治疗和预后。肿瘤标本除取不同部位的肿瘤外还应取肿瘤与正常组织交界处、切断端及淋巴结。

（二）大体标本的照相

一般医院的病理科都没有很富裕的空间来存放大体标本，因此在大体检查之后，对一些病变典型、特殊或罕见的标本最好尽量照相留档，这样除少数可制成陈列标本外，日常大量已检查并取材的大小标本，在病理报告发出后一段时间（一般为 1~2 个月）就可弃除。如果检查当时没有详细记录，可对照照片进行补充描述。照相前应将病变充分暴露，剔除多余的脂肪和结缔组织。标本的切面一般来说均较表面有特征性，照相的清晰度和反差等取决于设备及摄影者的技术。目前一些大医院用的连接电脑的数码相机照相设备不仅效果好，亦容易掌握。一张好的彩色像不仅是存档的重要资料，也是总结和书写论文必不可少的材料。储存在电脑中的大体彩色图像还可制成光盘作为教学和会议交流等用。

国外许多医院病理科还备有照大标本的 X 线设备，对检查有钙化的病灶以及骨组织很有用。

（三）固定

常用的固定液有 10% 中性 formalin，其他有 Zenker、Bouin 和 carmoy 等固定液。固定液的体积应 10 倍于标本的体积。10% formalin 的渗透组织能力为 1mm/h，所以一般标本均需固定数小时，大标本切开后应固定过夜。用作取组织块的大标本，应在新鲜时就切成 0.5~1cm 厚的大片块，待固定后再修整，组织块厚度不能超过 3mm。腔状器官如胃肠道，应将标本剪开后用大头针固定在薄的木板上（黏膜面向上），在大的容器内固定，表面覆以浸有固定液的湿纱布或棉花。需要立埋的标本应用大头针或染料标明需要包埋的面。标本不能冻存，特别是已含固定液的标本，因冷冻后水分在组织内形成针状结晶，破坏组织和细胞的结构，从而影响诊断。

（四）一张好的 HE 切片是保证正确病理诊断的关键

病理切片质量的好坏除取决于病理制片室的设备以及病理技术人员的技术和经验外，部分还取决于病理医生取材是否合乎要求，如大标本未经适当固定就取材，这样的组织块在固定、脱水和浸蜡过程中会扭曲变形，影响包埋和制片；另外，组织块太厚，中心脱水透明及浸蜡不好亦影响切片质量。一张质量上乘的 HE 切片（除疑难病变外），对病理医生来说一般不会发生诊断困难，但质量很差的 HE 切片

（切片厚、刀痕多、组织细胞挤压、组织裂开及染色透明差等）总会造成诊断上的困难，特别是淋巴结。大多数淋巴结的疑难病例是由于制片造成的。

目前虽然已有许多辅助手段和工具，如电镜及免疫组织化学等，但要做这些辅助检查之前，首先要对该病例有一个初步的病理诊断意见，才能考虑用什么手段或什么工具来进一步证实或否定该诊断，所以对于一天要处理大量病理标本和诊断的病理医生来说，质量好的 HE 切片是完成工作的保证。

（五）免疫组织化学

除了苏木精 - 伊红外，以往常用的辅助诊断方法有特殊染色、酶组织化学、图像分析和电镜等，20世纪 70 年代末和 80 年代初免疫组织化学已开始在国内少数大医院病理科应用于日常外检，到 90 年代后期免疫组织化学已在全国普遍开展，由于免疫组织化学较高的敏感性和特异性，所以迄今免疫组织化学已是医院病理科不可缺少的技术。

（六）小活检和细胞学

随着医学的发展，病理医生所收到的标本越来越小，现在医院病理科除手术切除的标本和手术切除活检外，大量的是各种内镜活检、粗针穿刺活检和细针吸取细胞学检查（fine needle aspiration cytology, FNAC）的标本。越来越小的标本就要求病理医生仔细检查和病理技术人员高水平的制片技术。遇到有些小的内镜活检首先要核对"块数"，如内镜医生注明"8 块"，则送检瓶内应核实是否有"8 块"。除检查瓶内标本外，还应检查瓶盖内是否还有标本，有时这一块行将"漏网"的活检可能恰恰是病变的关键。小的标本如内镜活检应用纱布或滤纸或袋装茶叶的纸或其他裹起来固定、脱水和浸蜡。特别小的标本应用伊红染色后再包裹固定、脱水、浸蜡，否则浸蜡后小标本与蜡混在一起不易辨认。这种小活检的切片要求技术人员用快刀切，并在载玻片上捞数个至十数个蜡片。病理医生看片时每一切片上的组织片均应仔细观察，有时常常在某几个组织片中有具诊断意义的病变。

细胞学（亦称诊断细胞学）现在越来越广泛用于诊断。近年来开发的液基薄层涂片技术以及电脑辅助细胞扫描分析系统（thin layer liquid based with computer assisted cytology test, TCCT），以及用液基薄层涂片技术加上 DNA 自动扫描仪，均可明显提高宫颈癌的检出率，以上技术和仪器亦可用于胸腹腔积液、尿、脑脊液和痰的细胞学检查。除各种脱落细胞学外，细针穿刺吸取细胞学检查（FNAC）已在全世界广泛开展。细针是指针的外径为 $0.6 \sim 0.9mm$，由于针细损伤小，吸出的细胞是存活的，所以制成涂片后较脱落细胞学（细胞常退化）更易诊断。目前 FNAC 几乎已能用于穿刺全身所有部位的肿瘤，它的阳性率高，假阳性极少，所以很受临床和病理医生欢迎。FNAC 的成败取决于：①穿刺医生能击中目标；②制成一张薄而均匀的涂片；③病理医生对诊断细胞学的经验。三者中缺一就可影响诊断。

细胞印片，特别是怀疑有肿瘤的淋巴结切面的印片对诊断很有参考价值，因一张好的印片比起冷冻切片和石蜡切片来说可真实反映细胞的形态和结构，并可用于免疫组织化学，因此除了纤维组织较多的组织和肿瘤外，一般细胞丰富的组织和肿瘤，在新鲜标本切开后最好都做印片观察。

五、冷冻切片

手术台上做冷冻切片的唯一理由是决定下一步治疗的方案，如乳腺肿块的良恶性，决定是否需作根治术，又如肢体肿瘤的性质，决定是否要截肢等。除了这一原因外，其他均无申请作冷冻切片的理由。对病理医生来说冷冻切片要求快、准确、可靠。但是冷冻切片的质量一般均不如石蜡切片，另外取材有限，因此并不是所有的冷冻切片都能做到快、准确和可靠。所以遇到不能做出明确诊断时应请临床医生再取代表性的组织或请临床医生等石蜡切片的结果，切勿勉强诊断，以造成误诊或事故。

六、病理材料的存档

如前所述大体标本应尽量照相存档，或储存在电脑数据库内。这样经过一段时间后，大体标本就可处理掉。除已制成示教或陈列的标本外，大体标本不宜长久保留（包括尸检标本），一方面这些标本占据很大的空间；另一方面长期保存的大体标本不仅色泽、外形均会改变，而且这种标本已不适合取材作一般 HE 切片，更不适合用于其他辅助诊断技术。

文字资料（包括各种报告的存档部分）、病理切片及蜡块均应永远保存。这些材料犹如患者的病例一样，随时可用于复查，特别是一些疑难病例，多次的手术标本或活检集中起来复查时可能会得出更明确的诊断。此外，这些材料也是病理医生教学和科研用的第一手资料。有些医院病理科把病理切片和蜡块如同大体标本一样"定期处理"，这是不可取的。有时常常因为患者的病理资料不全而影响诊断，甚至可造成医疗纠纷或失去解决医疗纠纷的依据。

目前最好的储存办法是将文字资料输入计算机。国外以及国内一些大的医院病理科在做尸检和外检的同时以及发出正式报告后，随即将病理诊断和患者的有关资料编码输入电脑。这样不仅起到了存档作用，更方便的是随时能从电脑中提出有关病例的病理资料，以资复习和研究。目前国际上通用的编码是参考 SNOMED。

21 世纪以来，病理日常报告及材料的存档已全部信息化（通过电脑传送及储存），有些单位甚至已废除文字档案材料，这样的做法似乎有些极端，每一病例的最后病理报告包括临床病史、标本的大体形态（包括照相）、显微镜下形态特点、病理诊断及分子病理诊断均应有一份纸质的文字资料存档以防电脑信息系统出问题，尚有补救的机会。

七、病理诊断医生与临床医生密切联系

病理诊断是医院对许多患者的医疗服务中的一个重要环节。病理诊断医生虽然不直接面对患者，但他做出的正确病理诊断可使患者获得正确的治疗。相反，错误的病理诊断可延误患者的治疗，甚至导致重大的医疗差错或事故。

临床医生应像请其他科医生会诊那样，向病理医生提供必要的病史、手术所见及实验室检查结果。当然有些典型的病变，不需要临床病史就能做出诊断，但多数情况下病理医生在做出诊断前需要参考病史，因为形态相似的肿瘤，发生在不同部位，可能做出不同的诊断，如儿童头面部的小细胞恶性肿瘤，很可能是胚胎性横纹肌肉瘤，而发生在儿童肾上腺的小细胞恶性肿瘤则神经母细胞瘤的可能性大；又如发生在子宫的平滑肌肿瘤，核分裂 5/10HPF 仍诊断为平滑肌瘤（细胞性平滑肌瘤 cellular leiomyoma），但同样的平滑肌瘤发生在消化道则已能诊断为平滑肌肉瘤，类似的例子很多，总之适当的临床病史是病理医生做出正确诊断必不可少的。国外许多诊断病理专家对没有病史的病理标本一概不予以诊断。

要求手术中做冷冻切片的病例，临床医生更有责任事先向病理医生介绍病情，甚至请病理医生到手术室去，观察病变性质、部位及切除作冷冻切片的组织的部位，这样使病理科的医生和技术人员能做好物质上和思想上的准备，从而有利于病理医生做出快、准确和可靠的冷冻切片诊断。

临床医生与病理医生要相互理解、相互支持。有些临床医生把病理医生看作技术人员或化验员，这种不平等的对待，造成一些医院病理医生与临床医生之间的隔阂和关系紧张。另外，一些病理医生只管看片子，毫不关心患者的情况，也不满足临床医生提出的合理要求。临床和病理医生不能密切合作，受害的只能是患者。我们提倡病理医生和临床医生加强合作，相互理解、相互信任，为了患者的利益，共同努力。

八、质量控制和质量保证

质量控制和质量保证的最终目的是保证病理报告的正确性、完整性和及时性，原则上每一医院病理科都应有质量控制和质量保证（QC/QA）计划，并有一个小组或委员会来执行和检查此 QC/QA 计划。目前国内许多医院还没有做到，不过有些城市已由卫生厅、卫生局指定某一或几个医院执行全市各医院 QC/QA 的检查。

最简单的 QC/QA 措施：①检查每天组织切片和（或）细胞涂片的质量；②每天病理报告应由高年资医师复查后发出；③定期比较冷冻切片和石蜡切片诊断的符合率和正确率；④定期抽样检查病理报告有无诊断差错和文字书写（包括诊断、患者的姓名、年龄和性别等）差错；⑤定期召开科内和科间对疑难和特殊病例的会诊。

九、医院病理科的医疗法律纠纷问题

病理科医疗法律纠纷的主要原因是病理诊断错误即误诊和漏诊。另一种原因是标本或切片编号错误"张冠李戴"和标本丢失，特别是在未做大体检查前丢失标本，这是绝对不可原谅的错误，因为发生这种情况在法庭上是绝对败诉的。

造成病理诊断错误的原因与病理诊断医师的专业水平和素质、切片质量、病理科的设备以及医院的大环境等都有关，病理诊断医师的专业水平低，对有些病变不认识或工作不够敬业（粗枝大叶，看切片不仔细，漏了重要的病变），病理科设备差（如没有合格的显微镜），则专业水平很高的病理医生也看不出病变；技术人员水平低或没有合格的制片设备，做不出合格的 HE 切片。国内许多到处会诊的"疑难外检"，有很大一部分是"制片疑难外检"，即因病理切片不好，会诊医生不能根据切片所提供的真实信息做出正确的诊断。

一旦发生医疗法律纠纷，应把有关病例的文字档案、切片、蜡块和剩余固定的组织标本等妥善封存，或交上级有关部门保管，切勿将这些资料交给无关的第三者特别是原告及其律师，一旦立案最重要的是绝对不要更改报告或记录，这样可使案件变得不可辩护。国外的法院可将私自修改报告判成有罪。

在法庭上要保持冷静，衣着整洁，要说真话，实事求是，前后一致，回答问题简单明确，尽量少加修饰词。

病理诊断医生不可能不犯错误，也不可能保证一生不被起诉，所以病理诊断医生亦应认真地学习有关法律知识。

十、分子病理学

分子遗传学亦称分子遗传病理学（molecular genetic pathology）。早在 20 世纪 90 年代，国外一些大的医学中心已建立了分子遗传病理学学科，如果说 20 世纪后期免疫组织化学成为推动病理学发展的巨大动力，21 世纪广泛开展的分子遗传学及其技术将成为第 2 个推动病理学发展的巨大动力。21 世纪医学已进入了"个性化医学时代 era of personalized medicine"。分子病理学（molecular patholog）的研究发现许多疾病特别是一些癌的分子水平异质性很强，即同样形态的癌，它的基因水平可完全不同，例如两个同样形态的乳腺浸润性导管癌，有的伴有 HER2/neu 基因扩增，另一个则没有 HER2/neu 扩增。这 2 个患者治疗就不能用"一种尺寸适用于所有人的办法"，而要用"量体裁衣"的方法，即要根据肿瘤分子水平的异常进行针对性的治疗，以获得最大的疗效及最低的药物毒性。"个性化医学"特别是"个性化癌的医学"核心是靶向治疗，靶向治疗已在某些癌患者的治疗中广泛开展。诊断病理学工作者，除做出病理形态诊断外，应尽快掌握各种分子生物学技术和分子遗传学病理技术。至少近期内能对多种常见癌做出分子分型诊断，给有关临床医生某一特定癌的形态诊断和分子病理学分型，如形态为肺腺癌，分子水平伴或不伴 EGFR 突变或 EML4 – ALK 移位等。

大量的病理诊断工作和分子病理学工作需要我们医院病理工作者去开展，更需要医院领导及有关临床医生的支持，医院领导应支持病理科建立分子病理学实验室（包括各种必需的新的仪器、设备），增加有关实验室人员，开展各种新技术如 FISH、CGH、RT – PCR、第二代测序等。医院领导、临床医生以及病理科的工作人员，大家的目的是一致的——治好患者。

（王全义）

第二章

病理检查技术

第一节　细胞学检查技术基本概念

细胞学制片技术，包括标本的收集、涂片、固定、染色、脱水、透明、封固等。良好的制片是细胞学诊断的重要条件，高度的责任感和严格的操作流程，以及新技术的应用是提高细胞学制片质量的重要保证。

一、细胞学检查范畴

细胞病理学可分两大部分：脱落细胞学和针吸细胞学。

1. 脱落细胞学　采集人体中管腔器官表面脱落的细胞，其标本可来自与外界相通的脏器；如胃肠道、呼吸道、泌尿道、女性生殖道等；其次来自于与外界不相通的腔隙、脏器表面，如胸腹腔、颅脑腔、关节腔等积液。

2. 针吸细胞学　通过细针吸取的方法吸取组织中的活细胞，如乳腺、甲状腺、淋巴结、前列腺等穿刺。除了进行一般细胞形态学诊断外，尚可以进行细胞培养，细胞 DNA 检测。

二、细胞学检查程序

标本采集→涂片制作→涂片固定→涂片染色→涂片封固→涂片阅片→报告打印→玻片归档。

三、细胞学检查的特点和意义

1. 准确性　通常以阳性率来表示（诊断率、符合率、准确率）。目前国际统一标准，即用敏感性及特异性来表示。前者显示除去假阴性后的阳性率，后者显示除去假阳性后的诊断准确性。

2. 敏感性　细胞学诊断以子宫颈癌检查效果最佳，敏感性达 90% 以上。痰及尿液脱落细胞阳性率较低 50% ~ 60%，细胞学诊断的特异性较高 98% ~ 99%，即假阳性很低，只占 1% ~ 2%，可疑细胞只占 5%。一个可靠的诊断技术应为敏感度越高越好，即假阳性和假阴性率越低越好。

3. 实用性　操作简便、创伤性小、安全性高，且费用少。有利于疾病的早期发现，早期诊断和早期治疗。细胞学检查技术已不再是一种单纯的诊断方法，对观察癌前期病变的演变，指导临床用药和随访观察的重要指标。

4. 局限性　细胞学诊断有许多优点，但阳性率较低，时有漏诊和误诊。这主要由于取材局限性，制片方法不当有关；此外，缺乏组织结构也是影响诊断准确性的因素。

四、细胞学标本制作质量控制

细胞学制片是涂片技术重要的基本技能，质优的细胞制片直接关系到诊断的准确率和阳性率高低。

细胞学送检标本大概可分为以下三大类：

一类标本是临床医师取材后马上制成涂片固定后送细胞学检查（如妇科的宫颈涂片、纤支镜刷片涂片）；另一类是临床医师抽取标本后未经固定直接送到细胞室行细胞制片检查（如浆膜腔积液、痰液、尿液等）；第三类主要是妇科液基细胞学标本，临床医师用特殊的刷子取材后，将刷子上的细胞放入细胞保存液中送到细胞室行细胞制片检查。

细胞学涂片制作前质控要求如下：

（1）涂片前应准备好各种用具，如干净的载玻片、固定液、吸管、玻璃棒、小镊子。

（2）各类标本要新鲜制作，4℃冰箱保存的标本不超过4h。

（3）涂片制作要轻巧，以免损伤细胞。

（4）涂片制作要均匀，厚薄要适度，掌握细胞量与溶液比例的稀释度。细胞量多的标本制片宜薄，细胞量少的标本制片宜集中。

（5）细胞应有效固定在载玻片的位置上，各类涂片制作后原则上应湿固定为佳，特殊情况下涂片亦可半湿干固定。

细胞学制作中的质控要求，详见制片流程中相关部分。

（王全义）

第二节　细胞学标本采集原则和方法

一、标本采集原则

（1）采集标本必须保持新鲜，以免细胞自溶，影响细胞着色和正确诊断。

（2）采集方法应简便，以减轻患者痛苦，且不至于引起严重的"并发症"或促使肿瘤扩散。

（3）正确选择取材部位，尽可能由病区直接采取细胞并获取丰富有效的细胞成分。

（4）绝对避免错号和污染（器具和玻片干净、固定液及染液过滤、每份标本一瓶）。

（5）针吸穿刺操作时有两人配合完成采集标本较好，并了解病情和影像学资料，选择恰当的体位及穿刺点。

二、标本采集前准备

（1）所有细胞学送检标本容器清洁并要求即采集即送检。

（2）送检标本必须填写细胞送检申请单，每份标本一瓶并写明患者姓名、性别和年龄。

（3）临床送检血性胸水、腹腔积液、心包液为防止标本凝固，应在容器中加入抗凝剂。可用商品化的肝素抗凝试管或用100g/L浓度的乙二胺四乙酸钠（EDTA－Na），亦可用3.8%的柠檬酸钠，与标本量之比为1：10。

三、标本采集方法

1. 标本采集方式

（1）直观采集外阴、阴道、宫颈、穹窿、鼻腔、鼻咽、眼结膜、皮肤、口腔、肛管等部位，可用刮片、吸管吸取、擦拭或刷洗的方法。

（2）宫颈细胞采集从早期棉棒阴道后穹窿分泌物法、木制宫颈刮片法到现代的专用扫帚状刷取样法。

（3）用纤维光束内镜带有的微型网刷直接在食管、胃、十二指肠、气管、肺内支气管等部位的病灶处刷取细胞涂片。

（4）体表可触及的原发病变和体内脏器标本收集可采用针刺抽吸收集方式，用穿刺针准确刺穿皮肤进入病区域后，通过提插针方式，使针尖斜面部对病变组织进行多次切割；并同时借助针管内的持续负压将切割获得的标本吸入针芯及针管内。

2. 分泌液收集法　细胞学检查收集的分泌液包括自然分泌液：尿液、痰液、前列腺液、乳头分泌液等。

（1）尿液：男性用自然排尿，女性采取中段尿。尿量不应少于 50mL，标本要新鲜，尿液排出后 1 ~ 2h内制成涂片。如不能立即制片，可在标本内加 1/10 尿量的浓甲醛液或等量的 95％ 的乙醇。但尿内加入上述的固定液可使细胞变形或影响制片，因此，尽可能新鲜尿液离心沉淀制成涂片。

（2）痰液：指导患者漱口、深咳痰液，约 3 口量的痰液。挑选来自肺、支气管内的带铁锈色的血丝痰，或透明黏液痰及灰白色颗粒状痰等有效成分进行薄层均匀的涂片，每例患者制片 2 ~ 3 张。

（3）前列腺液：采用前列腺按摩取分泌物直接涂片。

3. 灌冲洗收集法　此法常用于采集胃脱落细胞，例如用于胃肠、腹腔、卵巢肿瘤术后向空腔器官灌冲。冲洗一定数量的生理盐水，使肿瘤细胞脱落，然后将冲洗液抽取离心沉淀后取细胞层直接涂片。

4. 浆膜积液收集法　此法常用于胸腔、腹腔、心包腔等器官内积液的抽取，抽取胸腹腔积液送检，通常由临床医师操作完成。送检胸腹腔积液的容器瓶必须事前加入抗凝剂（3.8％ 的柠檬酸钠），送检浆膜腔积液的量为 20 ~ 200mL 较合适。因特殊原因不能马上制片的标本，应放入 4℃ 的冰箱内保存，时间不应超过 16h。

（王全义）

第三节　细胞学涂片固定

一、固定目的

细胞离体后如果不及时固定，就会释放出溶酶体酶将细胞溶解，导致组织自溶，丧失原有结构。因此，细胞采集后应选用合适的固定液进行固定，使细胞内的蛋白质凝固、沉淀成不溶性，并使细胞尽可能保持原有的形态结构和所含的各种物质成分。细胞涂片的固定在细胞学制片中极为关键。细胞固定的好坏会直接影响后续的涂片和染色，进而影响细胞学诊断的准确性。

通过乙醇能迅速凝固细胞内的蛋白质、脂肪和糖类，使其保持与活细胞状态相仿的成分和结构，使细胞各部分尤其是细胞核染色后能清楚地显示细胞的内部结构。进行经典的巴氏染色，用乙醇和乙醚或甲醇固定细胞涂片是极为重要的。假如乙醇浓度不够细胞核固定不佳，易造成人为的假阴性报告。

二、固定液种类

乙醇是细胞涂片常用的固定液，可使细胞内的蛋白质、核蛋白和糖类等迅速凝固，产生不溶于水的沉淀。乙醇很少单独使用，通常与冰醋酸、乙醚等混合使用。在巴氏染色中，乙醇类固定液更是首选的固定液。

常用的固定液如下：

（1）95％ 的乙醇 – 冰醋酸固定液

95％ 的乙醇　100mL

冰醋酸　1mL

常用的细胞涂片固定液，冰醋酸渗透力强，可加快细胞的固定。

（2）乙醇 – 乙醚固定液

无水乙醇　49.5mL

乙醚　49.5mL

冰醋酸　1mL

常用的细胞涂片固定液，固定快速，尤其是作巴氏染色，为首选的固定液。乙醚容易挥发，气味较大，应密封保存。

（3）Carnoy 固定液

无水乙醇　60mL

三氯甲烷　30mL

冰醋酸　10mL

适用核酸、糖原、黏蛋白等特殊染色；也适合固定含血较多的细胞标本，冰醋酸能够加强胞核染色，也能溶解红细胞，并可减低细胞由于乙醇引起的收缩。一般固定 3～5min，再用 95% 的乙醇继续固定 15min。

（4）甲醇固定液用于干燥固定的涂片（血片）和某些免疫细胞化学染色。

（5）丙酮固定液　冷丙酮常用于酶的细胞化学染色和免疫荧光染色。

（6）10% 的中性缓冲甲醛固定液　主要用于固定细胞沉渣制作细胞蜡块。如果用于固定细胞涂片，固定较慢，也容易引起细胞脱落，因此，不适宜直接固定细胞涂片。

三、固定方法

1. 浸泡湿固定法

（1）固定操作：将细胞涂在玻片上后，应稍晾干，但不能完全干燥，在涂片快干且还湿润时，立即浸泡在固定液中固定 15～20min。这种固定方法也称为湿固定。

（2）注意事项：①玻片标本固定时应将玻片垂直置入固定液，避免涂片相互摩擦；②各种细胞涂片均应及时用湿固定法进行固定，否则涂片干燥后会严重影响染色效果。

2. 喷雾固定法　将采集的细胞涂好片后，平放在架子上，将乙醇等固定液喷洒在涂片上进行固定，干燥后保存或待染色。染色前需要在蒸馏水中浸泡约 10min。优点是简单快速，缺点是容易固定不均匀。

四、质量控制

1. 制作标本要新鲜　送检标本要新鲜制作，在室温下不能停留超过 2h，脑脊液更不能超过 1h。胸腹腔积液、心包积液、痰液可在冰箱内放置 12～24h。尿液在冰箱中停放不超过 2h。

2. 湿固定的原则　制片后标本玻片尾部最易干燥，干燥后的玻片会引起细胞核膨胀和着色不清，胞质干燥后巴氏伊红、亮绿着色不鲜艳，诊断受影响。

3. 固定液要过滤　每天每次使用后的固定液要用滤纸或棉花过滤后才能重复使用，但乙醇浓度不能低于 90% 的含量，否则要更换新固定液，主要是防止交叉细胞污染。

（王全义）

第四节　细胞学常规染色技术

一、染色的作用

没有经过染色的细胞，难以通过显微镜观察到细胞核和细胞质内部各种细微的结构。因此，需要用不同的染料将细胞的形态结构及不同的成分显示出来，以便在显微镜下进行观察。

二、染色机制

细胞染色机制比较复杂，一般认为细胞染色主要是通过物理吸附作用和化学结合作用来使细胞核和细胞质染上不同的颜色，并且产生不同的折射率，从而能通过显微镜来观察。

1. 物理吸附作用　染料的色素成分被吸附进入组织和细胞间隙内而显色。

2. 化学结合作用　染料的助色团具有与组织细胞很强的亲和力，能够与细胞及其细胞内相应物质结合生成有色的不溶性的化合物沉淀而显色。

三、染料分类

（1）染料根据其来源可分为天然染料如苏木精和人工合成染料如结晶紫等。

（2）根据染料所含有的发色团分为硝基染料、偶氮染料、醌亚胺染料、咕吨染料、苯甲烷染料、蒽醌染料、重氮盐和四重氮盐类和四唑盐类染料等。

（3）根据染料所含有的助色团性质分为酸性染料、碱性染料和中性染料等。

四、常规染色方法

细胞学染色方法有多种，主要有常规染色、特殊染色（或称细胞化学染色）和免疫细胞化学染色。可根据不同的检验要求和研究目的加以选择应用。

常规染色法有巴氏（Papanicolaou）法、HE法和迈格林华–吉姆萨染色（MGG染色）法等。

（一）巴氏（Papanicolaou）染色

巴氏染色起初仅用于阴道上皮雌激素水平的测定以及检测生殖道念珠菌、滴虫等病原体的感染。染色方法经过不断改良后，胞质染色液分别有EA36、EA50和EA65。目前主要用于妇科细胞学涂片染色，多采用EA36和EA50染色液，是用来筛查宫颈癌及癌前病变的常用细胞学染色方法。巴氏染色也适合胸、腹腔积液、痰液等非妇科标本的染色，常采用EA65染色液。

巴氏染色法染液中含有阳离子、阴离子和二性离子，具有多色性染色效能。因此，染出的细胞质具有色彩多样、鲜艳、透明性好及细胞核的核膜、核仁、染色质结构清晰的特点。巴氏染色主要有两组染液，胞核染液如苏木精和胞质染液如EA36，以达到核质对比清晰鲜艳的目的。

1. 试剂配制

（1）改良 Lillie – Mayer 苏木精染液

苏木精（hematoxylin）　5g

无水乙醇（absolute alcohol）　50mL

硫酸铝钾（aluminium potassium sulphate）　50g

蒸馏水　650mL

碘酸钠（sodium iodate）　500mg

甘油（glycerine）　300mL

冰醋酸（glacial acetic acid）　20mL

分别将苏木精溶于无水乙醇，硫酸铝钾溶于蒸馏水（可加热至40~50℃使硫酸铝钾更容易溶解），用玻璃棒轻轻搅动使彻底溶解，待恢复至室温后，与苏木精无水乙醇液充分混合，再加入碘酸钠，最后加入甘油和冰醋酸。

（2）碳酸锂水溶液

碳酸锂（lithium carbonate）　1g

蒸馏水　100mL

（3）橘黄G染液

橘黄G（Orange G）　0.5g

蒸馏水　5mL

用橘黄G 0.5g溶于5mL蒸馏水，再加无水乙醇95mL，然后加0.015g磷钨酸，使用前过滤。存储在深棕色瓶中。

（4）0.5%的淡绿乙醇储备液

淡绿（light green）　0.5g

95%的乙醇　100mL

（5）0.5%的伊红Y乙醇储备液

伊红Y（eosin Y）　0.5g

95%的乙醇　100mL

（6）1%的伊红Y乙醇储备液

伊红Y（eosin Y）　1g

95%的乙醇　100mL

（7）0.5%的俾斯麦棕乙醇储备液

俾斯麦棕（Bismarck brown）　0.5g

95%的乙醇　100mL

（8）EA36染液配方

0.5%的淡绿乙醇储备液　45mL

0.5%的伊红Y乙醇储备液　45mL

0.5%的俾斯麦棕乙醇储备液　10mL

磷钨酸（phosphotungstic acid）　0.2g

（9）EA50染液配方

0.5%的淡绿乙醇储备液　6mL

1%的伊红Y乙醇储备液　40mL

纯甲醇　25mL

冰醋酸　2mL

95%的乙醇　21mL

磷钨酸　2g

2. 染色操作流程

（1）涂片用95%的乙醇，冰醋酸固定液固定10~15min。

（2）95%的乙醇、80%的乙醇、70%的乙醇、蒸馏水分别浸泡1min。

（3）改良Lillie – Mayer苏木精染液染色5~10min。

（4）自来水中冲洗多余染液。

（5）1%的盐酸乙醇液分化约4s。

（6）1%的碳酸锂水溶液蓝化1min，自来水洗5min。

（7）依次置入70%的乙醇、80%的乙醇、95%的乙醇（Ⅰ）和95%的乙醇（Ⅱ）各1min。

（8）橘黄G液染色1~2min（此步可省略）。

（9）依次在95%的乙醇（Ⅰ）、95%的乙醇（Ⅱ）漂洗去掉多余橘黄G染液。

（10）EA36染液染色3~5min。

（11）依次用95%的乙醇（Ⅰ）、95%的乙醇（Ⅱ）、无水乙醇（Ⅰ）和无水乙醇（Ⅱ）脱水各1min。

（12）二甲苯透明，中性树脂封片。

3. 结果　角化细胞胞质呈粉红色，全角化细胞胞质呈橘黄色，角化前细胞胞质呈浅蓝色或浅绿色，细胞核呈蓝紫色，核仁呈橘红色，白细胞核呈蓝色，胞质呈淡蓝淡绿，红细胞呈橙红色。

（二）苏木精–伊红（HE）染色方法

1. 试剂配制

（1）改良Lillie – Mayer苏木精染液。

（2）0.5%的伊红Y乙醇液。

2. 染色操作

（1）涂片从95%的乙醇–冰醋酸固定液内取出，80%的乙醇浸泡1min。

（2）蒸馏水洗1min。

（3）改良Lillie – Mayer苏木精染液染色5~10min。

（4）自来水冲洗1min。

（5）0.5%的盐酸乙醇液分化3~5s。

（6）自来水冲洗促蓝10min，80%的乙醇浸洗1min。

（7）0.5%的伊红Y乙醇液染色1min。

（8）80% 的乙醇浸洗 1min。

（9）依次用 95% 的乙醇（Ⅰ）、95% 的乙醇（Ⅱ）、100% 的乙醇（Ⅰ）和 100% 的乙醇（Ⅱ）脱水各 1min。

（10）二甲苯透明，中性树胶封片。

3. 结果　胞质呈淡红色，胞核呈紫蓝色，核仁呈红色。

（三）迈格林华·吉姆萨染色（MGG 染色）法

1. 染液配制

（1）迈格林华染液

迈格林华（May–Grunwald）原液　1mL

蒸馏水　9mL

新鲜配制，不能保存。

（2）吉姆萨染液

吉姆萨（Giemsa）原液　1mL

蒸馏水　9mL

新鲜配制，不能保存。

2. 染色操作

（1）涂片固定后蒸馏水洗 2mL。

（2）迈格林华染液滴染 15min。

（3）倒弃涂片上的染液，用自来水冲洗干净。

（4）吉姆萨染液滴染 15min。

（5）倒弃涂片上的染液，用自来水冲洗干净。

（6）甩干水分，镜检。必要时干燥后用中性树胶封片。

3. 结果　细胞核呈紫红色，细胞质和核仁呈深浅不同的蓝色。

4. 注意事项

（1）适用于淋巴造血系统（血片）或胸、腹腔积液等标本。

（2）必要时可干燥染片后用中性树胶封片，不宜用乙醇脱水，否则容易脱色。

五、质量控制

1. 固定好细胞涂片是染色质量的保证　细胞样本涂片完成后应及时固定，但要注意涂片含水太多，立即固定时容易使细胞脱落；太干燥又会使细胞胀大，甚至溶解，导致胞核染色不佳、结构模糊。

2. 常用 EA 染色液有 EA36、EA50 和 EA65 三种　均由淡绿、伊红 Y、俾斯麦棕和磷钨酸组成，各自比例不同，但染色结果相似。EA36 适用于妇科标本染色，而 EA65 比较适合于非妇科的标本。

3. 橘黄 G 和 EA 类染液通常使用 15 天　时间过久，会使胞质染色的颜色不够鲜艳，应根据染片量定期更换。

4. 配制 EA 染液时，pH 的调节对胞质分色好与差较大影响　如 pH 偏高，则上皮细胞质染色偏红，可加少许的磷钨酸降低其 pH；如 pH 偏低，则上皮细胞质染色偏蓝或绿色，可加少许饱和碳酸锂溶液调高其 pH。

5. 细胞核在盐酸分化时要把握好时间和盐酸的浓度　着色浅或过深对细胞学的诊断都会造成严重的影响。

6. 血液多和蛋白质多的液体标本　容易造成核染色过深或背景复杂，应先用缓冲液或标本清洗液处理后再制作标本涂片。

7. 商品化学色剂　可选用商品化的染色试剂，建立规范的操作流程。

8. 苏木精注意事项　使用染色时应控制好苏木精染色时间，掌握盐酸、乙醇的浓度及分化时间避免核染色过深或太浅。苏木精质量较差或使用过久的苏木精染液，会导致核浅染或核染色质不清，也会出现蓝染的结晶颗粒。

9. **注意脱水** 应及时更换脱水透明的100%乙醇或在其后增加一道苯酚，二甲苯脱水透明剂（在南方潮湿天气尤其适合选用），避免脱水不彻底引起片子出现雾状，使细胞轮廓模糊不清，不利于镜下观察。如果细胞片封片不及时，吸入空气中的水分，鳞状上皮细胞胞质出现深褐色斑点。

10. **分开固定** 细胞涂片中的细胞较容易脱落，不同病例的细胞片应分开固定，避免样本之间的交叉污染；染片中有皱褶而且重叠的细胞，应考虑到在染色中有可能发生的交叉污染。

11. **涂片量较多时选用分多次染色** 应该先染脑脊液和尿液等细胞量较少的标本，其次是宫颈脱落细胞标本，最后染痰、支气管冲洗、纤支镜毛刷和体液等细胞涂片；并每天过滤染色所用的试剂和染色液。

（王全义）

第五节　其他细胞学染色技术

在临床细胞学诊断中，许多在常规巴氏染色和 HE 染色难以诊断的疾病，需要通过应用其他一些细胞学染色技术进一步确诊。

一、特殊染色和组织化学染色技术

在细胞学诊断中，用常规的染色方法很难观察到细胞中的一些物质如细菌、黏液和色素等，需要用特殊染色方法来将这些特殊的物质显示出来。因此，通过应用特殊染色和组织化学染色技术，可使一些细胞学常规染色难以诊断的疾病得到进一步确诊，有助于提高细胞病理诊断水平。

细胞学特殊染色方法有很多种，显示不同的物质可选用相应的染色方法，其试剂配制和染色操作和组织的特殊染色操作相似。

二、免疫细胞化学技术

免疫细胞化学技术是在常规染色和细胞化学染色的基础上，根据抗原抗体反应原理而发展起来的染色技术，广泛应用于临床病理诊断，也是细胞诊断中重要的辅助技术之一。尤其是对于判断肿瘤细胞的来源、分类和鉴别诊断起着重要作用。许多在常规染色依靠细胞形态学难以诊断的疾病，通过应用免疫组织化学技术大部分可得到确诊。

细胞涂片的免疫细胞化学技术染色操作和组织的免疫组化技术染色操作相似，但也有其不同之处，如固定液的选用，是否需要抗原修复等会有所差异；尤其是细胞涂片中细胞膜完整，抗原抗体要通过细胞膜浸入，往往需要进行增加细胞膜通透性等处理。而细胞蜡块切片的染色操作和组织切片的染色相同。

三、分子病理学技术

细胞学分子生物学技术是新兴的病理学诊断辅助技术之一，是指在细胞学的基础上，将分子生物学和细胞遗传学的一些技术，在分子水平上检测细胞中的生物性标志物来辅助细胞学诊断。在肿瘤的早期诊断、鉴别诊断以及指导和评估临床治疗有着重要作用。随着技术的稳定，也越来越广泛地应用于临床细胞学诊断，成为临床细胞学诊断中不可缺少的辅助技术，有助于提高细胞学诊断水平。在临床细胞学诊断中，主要应用显色原位杂交技术和荧光原位杂交技术。细胞学原位杂交和组织学原位杂交相似，但也有所不同。目前大多采用商品化检查试剂盒，不同的试剂盒操作步骤不同，应按试剂盒说明书进行操作。

四、涂片重染方法

常规涂片染色一般都有 2 张或 2 张以上的涂片，当诊断需要再行其他特殊染色或免疫细胞化学染色时，需要将其中一张片脱色来重新染色；一些旧片因褪色，或染色错误，也需要将其脱色后再进行重染。

（1）去除盖玻片：将片子先轻微加热，使中性树胶软化，然后浸入二甲苯并经常上下移动玻片，直到盖玻片自然脱下。不能人为将盖玻片移除，否则容易一起把细胞脱下。

（2）水化脱去盖玻片：再用二甲苯完全洗去中性树胶，用95%的乙醇洗去二甲苯，80%的乙醇洗1min，蒸馏水洗2min。

（3）胞核褪色：将涂片浸入1%的盐酸乙醇液浸泡15～30min，或更长时间，在镜下观察，直至将苏木精完全脱去。流水冲洗10～15min完全除去盐酸。

（4）胞质褪色：将细胞核脱色后的涂片浸泡在80%的乙醇中，至胞质颜色脱去，蒸馏水洗2min。

（5）完全脱色的涂片根据需要重新染色。

（王全义）

第六节 浆膜腔积液细胞涂片制作

一、标本采集和处理

1. 离心沉淀 将标本液体上半部轻轻倒掉，保留底部沉淀物20mL。摇匀后注入2～4支锥形离心管内，平衡后中速（2 000转/分），离心5～10min。

2. 标本取材 将离心后上清液用毛细吸管吸出弃掉，若为血性胸、腹腔积液则吸取红细胞沉淀层与上清液接触液面的灰白色薄层液进行混匀涂片，此灰白色层为有效细胞成分，是涂片制作的材料。若非血性积液则将上清液吸出后留约0.2mL与离心管底的沉渣混匀涂片。

二、涂片制作

（1）取离心沉淀标本，用毛细吸管滴1小滴位于载玻片1/3处，即置于载玻片的一侧端。

（2）然后取一玻片与载玻片呈30°的夹角，将标本液夹在两玻片之间向前推进，涂片形成头、体、尾三部分，肿瘤细胞多数集中在尾部。

三、涂片固定

1. 固定液选择 细胞涂片以高浓度的固定液为佳，常用乙醇－乙醚固定液。高浓度的固定液无论是细胞形态的保存，还是细胞在玻片上的黏附都优于其他固定剂。

2. 固定方法 涂片制作完成后应立即垂直投进细胞固定液内固定，固定液必须浸泡整个涂片。

3. 固定时间 10～15min。

四、涂片染色

染色前先按次序整理申请单，并与玻片核对名字、编号及玻片数量。细胞学常规染色方法首选巴氏染色法，大量妇科宫颈细胞学检查或穿刺涂片亦可用常规HE染色。血液细胞学涂片检查可用瑞氏染色、吉姆萨染色。

五、质量控制

（1）细胞样本离心后，如果细胞数量较多，制作涂片时，除了吸取底层细胞外，还应吸取小许上层液体混合后再涂片，避免细胞过多重叠，引起细胞脱落。

（2）用做推片的载玻片与液体接触的角度大小，直接影响涂片的均匀与细胞成分分布的厚度。推片夹角角度小涂片的厚度显示薄，相反推片夹角角度大涂片的厚度显示厚，合适的夹角度数为30°。

（3）细胞量多的标本制片宜薄，细胞量少的标本制作时涂片宜集中偏厚。

（马艺珲）

第七节　尿液细胞涂片制作

一、标本采集和处理

（1）尿液细胞涂片制作，标本采集和处理，尿液采集需要避免清晨第一次晨尿，因晨尿内会有较多残渣和退行性变的细胞。男性患者可自行排尿，收集中、后段排出尿；女性患者一般采用导管尿，或收集中、后段尿。

（2）标本收集后在 1～2h 内完成制片，否则细胞易发生腐败自溶。

（3）不能及时制片时可在尿液中加入 1/10 尿量的浓甲醛溶液或 95% 的乙醇，尿量不应少于 100mL。

二、涂片制作

（1）将尿液倒去上清液，留下 50～100mL 底层尿液分别注入 2 支 50mL 尖底离心管内。

（2）经平衡配置后放入离心机以 2 000 转/分，离心 7min，2 次。

（3）倾去标本的上清液，或用毛细玻璃吸管吸去上清液。

（4）将沉渣用玻璃棒或吸管搅匀沉淀物。

（5）吸取 1～2 滴沉淀物在玻片上进行推片或抹片（涂片），根据沉淀物的多少和细胞的数量来决定制片张数，通常制 1～2 张玻片。如果离心沉淀物少，则细胞成分少，应制成厚片，反之则制成薄涂片。

三、涂片固定

（1）涂片制作完成后应立即垂直投进等量的乙醇-乙醚固定液固定。

（2）细胞成分少标本可潮干或半潮干固定。

四、涂片染色

尿液细胞涂片染色方法首选巴氏染色法，选用 EA36 染液或 EA50 染液，细胞核和胞质着色鲜艳、染色质清晰。

五、质量控制

（1）尿液第一次离心后，如果沉淀物较多，可直接涂片而不必作第二次离心。

（2）为了防止细胞在固定和染色时的脱落可在载玻片上先涂血清液或甘油蛋白，或在涂片制作完成后待涂片呈半干后再置入固定液中固定。但要防止细胞干涸以免影响细胞核着色。

（3）尿内碰到有冻胶样物或大量盐类结晶时，可在尿液内滴加 0.5mol/L 的氢氧化钠溶解冻胶样物或滴加盐酸溶解盐类结晶，然后再作离心沉淀。

（马艺珲）

第八节　乳腺分泌物细胞涂片制作

一、标本采集和处理

乳腺细胞学的检查，主要是采集真性的乳头溢液，即非妊娠或哺乳和感染病变的渗出液，而是自发持续性的乳头分泌液，乳腺分泌物大概可分为以下六种类型，以血性（或浆液血性）溢液为常见。

1. 血性溢液　以红褐色为多，其中血性意义较大，常见于导管内乳头状癌和导管内乳头状瘤。

2. 浆液性溢液　透明黄色，大部分为乳头下部的乳头状瘤所致，亦可见于乳腺组织增生。

3. 水样溢液　溢液稀薄无色如清水样。大约有50%的患者不排除有患癌的可能，阳性率极高。

4. 乳汁样溢液　颜色和性状如乳汁，乳腺增生症或泌乳素分泌过多及服用过多的激素类药所致。

5. 黏稠溢液　溢液黏稠，可有多种颜色，常见于双侧导管和乳腺导管扩张症以及更年期或妇女性腺功能低下者。

6. 脓性溢液　多为绿色或黄色，脓样可带血液，见于乳腺感染和导管扩张症。

标本采集时可用手指顺导管引流方向轻轻按摩和挤压，当溢液外流时，用玻片承接1～2滴。

二、涂片制作

（1）用食指腹侧由患处乳腺导管向乳头方向轻轻按摩乳房，将溢出的分泌物直接与预先涂有血清或甘油蛋白的载玻片接触。

（2）将载有分泌物的玻片直接推片和抹片，制成2～3张涂片。

三、涂片固定

（1）涂片制作完成后应立即垂直投进乙醇－乙醚固定液固定。

（2）固定液必须浸泡整个涂片，固定时间不少于15min。

四、涂片染色

乳腺分泌液细胞涂片染色方法首选巴氏染色法，选用EA50染液比EA36染液对细胞着色较牢靠和鲜艳。

五、质量控制

（1）若乳腺分泌液很多，又含血液，则须收集在生理盐水中，然后按液体标本处理，离心沉淀后，取离心管沉淀物的细胞成分制片。

（2）若按摩后仍得不到乳液标本，必要时可用吸乳器轻轻吸引。

（3）如有乳房肿块又无法获得分泌物者，则考虑用细针穿刺抽吸方法。

（马艺珲）

第三章

炎症和免疫性疾病

第一节　急性炎症

炎症的分类方法有多种，依据致炎因子的性质和病程的长短通常将炎症分为超急性、急性、亚急性和慢性炎症4类。其中急性炎症（acute inflammation）的病变特点是以渗出性病变和变质为主，浸润的炎症细胞主要为中性粒细胞。少数急性炎症则以增生为主，如伤寒、急性肾炎。慢性炎症（chronic inflammation）以增生性病变为主，其浸润的炎症细胞主要为淋巴细胞和单核细胞。

一、急性炎症过程中的血管反应

急性炎症过程中，血管发生如下改变：①血流动力学改变；②血管通透性增加。

1. 血流动力学变化　急性炎症过程中组织发生损伤后，很快发生血流动力学变化，一般按以下顺序发生：①细动脉短暂收缩；②血管扩张和血流加速；③血流速度减慢。

2. 血管通透性增加　血管通透性增加是急性炎症的重要特征。渗出液若聚集在组织内称为炎性水肿（inflammatory edema），若聚集于浆膜腔则称为炎性浆膜腔积液。急性炎症过程中常可见明显的炎性水肿，引起炎性水肿的因素包括：血管扩张和血流加速引起流体静力压升高和血浆超滤；富含蛋白质的液体外渗到血管外，使血浆胶体渗透压降低，组织内胶体渗透压升高；其他各种因素所引起的血管通透性增加。

（1）在炎症过程中下列机制可引起血管通透性增加：①血管内皮细胞收缩导致内皮间隙增大；内皮细胞收缩是血管通透性增加最常见的机制，例如组胺作用于内皮细胞受体使内皮细胞迅速发生收缩；②内皮细胞穿胞作用增强；③内皮细胞损伤导致血管通透性增加。

（2）血管通透性增加所引起炎性水肿的意义：①水肿液能稀释和中和毒素，减轻毒素对局部组织的损伤作用；②带来营养物质，带走代谢产物；③所含的抗体、补体有利于消灭病原体；④纤维素网限制病原微生物的扩散，有利于白细胞吞噬消灭病原体及成为修复的支架；⑤刺激细胞免疫和体液免疫的产生。

渗出液过多有压迫和阻塞作用，渗出的纤维素过多，可发生机化，如过多的心包积液或胸腔积液可压迫心脏或肺，严重的喉头水肿可引起窒息；渗出物中的纤维素吸收不良可发生机化，例如肺肉质变、浆膜粘连甚至浆膜腔闭锁。

二、急性炎症过程中的白细胞反应

炎症过程中，白细胞参与了一系列复杂的连续过程，主要包括：①白细胞渗出血管并聚集到感染和损伤的部位；②识别感染的微生物和坏死组织；③清除致炎物质；④白细胞通过释放蛋白水解酶、炎症介质和氧自由基等，引起组织损伤。

白细胞通过血管壁逸出到血管外的过程称为白细胞游出（transmigration）。渗出的白细胞又称炎细胞，炎细胞散布在组织间隙内的现象称炎细胞浸润（inflammatory infiltration）。

1. 白细胞渗出血管并聚集到感染和损伤的部位　白细胞渗出是炎症反应最重要的特征。白细胞的渗出过程包括白细胞边集、滚动和黏附在内皮细胞表面；白细胞游出血管；白细胞通过趋化因子的趋化作用而聚集到炎症病灶。

选择素（selectin）介导白细胞滚动过程中与内皮细胞的黏附。白细胞黏附于内皮细胞是由内皮细胞黏附分子（免疫球蛋白超家族分子）和白细胞表面的黏附分子（整合素）介导的。在炎症过程中介导白细胞滚动和黏附的机制包括：黏附分子再分布、诱导黏附分子的合成，以及增强黏附分子的亲和性。

化学因子作用于黏附的白细胞，刺激白细胞以阿米巴运动的方式从内皮细胞缝隙中逸出。穿过内皮细胞的白细胞可分泌胶原酶降解血管基底膜，进入周围组织中，然后通过白细胞表面的整合素和 CD44 分子而黏附于细胞外基质，使白细胞滞留于炎症病灶。许多黏附分子在白细胞游出中起重要作用。

炎症的不同类型、不同阶段渗出的白细胞种类有所不同，由趋化因子的趋化作用及致炎因子的不同所决定。如急性炎症的早期以中性粒细胞渗出为主，后期以巨噬细胞渗出为主；化脓性炎症以中性粒细胞为主；病毒感染以淋巴细胞渗出为主；过敏反应则以嗜酸粒细胞渗出为主。

2. 识别感染的微生物和坏死组织　白细胞聚集到病灶后，必须被激活才能发挥作用。白细胞的激活可由病原体、坏死产物、抗原抗体复合物和细胞因子所引起。

3. 清除致炎物质　白细胞杀伤微生物和其他致炎物质最重要的反应是吞噬作用和细胞内杀伤，中性粒细胞和巨噬细胞有较强的吞噬能力。

4. 白细胞介导的组织损伤作用　对局部组织造成损伤、破坏作用。

三、炎症介质在炎症过程中的作用

在炎症过程中由细胞释放或体液中产生的参与或介导炎症反应的化学因子称为化学介质或炎症介质（inflammatory mediator）。炎症介质可引起炎症的血管扩张、血管通透性增加、趋化作用、发热、疼痛和组织损伤。

1. 细胞释放的炎症介质　细胞释放的炎症介质包括血管活性胺（组胺和 5 - 羟色胺）、花生四烯酸代谢产物、活性氧和溶酶体酶、细胞因子和化学趋化因子、血小板激活因子、一氧化氮和神经肽。

（1）组胺和 5 - 羟色胺引起扩张血管和血管通透性增加：组胺主要存在于肥大细胞和嗜碱粒细胞的颗粒中，通过血管内皮细胞的受体起作用，可使细动脉扩张和细静脉通透性增加。5 - 羟色胺的作用与组胺相似。

（2）花生四烯酸代谢产物参与炎症的全身反应、血管反应及白细胞黏附和激活：花生四烯酸代谢产物包括前列腺素、白细胞三烯和脂质素。前列腺素参与炎症的全身反应、血管反应，引起血管扩张、水肿、发热和疼痛。

（3）活性氧和溶酶体酶可杀伤微生物和引起组织损伤：中性粒细胞和单核细胞可通过胞质内溶酶体颗粒的释放而引起炎症反应。

（4）细胞因子和化学趋化因子参与炎症的全身反应、白细胞激活和趋化作用，细胞因子不仅参与免疫反应，在炎症过程中也发挥着重要作用。TNF 和 IL - 1 可促进内皮黏附分子的表达及其他细胞因子的分泌，引起发热。不同的化学趋化因子对不同的炎症细胞有趋化作用。

（5）血小板激活因子能够激活血小板及扩张血管和增加血管通透性，血小板活化因子（PAF）在极低浓度下可使血管扩张和小静脉通透性增加。

（6）一氧化氮（NO）可调控炎症反应以及杀伤微生物。NO 可引起小血管扩张和血管通透性增加。

（7）神经肽参与炎症的全身反应和血管反应，P 物质可传导疼痛，引起血管扩张和抑制炎症细胞反应。

2. 体液中的炎症介质　包括激肽系统、补体系统和凝血系统。

（1）激肽系统引起血管通透性增加和疼痛：缓激肽使细动脉扩张，血管通透性增加，引起疼痛。

（2）补体系统促进白细胞化学趋化作用和激活及增加血管通透性：C3a、C5a 和 C4a 引起血管扩张和血管通透性增加；C5a 是中性粒细胞、嗜酸性粒细胞、嗜碱性粒细胞和单核细胞的趋化因子。

（3）凝血系统促进内皮细胞的激活和白细胞聚集：凝血酶引起 P 物质选择素的重新分布、促进趋化因子的产生，刺激黏附分子的产生和促进前列腺素、血小板活化因子（PAF）和 NO 产生等。纤维蛋白降解产物可使血管通透性增加。

四、急性炎症的类型及其病理变化

急性炎症的形态学特点是小血管扩张、血流缓慢及白细胞和液体渗出。根据渗出物主要成分的不同，急性炎症可分为浆液性炎、纤维素性炎、化脓性炎和出血性炎。

1. 浆液性炎　浆液性炎（serous inflammation）以浆液渗出为特征，常发生于黏膜、浆膜、皮肤和疏松结缔组织等，可引起炎性水肿（如毒蛇咬伤）、皮肤水疱（如皮肤烧伤）、体腔积液（如结核性胸膜炎）、关节腔积液（如风湿性关节炎）和黏膜的浆液性炎（如浆液性卡他性炎）。

卡他（catarrh）：是指渗出物沿黏膜表面顺势下流的意思，如感冒初期鼻黏膜排出大量浆液性分泌物。

2. 纤维素性炎（fibrinous inflammation）　以纤维素渗出为主，好发生于浆膜、黏膜和肺。

（1）假膜性炎（pseudommebraneous inflammation）：是指黏膜的纤维素性炎，渗出的纤维素、坏死组织和中性粒细胞形成假膜，又称假膜性炎。常见于白喉和细菌性痢疾。咽部白喉其假膜不易脱落称为固膜性炎；而发生于气管则较易脱落，称为浮膜性炎。

（2）绒毛心（shaggy heart）：是指心包纤维素性炎，渗出的纤维素附着于心脏表面，在心脏的搏动下，形成无数绒毛状物质，故称为绒毛心。大叶性肺炎的病变性质为肺的纤维素性炎。纤维素若不能完全溶解吸收则由肉芽组织取代、机化。绒毛心可导致心包粘连，大叶性肺炎则形成肺肉质变。

3. 化脓性炎（suppurative or purulent inflammation）　是以中性粒细胞渗出为主，并有不同程度的组织坏死和脓液形成特点。脓液呈灰黄色、由脓细胞、中性粒细胞、细菌、坏死组织碎片和少量浆液组成。

依病因和病变部位的不同，化脓性炎症可分为脓肿、蜂窝织炎、表面化脓和积脓。

（1）脓肿（abscess）：是指形成大量脓液的局限性化脓性炎，表现为组织坏死液化、形成充满脓液的脓腔，常发生于皮下和内脏。主要由金黄色葡萄球菌引起。疖是毛囊、皮脂腺及其周围组织的脓肿。痈是多个疖的融合，在皮下形成相互沟通、融合的脓肿。脓细胞指脓液中变性、坏死的中性粒细胞。

（2）蜂窝织炎（phlegmonous inflarnmation）：是一种发生在疏松结缔组织（如皮下、肌肉、阑尾）的弥漫性化脓性炎。蜂窝织炎多由溶血性链球菌引起，链球菌分泌的透明质酸酶，能降低疏松结缔组织中的透明质酸。链球菌分泌的链激酶，可溶解纤维素。因此，细菌易于通过组织间隙和淋巴管扩散，表现为疏松结缔组织内大量中性粒细胞弥漫性浸润。

（3）表面化脓：是指发生在黏膜和浆膜表面的化脓性炎，如化脓性尿道炎。当脓液在浆膜腔、胆囊和输卵管腔内积存，称为积脓（empyema）。如化脓性脑膜炎致蛛网膜下隙积液。

4. 出血性炎　炎症病灶的血管损伤严重，致大量红细胞漏出的炎症。常见于流行性出血热、钩端螺旋体病和鼠疫等。

5. 急性炎症的结局　包括痊愈、转变为慢性炎症和蔓延扩散。大多数痊愈，少数迁延为慢性炎症，极少数蔓延，后者包括局部蔓延、淋巴路蔓延和血行蔓延（菌血症、毒血症、败血症和脓毒败血症）。

（1）败血症（septicemia）：是指细菌由病灶入血后大量繁殖，产生毒素，引起全身中毒症状和病变。

（2）脓毒败血症（pyemia）：是指化脓菌所引起的败血症，除有败血症的表现外，可在全身一些脏器中出现多发性栓塞性脓肿（embolic abscess）。

（马艺珲）

第二节 慢性炎症

慢性炎症多发生于急性炎症以后，也可隐匿地逐渐发生。

一、慢性炎症的特点

一般慢性炎症的形态特点是：①病灶内以淋巴细胞、浆细胞和单核细胞浸润为主；②常有明显的纤维结缔组织、血管和上皮细胞、腺体等实质细胞的增生，慢性炎症的纤维组织增生常伴有瘢痕形成，可造成管道性脏器的狭窄；在黏膜处由于局部黏膜上皮、腺体和肉芽组织增生及浆细胞、淋巴细胞浸润而形成炎性息肉（inflammatory polypus），如鼻息肉和子宫颈息肉；在肺或其他部位由于肉芽组织增生、实质细胞的增生及慢性炎症细胞的浸润而形成炎性假瘤（inflammatory pseudotumor）。炎性假瘤本质上是炎症，表现为境界清楚的瘤样肿块。

二、慢性肉芽性炎

慢性肉芽性炎（chronic granulomatous inflammation）是以肉芽肿形成特点的特殊慢性炎症。肉芽肿（granuloma）是由巨噬细胞及其衍生细胞局部增生构成的境界清楚的结节状病灶。不同的病因可引起形态不同的肉芽肿，可分为感染性和异物肉芽肿。病理学家常根据肉芽肿的形态特点作出病因诊断，如典型的结核肉芽肿诊断结核病。

常见的肉芽肿性疾病包括结核病、麻风、梅毒、风湿病、硅沉着病、伤寒、血吸虫病、真菌感染等，引起的肉芽肿及手术缝线、石棉、滑石粉等异物肉芽肿和结节病。典型结核性肉芽肿又称结核结节，是结核病具有诊断意义的特征性病灶。结节中心常为干酪样坏死，周围上皮样细胞、Langhans 巨细胞，外周大量淋巴细胞浸润。

（马艺珲）

第三节 自身免疫性疾病

自身免疫性疾病是指机体对自身组织或组织中的某种成分产生免疫反应，导致组织损伤和（或）多器官功能障碍的一类疾病。

（1）发病机制：自身免疫性疾病发生的根本原因在于机体对自身组织抗原免疫耐受的丧失，其中遗传或某些病原微生物感染可能是促发因素。

（2）免疫耐受的丧失的主要机制可能包括：①T 细胞激活，但未能诱导自身凋亡；②T 细胞"免疫不应答"功能的丧失；③B 细胞与 T 细胞协同作用失调；④T 细胞接到的抑制丧失；⑤交叉免疫；⑥多克隆淋巴细胞的激活；⑦隔离抗原的释放。

（3）遗传因素包括：①某些疾病存在家族史；②某些自身免疫疾病存在与 HLA 特别是 HIA－Ⅱ型抗原相关的特点；③转基因大鼠可诱发自身免疫性疾病。

（4）微生物感染因素包括：①微生物与自身抗原的交叉免疫；②微生物抗原与自身抗原形成免疫复合物导致不耐受；③微生物产物导致非特异性多克隆淋巴细胞激活；④感染引起的炎症反应。

一、系统性红斑狼疮

（一）病因和临床特点

免疫耐受的破坏和大量自身抗体的产生是系统性红斑狼疮（SLE）发生的根本原因。本病是一种常见的全身性自身免疫性疾病，几乎累及全身各脏器，但主要累及皮肤、肾、浆膜、关节和心脏。免疫学检查可以检出抗核抗体（ANA）为主的多种自身抗体。此病好发于女性，男女之比为 9：1，临床表现复杂，预后差。诊断依赖临床表现、血清学检查和病理诊断。

SLE 的基本病理学改变是在肾、皮肤、血管及纤维结缔组织中有免疫复合物沉积。全身中小动脉急性坏死性血管炎，血管壁纤维素样物质沉积。在慢性患者，血管壁存在纤维性增厚伴管腔狭窄。

（二）肉眼改变

多数 SLE 患者（80%）有皮肤受累，50% 的患者鼻及面颊形成蝴蝶斑。类似红斑也可出现于四肢及躯干，还可伴有风疹、水疱、斑丘疹及溃疡。阳光照射可加重，成为光过敏。累及关节时，可有轻度变形；累及心包时因发生炎性渗出，可发生心包粘连或心包积液。慢性期心包常增厚，累及心瓣膜者可出现弥漫性心瓣膜增厚伴功能异常。血管可发生动脉粥样硬化。

（三）镜下改变

1. 肾改变　几乎所有患者都有肾异常。WHO 将狼疮性肾炎分为 5 类。
（1）光镜、免疫荧光及电镜下正常，少见（Class Ⅰ）。
（2）系膜狼疮性肾小球肾炎（Class Ⅱ）。
（3）局灶性增生性肾小球肾炎（Class Ⅲ）。
（4）弥漫性增生性肾小球肾炎（Class Ⅳ）。
（5）膜性肾小球肾炎（Classs Ⅴ）。

以上肾炎发病机制基本相同。肾小球 dsDNA – 抗 dsDNA 复合物最初沉积在基底膜，沉积物散在或沿着整个基底膜分布，有时累及整个肾小球。为何相同机制导致不同病理形态和临床表现尚不清楚。

2. 皮肤改变　受累皮肤表层及基底层液化，表皮与真皮间水肿，真皮内水肿及血管周单个核细胞浸润，纤维素性坏死性血管炎明显，免疫荧光由免疫球蛋白及免疫复合物沿着表皮、真皮间沉积。需要与硬皮病和皮肌炎鉴别。

3. 关节病变　典型病变为滑膜炎。急性期滑膜内有中性粒细胞和纤维素样渗出，血管有单核细胞浸润，需同类风湿关节炎鉴别。

4. 中枢神经系统　SLE 患者可伴有神经系统症状，形态学常表现为急性血管炎，但两者无直接联系。

5. 心包炎　纤维素性或浆液性渗出，慢性期可见心包增厚并发纤维组织增生。

6. 其他器官病变　心肌可表现为心肌非特异性单核细胞浸润；脾内可见脾中央动脉增厚及血管周围纤维化。

二、类风湿关节炎

（一）病因和临床特点

类风湿关节炎（RA）是以多发性和对称性关节非化脓性增生性滑膜炎为主要表现的慢性全身性自身免疫性疾病，也可累及关节外组织，多组织受累时病变常类似于 SLE。本病发病高峰年龄在 20～40 岁，男女发病率为 1：3～1：5，绝大多数患者血清中有类风湿因子（RF）及其免疫复合物存在。本病与遗传、免疫及感染因素有关。滑膜中浸润的淋巴细胞，通过分泌多种细胞因子激活其他免疫细胞，从而产生炎症介质和组织降解因子。RF 可在患者血清和关节滑液中出现，其滴度水平与疾病严重程度一致，可作为临床诊断和预后判断的依据。

（二）肉眼改变

RA 主要病变位于全身关节，包括手，足关节、肘、腕、膝、距小腿（踝）、髋关节等。病变多发并常对称分布。25% 的患者在前臂伸侧或其他受力部位出现皮下类风湿小结。该小结也可出现在肺、脾、心包、大动脉和心瓣膜，具有一定特征性。

（三）镜下改变

RA 引起的关节炎主要表现为：①滑膜细胞增生肥大；②滑膜下结缔组织中血管周围大量炎细胞浸润，有时可形成淋巴滤泡；③大量新生血管；④滑膜和关节表面常覆盖大量纤维素和中性粒细胞，可出现机化；⑤破骨细胞功能活跃，常有滑膜组织向骨内生长。可有关节面血管翳形成。类风湿小结镜下表现为小结中央为大片纤维素样物质，周围有呈栅栏状或放射状排列的上皮样细胞，外围是肉芽组织。

（四）并发症

病情严重的患者有类风湿小结和很高的 RF 滴度，很可能并发血管炎综合征，主要表现为累及大、小血管的坏死性血管炎；有的并发纤维素性胸膜炎和心包炎；肺可出现肺间质纤维化；眼可出现葡萄膜炎或角膜结膜炎等。

三、干燥综合征

（一）病因和临床特点

干燥综合征（Sjogren 综合征）是由自身免疫引起的泪腺及唾液腺的损伤性疾病。患者主要表现为眼干及口干。本病有原发/继发之分。继发性常与其他自身免疫性疾病有关，以类风湿关节炎最为常见，还可见于多发性肌炎、硬皮病、血管炎、混合型结缔组织病或甲状腺炎等。本病 90% 为女性，发病年龄 35～45 岁。由于自身免疫性抗体对组织的攻击，导致泪腺及唾液腺淋巴细胞浸润和组织纤维化，导致泪液、唾液的分泌减少。75% 患者可检出 RF 阳性，50%～80% 的患者可检出 ANA，其他一些重要的自身抗体还包括抗 RNP 抗体、抗 SSA 抗体和抗 SSB 抗体。90% 的患者这类抗体均增高，是干燥综合征血清特异性标志物。

（二）肉眼改变

泪腺及唾液腺是最主要受累部位，其他外分泌腺也可见于呼吸道、胃肠道和阴道。

（三）镜下改变

腺体导管周围及血管周围有淋巴细胞浸润，继而大唾液腺中大量淋巴细胞浸润，淋巴滤泡形成。导管上皮增生产生阻塞，导致腺泡萎缩、纤维化、玻璃样变和扩张。晚期腺泡严重萎缩由脂肪组织替代。

（四）并发症

由于患者缺乏泪液分泌，可导致角膜炎、角膜糜烂或溃疡。累及口腔、鼻黏膜可导致萎缩伴溃疡形成，严重者可最终导致鼻中隔穿孔。干燥综合征患者肾小管功能检查可出现肾小管酸中毒、尿酸及磷酸增高等。

四、炎性肌病

炎性肌病分为皮肌炎、多发性肌炎和包涵体肌炎。可单独发生，也可与其他自身免疫性疾病如系统性硬化并发发生。

（一）病因和临床特点

皮肌炎　病变累及皮肤和肌肉，特点是皮肤出现典型红疹及对称性缓慢进行性肌无力。最初累及近端肌肉，远端肌肉受累发生运动障碍较晚。

（二）肉眼改变

皮肤出现典型红疹，呈对称性。包涵体肌炎常发生于膝部伸肌及腕部和手指的屈肌。病变缺乏特异的肉眼形态学改变，确诊依赖镜下诊断。

（三）镜下改变

（1）皮肌炎患者在小血管周围及肌周结缔组织有炎细胞浸润。典型病变位于肌束周边存在少量萎缩肌纤维，即使炎症细胞轻微或没有浸润，存在肌束周围肌萎缩也可诊断。肌肉内血管减少，可见肌纤维坏死及再生。

（2）多发性肌炎患者病变由 $CD8^+T$ 细胞直接引起，肌内及周围有淋巴细胞浸润，没有明显血管损伤。

（3）包涵体肌炎特点为围绕血管周围的炎细胞浸润，肌细胞内有空泡，周围有嗜碱性颗粒。另外空泡状肌纤维内含淀粉样沉积物，刚果红染色阳性。电镜下见胞质及核内含有丝管状包涵体。

（四）并发症

1/3 的皮肌炎患者可出现口咽及食管吞咽困难。部分出现肌肉以外表现，包括间质性肺病、血管炎和心肌炎。皮肌炎患者常有较高内脏恶性肿瘤的发生率。

五、系统性硬化

（一）病因和临床特点

系统性硬化（SS）以全身多个器官间质纤维化和炎症性改变为特征，主要累及皮肤，以往称为"硬皮病"。胃肠道、心、肾、肺也常受累。本病可发生于任何年龄，但以 30～50 岁最为多见，男女之比 1：3。临床上将此病分为弥漫性（皮肤广泛受累伴早期内脏受累，预后差）和局限性（相对局限皮肤受累，内脏受累较晚，预后好）2 类。病因目前认为与多因素导致胶原沉积相关。

（二）肉眼改变

主要累及皮肤、消化道、骨骼肌系统、肾，也可累及血管、心、肺和周围神经。皮肤通常从手指及上肢远端开始，逐渐累及前臂、上臂、肩、颈部和面部。在进展期，手指变细并称鸡爪样，关节活动受限，面部变形，皮肤溃疡及终末指节萎缩，有时指端会自行断指脱落。

（三）镜下改变

（1）皮肤早期受累皮肤水肿，血管周围有 $CD4^+T$ 细胞浸润并伴有胶原纤维肿胀变性。毛细血管和小动脉基底膜增厚、内皮细胞损伤及部分阻塞。进展期真皮水肿进展为纤维化。表皮及真皮浅层胶原增多、钉突消失、皮肤附属器萎缩。真皮内动脉及毛细血管壁增厚及玻璃样变。

（2）消化道肌层进行性萎缩并纤维化。

（3）早期骨骼出现滑膜炎，晚期纤维化，与类风湿关节炎比较，SS 没有关节破坏。10% 可出现肌炎，需要与多发性肌炎鉴别。

（4）病变主要累及叶间动脉：黏液和胶原物质沉积于此，致使血管壁增厚、内皮细胞增生，SS 缺乏肾小球特异的病理学改变。

（5）肺部动脉管壁增厚，间质纤维化。

（6）心包有渗出，心肌内沿小动脉分布出现心肌纤维化。

（四）并发症

消化道受累患者可出现胃食管反流。小肠受累者可有吸收不良综合征。肾脏受累者约 30% 出现高血压，20% 出现恶性高血压。50% 患者死于肾衰竭。肺血管内皮损伤可导致血管痉挛，临床表现为肺动脉高压。

六、血管炎

（一）病因和临床特点

血管炎是血管壁的炎症，可分为免疫介导的炎症和其他因子介导的炎症两类，常有肉芽肿形成，可累及各个层次的动脉。常见的如下：

1. 巨细胞性血管炎　常累及中等动脉和小动脉，常有肉芽肿形成。主要累及颞动脉，也可见于椎动脉和眼动脉，罕见于主动脉。此病常见于老年人，50 岁以前罕见。

2. 结节性多动脉炎　以累及中、小动脉等肌性动脉全壁，产生坏死性血管炎为代表。病变为全身性，常累及肾动脉和内脏动脉，一般不累及肺循环系统。虽可见于儿童和年长人群，但常发于年轻成年人。

3. 血栓闭塞性脉管炎（Buerger 病）　主要累及胫动脉和尺动脉的节段性、血栓性急、慢性炎。此病主要发生于严重吸烟的男性，与烟草成分对内皮细胞的直接毒性或过敏有关。

4. Wegener 肉芽肿 特征性表现为三联征：①上下呼吸道的急性坏死性肉芽肿；②累及中小血管的局灶性坏死或肉芽肿性血管炎；③局灶性或坏死性肾疾病，最常见为新月体性肾小球肾炎。本病男性稍多于女性，平均发病年龄 40 岁。90% 活动期患者血清内可查出胞质型抗中性粒细胞胞质抗体（C - AN-CA）。

其他常见的还有 Takayasu 动脉炎、Kawasaki 血管炎等。

（二）肉眼改变

（1）巨细胞性动脉炎大体上动脉呈节段性受累，为结节状管壁增厚，管腔狭窄。有时可伴有血栓形成，管腔完全闭锁。

（2）结节性多动脉炎病变肉眼呈清楚的节段性，可仅累及管壁的一部分，动脉分支处更常见。常导致受累血管不规则呈动脉瘤样扩张、结节形成。血栓阻塞时可有组织梗死。

（3）血栓闭塞性脉管炎在节段性的基础上可继发累及邻近的静脉和神经。

（4）Wegencr 肉芽肿在上呼吸道病变中可为鼻窦炎，鼻、上颚、咽黏膜的肉芽肿和溃疡形成，周边为坏死性肉芽肿和血管炎。肺内散布的局灶性病灶可融合形成结节，结节内可形成空洞。

（三）镜下改变

（1）巨细胞性动脉炎组织学上有两种类型，常见者以内弹力板为中心的动脉中膜肉芽肿性炎为特征，其中可见单核细胞、朗格汉斯巨细胞和异物巨细胞，内弹力板常可断裂。另一型则罕见或无肉芽肿，仅见一些淋巴细胞、巨噬细胞和中性粒细胞、嗜酸粒细胞浸润。

（2）结节性多动脉炎的组织学特征为动脉壁的全壁性炎症，有密集的中性粒细胞、嗜酸性粒细胞和单核细胞浸润，常有血管壁内 1/2 的纤维素样坏死；后期炎症消退代之以管壁纤维性增厚，纤维组织增生呈结节状，同一血管常呈现新旧交替病变特征。

（3）血栓闭塞性脉管炎。

（4）显微镜下 Wegener 肉芽肿中心为地图状坏死，周边为淋巴细胞、浆细胞、巨噬细胞和巨细胞，可见小动脉和小静脉的坏死性或肉芽肿性血管炎。肾病变可出现肾小球局灶性增生和坏死，个别肾小球毛细血管祥有血栓形成，晚期可出现肾小球弥漫性坏死、增殖或新月体形成。

（马艺珲）

第四节 器官和骨髓的移植排斥反应

移植排斥反应是宿主免疫系统针对移植物的组织相容性抗原分子产生的由细胞和抗体介导的超敏反应。同种异体移植物排斥反应的方式与受体的免疫状态及移植物性质有关。若免疫功能正常的个体在不经任何免疫抑制处理的情况下，接受同种异体移植物，将立即发生宿主免疫系统对移植物的排斥反应，即宿主抗移植物反应（HVGR），导致移植物被排斥。移植物抗宿主病（GVHD）是指在机体的免疫功能缺陷，而移植物又具有大量的免疫活性细胞的情况下，宿主无力排斥移植的组织器官，而移植物中的供体免疫活性细胞可被宿主的组织相容性抗原所激活，产生针对宿主组织细胞的免疫应答，导致宿主全身性组织损伤。

一、病因和临床特点

目前机制如下：

1. T 细胞介导的排斥反应 移植物中供体淋巴细胞、树突状细胞等携带丰富的 HLA - Ⅰ 分子和 HLA - Ⅱ 分子，是重要的致敏原。被宿主淋巴细胞识别后，将启动经典的迟发超敏反应。

2. 抗体介导的超敏反应 包括：①超急性排斥反应；②在原未致敏的个体中，随着 T 细胞介导的排斥反应的形成，可同时存在抗 HLA 抗体形成，产生移植物损伤。临床上大致分为超急性排斥反应、急性排斥反应和慢性排斥反应 3 类。

二、肉眼改变

（1）超急性排斥反应大体表现为移植物迅速由粉红或健康色泽转为暗红色，伴出血和梗死，有时可见花斑状外观。

（2）急性和慢性排斥反应大体上缺乏特异性表现。

三、镜下改变

（1）超急性排斥反应镜下为广泛急性的小动脉炎伴血栓形成及缺血性坏死。

（2）急性排斥反应镜下主要表现为间质内单个核细胞浸润；也可以体液免疫为主，以血管炎为特征，随后出现血栓形成及相应部位的梗死。此型更常出现亚急性血管炎，表现为纤维母细胞、平滑肌细胞和泡沫状巨噬细胞增生所引起的内膜增厚，导致管腔狭窄或闭锁。

（3）慢性排斥反应镜下的突出特征是血管内膜纤维化从而引起管腔严重狭窄，导致组织缺血。间质内除单个核细胞外，常可见淋巴细胞及浆细胞浸润。

（马艺珲）

第五节　免疫缺陷疾病

一、原发性免疫缺陷病

原发性免疫缺陷病是一组少见病，与遗传相关，常发生在婴幼儿，出现反复感染，严重威胁生命。因其中有些可能获得有效的治疗，故及时诊断仍很重要。按免疫缺陷性质的不同，可分为体液免疫缺陷为主、细胞免疫缺陷为主及两者兼有的联合性免疫缺陷三大类。此外，补体缺陷、吞噬细胞缺陷等非特异性免疫缺陷也属于本组。

（一）体液免疫缺陷为主——B 细胞缺陷病

1. 原发性丙种球蛋白缺乏病　如下所述。

（1）病因和临床特点

有两种类型。

1）Bruton 型，较常见，为婴儿性联丙种球蛋白缺乏病，与 X 染色体隐性遗传有关，仅发生于男孩，于出生 6 个月后开始发病。

2）常染色体隐性遗传型，男女均可受累，也可见于成年人。本病的特点在于：血中 B 细胞明显减少甚至缺如，血清免疫球蛋白（IgM、IgG、IgA）减少或缺乏，骨髓中前 B 细胞发育停滞。

（2）镜下改变：全身淋巴结、扁桃体等淋巴组织生发中心发育不全或呈原始状态；脾和淋巴结的非胸腺依赖区淋巴细胞稀少；全身各处浆细胞缺如。T 细胞系统及细胞免疫反应正常。

（3）并发症：由于免疫缺陷，患儿常发生反复细菌感染，特别易受流感嗜血杆菌、脓链球菌、金黄色葡萄球菌、肺炎球菌等感染，可引起中耳炎、鼻窦炎、支气管炎、肺炎、脑膜炎或败血症而致死。

2. 普通易变免疫缺陷病　如下所述。

（1）病因及临床特点：是相当常见而未明确了解的一组综合征。男女均可受累，发病年龄在 15 ～ 35 岁，可为先天性或获得性。其免疫缺陷累及范围可随病期而变化，起病时表现为低丙种球蛋白血症，随着病情进展可并发细胞免疫缺陷。其临床特点是：①低丙种球蛋白血症，免疫球蛋白总量和 IgG 均减少；②2/3 患者血循环中 B 细胞数量正常，但不能分化为浆细胞；③患者主要表现为呼吸道、消化道的持续慢性炎症，自身免疫病的发病率也较高。

（2）镜下改变：患者淋巴结、脾、消化道淋巴组织中 B 细胞增生明显，但缺乏浆细胞。部分病例有 T 辅助细胞减少、T 抑制细胞过多；部分病例有抗 T 细胞和 B 细胞的自身抗体；或巨噬细胞功能障碍。

（二）细胞免疫缺陷为主——T 细胞缺陷病

单纯 T 细胞免疫缺陷较为少见，一般常同时伴有不同程度的体液免疫缺陷。T 细胞免疫缺陷病的发生与胸腺发育不良有关，故又称胸腺发育不良或 Di George 综合征。本病与胚胎期第 Ⅲ、Ⅳ 对咽囊发育缺陷有关。因此，患者常同时有胸腺和甲状旁腺缺如或发育不全，先天性心血管异常（主动脉缩窄、主动脉弓右位畸形等）和其他面、耳畸形。周围血循环中 T 细胞减少或缺乏，淋巴组织中浆细胞数量正常，但皮质旁胸腺依赖区及脾细动脉鞘周围淋巴细胞明显减少。常在出生后即发病，主要表现为各种严重的病毒或真菌感染，呈反复慢性经过。

（三）重症联合性免疫缺陷病

1. 病因和临床特点　本病是一种体液免疫、细胞免疫同时有严重缺陷的疾病，一般 T 细胞免疫缺陷更为突出。患者血循环中淋巴细胞数明显减少，成熟的 T 细胞缺如，可出现少数表达 CD2 抗原的幼稚的 T 细胞。免疫功能缺如。无同种异体排斥反应和迟发型过敏反应，也无抗体形成。本病的基本缺陷尚不清楚，可能与干细胞分化为 T、B 细胞发生障碍或胸腺及法氏囊相应结构的发育异常有关。有 25% ~50% 的重症联合免疫缺陷病例，主要与先天性缺乏腺苷脱氨酶（adenosine deaminase，ADA）有关。

2. 肉眼改变　病变主要表现为淋巴结、扁桃体及阑尾中淋巴组织不发育；胸腺停留在6~8 周胎儿的状态。

3. 镜下改变　胸腺淋巴组织内无淋巴细胞或胸腺小体，血管细小。

4. 并发症　患儿由于存在体液和细胞免疫的联合缺陷，对各种病原生物都易感，临床上常发生反复肺部感染、口腔念珠菌感染、慢性腹泻、败血症等。

二、继发性免疫缺陷病

获得性免疫缺陷综合征（AIDS）

（一）病因和临床特点

获得性免疫缺陷综合征是因为感染人类免疫缺陷病毒（human immunodeficiency virus，HIV）后导致免疫缺陷，并发一系列机会性感染及肿瘤的临床综合征。本病的特点为 T 细胞免疫缺陷伴机会性感染和（或）继发性肿瘤。临床表现为发热、乏力、体重下降、腹泻、全身淋巴结大及神经系统症状。HIV 选择性地侵犯和破坏 Th 细胞，导致严重免疫缺陷构成 AIDS 发病的中心环节。此外，遗传素质对本病的发生也可能有一定影响，ADIS 患者中HLA – DR5 抗原阳性率较高。

（二）肉眼改变

（1）淋巴样组织早期可出现肿大，包括淋巴结、脾脏等。

（2）机会性感染常累及各器官，其中以中枢神经系统、肺、消化道的疾病最为常见。

（3）恶性肿瘤：约有 30% 的患者可发生 Kaposi 肉瘤。该肿瘤为血管内皮起源，广泛累及皮肤、黏膜及内脏，以下肢最为多见。肉眼观肿瘤呈暗蓝色或紫棕色结节。其他常见的伴发肿瘤包括未分化性非霍奇金淋巴瘤、霍奇金淋巴瘤和 Burkitt 淋巴瘤。

（三）镜下改变

（1）淋巴样组织的变化早期及中期镜下见淋巴滤泡明显增生，生发中心活跃，髓质出现较多浆细胞。随后滤泡的外套层淋巴细胞减少或消失，小血管增生，并有纤维蛋白样物质或玻璃样物质沉积，生发中心被零落分割。副皮质区的淋巴细胞（CD4+ 细胞）进行性减少，代之以浆细胞浸润。晚期的淋巴组织病变呈现一片荒芜，淋巴细胞几乎均消失殆尽，无淋巴滤泡及副皮质区之分，仅有一些巨噬细胞和浆细胞残留。有时特殊染色可显现大量分枝杆菌、真菌等病原微生物，却很少见到肉芽肿形成等细胞免疫反应性病变。扁桃体、小肠、阑尾和结肠内的淋巴样组织均萎缩，淋巴细胞明显减少。胸腺的组织与同龄人相比，呈现过早萎缩，淋巴细胞减少、胸腺小体钙化。

（2）机会性感染患者由于严重的免疫缺陷，感染所致镜下炎症反应往往轻而不典型。如肺部结核菌感染，很少形成典型的肉芽肿性病变，而病灶中的结核杆菌却甚多。约50%病例有卡氏肺孢子虫感染，因之对诊断本病有一定参考价值。

（3）恶性肿瘤：Kaposi肉瘤镜下显示成片梭形肿瘤细胞，构成毛细血管样空隙，其中可见红细胞。与典型的Kaposi肉瘤不同之处在于其多灶性生长和进行性临床过程。

（四）并发症

中枢神经系统受累者，其机会性感染常引起播散性弓形虫或新型隐球菌感染所致的脑炎或脑膜炎；巨细胞病毒和乳多空病毒（papovavirus）所致的进行性多灶性白质脑病。

（刘春荣）

第四章

垂体与甲状腺疾病

第一节　垂体腺瘤

临床特点：垂体腺瘤好发21~60岁女性，但各年龄段均可发生。临床表现激素过剩的症状和颅内肿瘤症状，如头痛、正常垂体前叶激素减少，视野障碍及轻度高泌乳激素血症（垂体柄部分切除效应）。压迫脑神经可引起眼肌麻痹。垂体卒中。罕有尿崩症。

病理学改变：垂体腺瘤细胞形态单一，核圆形较一致，染色质纤细，核仁不明显，胞质中等量。核分裂不常见，Ki67阳性细胞<3%。

垂体不典型腺瘤除单一细胞形态外，可见核分裂，Ki67阳性细胞>3%，伴有p53核阳性。并有侵犯性生长的侵袭性生物行为。但无转移性的证据。

免疫表型：突触素（Syn）阳性，CgA和低分子CK阳性率较低，激素表型用于腺瘤的分类，将在下面叙述。

分子遗传学：有2种明显特征的遗传学异常。第1种与染色体11q13上的抑制基因等位点缺失，与MEN1的遗传缺陷有关。第2种常见是gsp癌基因的突变，是一种G蛋白α亚单位的点突变。

预后：垂体腺瘤主要治疗方法是手术切除。许多泌乳素腺瘤和某些生长激素腺瘤可首先选择药物治疗。放射治疗用于复发病例和无法手术病例以及手术无法完整切除病例。肿瘤的侵袭性与复发性与肿瘤大小有关，大腺瘤发生率高。

一、生长激素腺瘤

（一）定义

分泌生长激素（growth hormone，GH）的垂体腺瘤。纯生长激素腺瘤（可分为密颗粒型和疏颗粒型）。混合性生长激素-泌乳激素腺瘤。泌乳生长激素腺瘤。嗜酸性干细胞腺瘤伴有高泌乳激素血症。

（二）组织发生

来源于嗜酸性细胞系。这个由生长激素、泌乳激素和促甲状腺激素构成的细胞系受通透性增进因子-1（PIT-1）调控，该因子定位于生长激素细胞、泌乳激素细胞和促甲状腺细胞，并激活这3种激素的亚单位基因，因此这些肿瘤常表现为多激素分泌。

（三）部位

好发于蝶鞍内，微腺瘤可累及一侧翼，大腺瘤常向上和（或）两侧扩散。

（四）临床表现

青春期前主要表现为巨人症，青春后期多为肢端肥大症，无功能病例少见。20%~30%有腕及跗骨的陷入性神经病变、外周关节病、糖尿病、左心室肥大、眼肌麻痹、溢乳、闭经和甲状腺功能亢进症等症状。

·31·

（五）肉眼改变

肿瘤灰红质软，微腺瘤境界清晰。大腺瘤可浸润脑膜、海绵窦、蝶鞍和碟窦骨组织，偶见肿瘤呈息肉样入鼻腔。

（六）镜下改变

1. 密颗粒型生长激素腺瘤　由中等大圆形或多角形的嗜酸性细胞构成，弥漫性生长。瘤细胞核圆形染色质细，核仁明显。胞质一致性。GH 免疫强阳性。电镜下有发育良好的高尔基体和粗面内质网，分泌颗粒直径 300～450nm。

2. 疏颗粒型生长激素腺瘤　嫌色性腺瘤，小圆形细胞，核仁明显，核周有圆形包涵体一纤维小体。常见核多形性、分叶核或多核。GH 免疫反应不一。纤维小体表达低分子 CK。电镜下粗面内质网呈平行排列，纤维小体为同心圆的中间丝，分泌颗粒直径 100～250nm。

3. 混合性生长激素－泌乳素腺瘤　由生长激素（GH）和泌乳激素（PRL）2 种腺瘤细胞组成。

4. 泌乳生长激素腺瘤　单一的细胞同时产生 GH 和 PRL 2 种激素。细胞多角形，嗜酸性弥漫分布。免疫组化染色 GH 和 PRL 定位于同一细胞内。电镜观察与密颗粒生长激素瘤相似，大分泌颗粒直径达 1 500nm，有特征性错位胞吐。

5. 嗜酸性干细胞腺瘤　细胞嫌色伴嗜酸性，明显多形性。核仁明显，可见胞质空泡。免疫组化 PRL 阳性，GH 弱阳性/阴性，低分子 CK 阳性。电镜观察有线粒体聚集，可见巨大线粒体，中间丝形成的纤维小体和错位胞吐。

6. 多激素的生长激素腺瘤　1 个肿瘤产生 1 种以上激素，常见生长激素腺瘤。

二、泌乳激素腺瘤

泌乳激素腺瘤产生泌乳素的垂体良性肿瘤，来源于腺垂体的泌乳细胞。

（一）组织发生

公认其起源于泌乳激素细胞或是一种前体细胞。

（二）部位

好发于垂体后叶或两侧，偶有异位于蝶鞍上区、脊柱和鼻窦或鼻咽区。

（三）临床表现

多数为微腺瘤，好发生育年龄的女性，表现为闭经溢乳和不孕。大腺瘤（>1cm）多发生老年女性和男性，表现为头痛、神经功能障碍、视力下降、男性阳痿和性欲减退等高泌乳素血症。

（四）肉眼改变

肿瘤红棕褐色质软，大腺瘤可发生纤维化和囊性变。

（五）镜下改变

肿瘤细胞中等大小，胞质嫌色性或轻度嗜酸性，核椭圆形可见小核仁。10%～20% 有不同程度的钙化。同时，可见淀粉样物质和透明小体。

（六）免疫表型

PRL 阳性位于核周，点状分布。

（七）分类

泌乳激素腺瘤依据超微结构的特征性可分为致密颗粒型和稀疏颗粒型，以后者多见。稀疏颗粒型表现为明显的粗面内质网和高尔基复合体，少量小的分泌颗粒（150～300nm），典型的错位胞吐一颗粒从细胞侧面外泌。前者有大分泌颗粒，发育良好高尔基体，粗面内质网不丰富。

三、促甲状腺激素腺瘤

促甲状腺激素腺瘤是产生促甲状腺激素（TSH）的垂体良性肿瘤，来源于腺垂体细胞。

（一）部位

多数肿瘤诊断时已经是大腺瘤，无特殊定位。

（二）临床表现

因分泌 TSH 而产生甲状腺肿和甲状腺功能亢进症状，但无眼病和皮病。少数伴有分泌乳激素和生长激素患者也可表现为原发性肢端肥大症和（或）泌乳、闭经。

（三）肉眼改变

肿瘤纤维化质硬，有侵袭性生长的倾向。

（四）镜下改变

由嫌色细胞构成，细胞细长形、多角形或不规则形，界限不清。核有不同程度的异形。胞质有 PAS 染色强阳性的小球。间质纤维化常见，偶见砂砾体。可见侵犯海绵窦和硬脑膜。

（五）免疫表型

TSH 强阳性，有时伴有 GH 和（或）PRL 阳性的多激素反应。

（六）超微结构

电镜下，只有少数高尔基体和粗面内质网，分泌颗粒 100~200nm。

四、促肾上腺皮质激素腺瘤

促肾上腺皮质激素（ACTH）腺瘤为良性肿瘤，起源于垂体前叶促肾上腺皮质激素细胞，合成阿片黑色素皮质素前体，进一步裂解为 ACTH、β－促脂素激素（β－LPH）和 β－内啡肽等。

（一）好发部位

位于蝶鞍内，好发中央区，垂体黏液部。

（二）临床表现

Cushing 综合征，肢端肥大，糖尿病，精神抑郁症、失眠、记忆力下降和皮肤色素沉着。

（三）肉眼改变

肿瘤多为小腺瘤，直径 4~6mm，色红软，有时可侵犯蝶窦并发生坏死。

（四）镜下改变

（1）功能性 ACTH 肿瘤由单一的圆形细胞构成，弥漫性排列，具有特征性包围毛细血管外的窦隙形排列，乳头状结构常见。细胞核圆，核仁明显，核有一定程度的多形性，核分裂罕见。胞质嗜碱性或嗜双色，PAS 染色强阳性。大腺瘤多呈嗜碱性，PAS 弱阳性。偶尔可见束状透明带环绕胞质，形成靶细胞样即 Crooke 透明变。

（2）静止性 ACTH 腺瘤（无功能性）分 2 种亚型即 I 型和 II 型。I 型形态学与功能性腺瘤相似。II 型可呈嗜碱性或嫌色性，PAS 染色强至中等阳性着色。

（五）免疫表型

ACTH、β－LPH 和 β－内啡肽阳性，嫌色细胞弱/灶性阳性，嗜碱性细胞强阳性。低分子角蛋白阳性。

（六）超微结构

功能性腺瘤与正常皮质激素细胞相似，有中等发育的高尔基体和粗面内质网，大分泌颗粒直径 250~500nm，核周见细胞角蛋白阳性、直径为 7nm 中间丝。静止腺瘤 II 型分泌颗粒直径 150~300nm，不含细胞角蛋白丝。

五、促性腺激素腺瘤

促性腺激素腺瘤是由腺垂体促性腺细胞组成的良性肿瘤，可合成卵泡刺激素（FSH）和（或）黄体生成素（LH）。

（一）好发部位

肿瘤在诊断时常常已是大腺瘤，常表现为蝶鞍上扩展和蝶鞍周围侵犯。小腺瘤无明确好发部位。

（二）临床表现

好发 50~60 岁，常表现为无功能性肿瘤，多数为肿瘤压迫症状如视力障碍、垂体功能减退、头痛、性欲丧失和脑神经麻木，垂体卒中比其他腺瘤常见。

（三）肉眼改变

肿瘤体积大、富于血管、质软棕褐色，可见出血或坏死。可侵犯骨、海绵窦和脑组织。

（四）镜下改变

多数肿瘤细胞具有嫌色性胞质，核染色质细腻。细胞弥漫性排列，常见明确的乳头状排列，拉长的胞质突起附着于血管形成假菊形团结构。

（五）免疫表型

显示肿瘤细胞不同程度表达 β–FSH、β–LH 和 α–SU 或 3 种激素的联合表达，其中 β–FSH 的阳性表达更为常见，阳性强度较强，分布较广。

（六）超微结构

特点为细胞细长有极向，含有少量的小分泌颗粒（50~200nm），颗粒分布不均，常沿着细胞膜分布并聚集在胞质突中。

六、零细胞腺瘤

零细胞腺瘤无激素免疫活性，无其他免疫组织化学和超微结构特殊的腺垂体分化的标记。只有少数散在激素免疫反应细胞。肿瘤分类仍有争论。

（一）临床表现

肿瘤好发老年人，平均年龄 60 岁，40 岁以下罕见。多数无明显症状，少数表现轻度高泌乳激素血症（垂体柄部分切除效应）等肿瘤压迫症状。

（二）肉眼改变

肿瘤棕黄色，质软伴有出血囊性变。可侵犯海绵窦并向鞍上区扩展偶尔达下背侧丘脑，向下可达鼻腔。

（三）镜下改变

肿瘤细胞多为嫌色细胞，但有不同程度的嗜酸性。细胞弥漫性或乳头状排列，可见假菊形团。细胞圆或多角形，核无异形，核分裂罕见。PAS 染色阴性。

（四）免疫表型

CgA 和 syn 阳性，垂体前叶激素及其转化因子阴性，然而一些病例可见少数散在激素免疫反应细胞。

（五）超微结构

见发育不良的粗面内质网和高尔基体，大量微管和中等量小分泌颗粒（100~250nm）。

七、多激素腺瘤

多激素腺瘤罕见。可以出现 1 种以上垂体激素免疫阳性反应。可分为单形性多激素腺瘤，由分泌 2 种或 2 种以上激素的单一细胞组成。多形性多激素分泌腺瘤则由 2 种或 2 种以上不同的细胞群组成。多激素分泌瘤可以出现任何激素组合，但不包括下列组合：GH、PRL 和 TSH 组合；FSH 和 LH 组合。

（刘春荣）

第二节　垂体癌

腺垂体细胞的恶性肿瘤，显示脑脊髓和（或）全身转移。

（一）好发部位

为垂体癌最初发生前叶，生长迅速侵袭性扩展至邻近组织及脑组织，转移至肝、肺和淋巴结。

（二）临床表现

为癌转移瘤灶的症状及垂体肿瘤临床综合征表现。

（三）镜下改变

体癌的诊断依赖于确诊的转移和扩散，而没有诊断性的组织细胞学特征，但可表现为细胞非典型性，核分裂活性高，增值指数高，p53 蛋白过表达等。多数有内分泌功能，以分泌 PRL 肿瘤最常见，其次为分泌 ACTH 肿瘤。

（四）免疫表型

Cg 和 SY 一致性阳性。

（五）超微结构

分化不好，不能区分肿瘤的亚型。

本病预后差，平均生存期 2 年，全身转移者生存期较短，偶有长期生存报道。

（刘春荣）

第三节　其他肿瘤

一、垂体细胞瘤

垂体细胞瘤是一种罕见的由梭形细胞构成的低级别的胶质细胞肿瘤。发生于垂体的神经部或者漏斗部，属于 WHO I 级。

（一）组织起源和部位

起源于神经垂体的胶质细胞，目前认同其来源于腺垂体的滤泡星状基质细胞。发生于神经垂体区域，包括垂体柄和垂体后叶。另外，也可见于蝶鞍区和蝶鞍上区或者同时跨越蝶鞍区及蝶鞍上区。

（二）临床特征

垂体细胞瘤相当罕见。至今报道不足 30 例，所有病例均为成年人。男性患者中有 3/4 是在 40～60 岁，而女性患者中则没有发现发病年龄高峰。

垂体细胞瘤最常见的症状是压迫视交叉、神经垂体和（或）腺垂体所引起的，包括视野缺损、头痛及垂体功能减退如闭经、性欲下降和血中催乳素水平增高。少数无症状的病例仅在尸检时发现肿瘤。

（三）肉眼改变

垂体细胞瘤大体表现为边界清楚的、质地较韧的实性肿物，周围组织粘连。体积可以较大。囊性变罕见。

（四）镜下改变

垂体细胞瘤细胞由拉长的、双极性梭形细胞排列成交织束状或车辐状，与周围组织连接紧密。肿瘤细胞质丰富嗜酸性，细胞从肥胖的短梭形到拉长成角状。细胞界限清晰，尤其是在束状排列的交叉区。PAS 染色弱阳性。细胞核中等大小，卵圆形至长形，无异型性或仅有轻度异型。核分裂象罕见。网纤蛋白染色显示细胞在血管周分布，细胞间的网状纤维稀少。垂体细胞瘤与纤维型星形细胞瘤及正常神经垂体的区别在于缺乏 Rosenthal 纤维和嗜酸性分泌小体。在外周部可以看见 Herring 小体（组织学类似神经垂体中轴索扩张储存神经肽）。

（五）免疫表型

Vimentin 和 S – 100 强阳性。GFAP 可从小灶的弱阳性到散在的中等强度，只有极少数为弥漫的强阳性。Syn、CgA 以及垂体激素阴性。神经丝蛋白在肿瘤周边的神经垂体组织中表达，而肿瘤中不表达。CK 阴性，EMA 可能为散在的浆阳性而不是膜阳性。增殖指数 K167 0.5% ~ 2.0%，与预后无相关。

（六）预后

垂体细胞瘤生长缓慢，并且局限，外科手术完整切除即可治愈。手术切成未净可能复发。目前还未有恶性转化或远处转移的报道。

二、神经节细胞瘤

神经节细胞瘤是由肿瘤性成熟神经节细胞构成的肿瘤。

（一）临床特征

表现为瘤体肿块引起的症状，但多数是与垂体腺瘤伴发有激素分泌症状。

（二）镜下改变

丰富的神经纤维网中有神经元细胞，细胞大、多角形含有双或多核，核仁明显。胞质有嗜碱性 Nissl 小体。多数肿瘤与垂体腺瘤伴发。有些神经节细胞瘤伴有特异性的腺垂体细胞增生。有些神经节细胞瘤垂体细胞无异常。

（三）免疫表型

染色神经节细胞 SY、CgA 和神经丝强阳性。相伴随的腺垂体瘤有相应的免疫染色特征。

（四）超微结构

见神经细胞有发育良好的粗面内质网和伸长的相互交织的胞质突，其中含有大量大小不一的分泌颗粒，以及相应的腺垂体细胞特征性的结构。

（五）预后

预后取决于肿瘤大小及临床表现。

（刘春荣）

第四节　甲状腺炎

甲状腺炎（thyroiditis）包括急性甲状腺炎、肉芽肿性甲状腺炎、自身免疫性甲状腺炎以及纤维性甲状腺炎，本节仅介绍临床上常见的自身免疫性甲状腺炎和肉芽肿性甲状腺炎。

一、自身免疫性甲状腺炎

自身免疫性甲状腺炎（autoimmune thyroiditis）是免疫介导的表现不同的器官特异性炎症性疾病，包括淋巴细胞性甲状腺炎（lymphocytic thyroiditis）、桥本甲状腺炎（Hashimoto thyroiditis）和 Graves 病。淋巴细胞性甲状腺炎也被称为"幼年型"淋巴细胞性甲状腺炎。桥本甲状腺炎也被称为淋巴瘤性甲状腺肿（struma lymphomatosa）。

（一）病因

自身免疫性甲状腺炎的发病具有多因素性，目前多认为，是环境因素与基因因素共同作用所致。

（二）临床特点

淋巴细胞性甲状腺炎较常见于儿童；桥本甲状腺炎主要发生于 40 岁以上的女性。

（三）肉眼改变

总体而言，甲状腺多弥漫性增大。淋巴细胞性甲状腺炎切面实性、白色，韧性增加，略呈结节状。桥本氏甲状腺炎切面质脆，黄灰色，非常类似于增生的淋巴结，有的病例可呈明显的结节状改变。

（四）镜下改变

自身免疫性甲状腺炎的共同病变特征是腺体广泛的淋巴细胞浸润伴有生发中心形成，但随疾病不同而程度不同。桥本甲状腺炎病变组织内，还可见到浆细胞、组织细胞及散在的滤泡内多核巨细胞。根据甲状腺滤泡上皮的形态特点决定其病理诊断：当甲状腺滤泡弥漫性增生时为 Graves 病（其主要病变参见下节）；当甲状腺滤泡相对正常时为淋巴细胞性甲状腺炎；而当甲状腺滤泡缩小且显示广泛嗜酸性（Hurthle cells）变时为桥本甲状腺炎。当桥本甲状腺炎病变组织中上皮成分呈明显的结节状生长时，可以理解为桥本甲状腺炎与结节性增生合并存在，并可将这种病变称为结节性桥本甲状腺炎（nodular Hashimoto thyroiditis）。桥本甲状腺炎的另外一种变异是有 1 个或 1 个以上完全由嗜酸性细胞组成的清楚的增生性结节，嗜酸性细胞形成滤泡或实性结构。此外，桥本甲状腺炎病变中常可见到认为是由滤泡细胞化生而来的鳞状细胞巢。

（五）免疫组化

由于桥本甲状腺炎可并发恶性淋巴瘤，有时需用免疫组织化学和（或）基因重排技术证实淋巴浆细胞是否为单克隆性增生。

（六）预后

桥本甲状腺炎的治疗方式取决于它的严重程度。由于桥本甲状腺炎可并发恶性淋巴瘤和白血病、乳头状癌及嗜酸细胞性肿瘤，所以，要尽力做到早期诊断，以便及时治疗相应疾病，改善患者预后。

二、肉芽肿性甲状腺炎

肉芽肿性甲状腺炎（granulomatous thyroiclitis）包括亚急性甲状腺炎和其他肉芽肿性甲状腺炎。

（一）亚急性甲状腺炎或 de Quervain 甲状腺炎

特指 de Quervain 甲状腺炎或亚急性甲状腺炎。

1. 病因　病因尚不清楚。临床和流行病学常提示病毒感染可能是发病原因，但尚未定论。

2. 临床特点　典型者发生于中年妇女。患者有咽喉痛、吞咽痛及触诊时甲状腺区明显压痛，常伴有发热和不适。最初的症状消退后，可能发生压迫症状和（或）轻微的甲状腺功能减退。

3. 肉眼改变　病变通常累及整个甲状腺，但常呈不对称性增大。在典型病例，腺体肿大约为正常时的 2 倍。在疾病后期，受累的腺体质地坚硬。与 Riedel 甲状腺炎不同，亚急性甲状腺炎几乎不与周围组织粘连。

4. 镜下改变　可见明显的炎症和含有异物巨细胞的肉芽肿。其特征是肉芽肿围绕滤泡，多核巨细胞吞噬类胶质。没有干酪样坏死。还可见到片状分布的纤维化区域。

5. 免疫组化　肉芽肿中心 CEA 阳性是急性期的一个特征，晚期病变 CA19-9 免疫反应呈强阳性。

（二）其他肉芽肿性甲状腺炎

触诊性甲状腺炎（palpation thyroiditis）是指一种较常见、但不具有临床意义而大体改变又不明显的甲状腺病变。可能是由于腺体轻微外伤造成的，有时是自发性的，甚至认为是由于体检时触摸甲状腺用力太重所致，因而得名触诊性甲状腺炎。

其他肉芽肿性甲状腺炎包括甲状腺结核、结节病及真菌感染所致者，其中，真菌感染所致的多数病例以坏死和急性炎症为突出特征。

尚有报道，手术可致甲状腺发生术后坏死性肉芽肿（postoperative necrotizing granuloma），形态类似于类风湿小结。

（刘春荣）

第五节 甲状腺肿

一、结节性甲状腺肿

结节性甲状腺肿（nodular goiter）的实质乃结节性增生，又称多结节性甲状腺肿、腺瘤样甲状腺肿、腺瘤样增生，是最常见的甲状腺疾病。传统上所称的地方性甲状腺肿（endemic goiter）也属于此，是因水和土壤中缺碘所致。

（一）病因

碘缺乏可造成甲状腺素生成不足，从而导致 TSH 分泌增多，其结果是最初甲状腺功能亢进，滤泡上皮呈高柱状，类胶质含量减少，呈所谓的实质性甲状腺肿（parenchymatous goiter），后来滤泡萎缩，大量类胶质潴留，伴有或不伴有结节形成，呈所谓的弥漫性或结节性胶样甲状腺肿（diffuse or nodular colloid goiter）。在地方性甲状腺肿的流行区，尸体解剖发现本病的发生率为100%。

（二）临床特点

多数患者甲状腺功能正常。初诊时即可发现甲状腺呈多结节状，并且可以很大，引起气管阻塞。结节内出血可引起体积突然增大和疼痛。少部分患者初期具有甲状腺功能亢进的临床征象，但不发生 Graves 病的突眼征。

（三）肉眼改变

甲状腺增大，外形扭曲，一叶腺体通常大于另一叶。甲状腺被膜紧张，但完整。切面呈多结节状，有些结节具有部分或完整的包膜。继发性改变常见，表现为出血、钙化和囊性退变。

（四）镜下改变

病变多种多样。一些结节由被覆扁平上皮的大滤泡构成，另外一些结节细胞特别丰富并有增生，还有一些结节主要或完全是由嗜酸性细胞（Hurthle 细胞）构成。有些扩张滤泡内聚集着增生活跃的成团小滤泡。另一些滤泡则形成乳头状突起突向囊性滤泡腔，这一特征可能导致与乳头状癌混淆。滤泡破裂导致对类胶质的肉芽肿性反应，伴有组织细胞和异物巨细胞形成。常见新鲜和陈旧性出血、粗大的纤维性小梁形成及钙化灶。偶尔可见骨化生。周边可见明显增厚的血管，伴有中层钙化。多数病例间质内存在数量不等的慢性炎症细胞，提示并存慢性甲状腺炎。出现明显非典型性细胞核的结节性增生的病例，如果非典型性胞核见于结节本身，应考虑从前接触过放射性物质的可能性，若其见于结节之间，则应考虑激素合成障碍性甲状腺肿。

（五）鉴别诊断

结节性增生的优势结节需与真性腺瘤相鉴别，其依据是：腺瘤通常为单发性，完全被包膜包绕，与其余的甲状腺实质不同，压迫邻近的组织，而且主要由比正常甲状腺滤泡小的滤泡组成。结节性增生几乎总是许多结节，包膜不完整，滤泡大小不同，部分或全部滤泡大于周围的甲状腺滤泡，而且不压迫邻近的甲状腺实质。但在某些病例不能将两者区分开来，因为具有腺瘤形态学特征的病变可以是多发性和（或）发生在结节性增生的情况下。

（六）免疫组化

文献认为，结节性甲状腺肿是通过滤泡细胞团（见上）的复制而成的，这些细胞团被称为继发性增生灶，免疫组化检查可见 p21 原癌基因产物的表达。此外，应用免疫组化染色可以估计结节的增生活性程度。

（七）预后

结节性增生与癌特别是滤泡性癌的发生是否有关，仍是尚待解决的问题。

二、弥漫性毒性甲状腺肿

弥漫性毒性甲状腺肿（diffuse toxic goiter）又称为 Graves 病或 Basedow 病、甲状腺毒症（thyrotoxicosis）及突眼性甲状腺肿，是临床上最常见的原发性甲状腺功能亢进病变。现已将 Graves 病、桥本甲状腺炎和特发性黏液水肿一并归入自身免疫性甲状腺疾病。

（一）病因

有人认为，Graves 病是由直接对抗 TSH 受体特定区域的 IgG 抗体所启动。其中，一种称为促甲状腺免疫球蛋白（thyroid - stimulating immunoglobulin，TSI），另一种为促甲状腺素结合抑制免疫球蛋白（thyrotropin - binding inhibitor immunoglobulin，TBII）。抗甲状腺过氧化物酶自身抗体也持续存在。

（二）临床特点

典型者发生在年轻的成年女性。Graves 病也可以发生于儿童，是儿童甲状腺功能亢进最常见的原因。常表现为肌肉无力，体重减轻，突眼，兴奋，心动过速，甲状腺肿，食欲常明显增加。可发生心房纤颤。晚期表现为局限性胫前黏液水肿和所谓"甲状腺杵状指"。

（三）肉眼改变

可见甲状腺轻至中度对称性弥漫性增大，润泽而带有红色，质地与胰腺组织相近。切面均匀一致，灰色或红色取决于血供程度。病程较长的病例，腺体脆而易碎，呈暗黄色。

（四）镜下改变

甲状腺滤泡细胞显著增生，伴有明显的乳头状内折，可能与乳头状癌混淆。腺泡细胞呈柱状，核位于基底部，染色正常或深染，胞质透明，有时呈微小空泡状，可能含有脂肪或糖原。间质含有淋巴组织聚集，可伴有生发中心形成。可能出现不同数量的嗜酸细胞，提示本病可能进展为桥本甲状腺炎。长期病例可出现轻度纤维化。甲状腺外可见到增生性滤泡，有时位于颈部的骨骼肌内，不应将其视为恶性证据。

应当指出，现在的送检标本中，很少能够见到该病初始状态典型的镜下改变，这是由于术前常规给予的抗甲状腺药物及碘或 β - 受体阻滞药能够导致另外一些改变。腺体肿大和淋巴细胞浸润可持续存在，但大多数甲状腺滤泡的增生性改变已经消退。然而，如果充分取材，仍可能发现残留的增生性病灶。

（五）预后

Graves 病患者患甲状腺癌的机会是否增加，仍有争议。

三、激素合成障碍性甲状腺肿

激素合成障碍性甲状腺肿（dyshormonogenetic goiter）是甲状腺激素合成中基因缺陷所致的甲状腺肿。

（一）病因

包括对 TSH 缺乏反应，碘化物运输缺陷，器质化缺陷，偶联缺陷，甲状腺球蛋白合成与分泌异常，脱碘酶缺陷，甲状腺素运输异常及其他。新近已发现造成这些不同缺陷的一些基因突变。

（二）肉眼改变

腺体增大并呈多结节状改变。

（三）镜下改变

最常见的改变是滤泡细胞结节状增生，表现为各种各样的滤泡形态及滤泡上皮的多形性，可伴有明显的实性和微滤泡结构。某些病例有乳头状和岛屿状结构形成。纤维化常见，在某些情况下导致结节的边缘不规则，类似于包膜浸润。其他常见的特征包括滤泡细胞核具有明显的非典型性和滤泡仅有少量的类胶质。对诊断具有重要性的特征是胞核具有非典型性（表现为奇异而深染的细胞核），主要见于增生结节之间的组织，而不是结节本身。核分裂象常见，推测是由于促甲状腺素刺激的结果。所以，在这种情况下，应该特别严格地掌握诊断滤泡癌的标准。尤其需要强调的是，除非有明确的包膜血管浸润，否则不能诊滤泡癌。

（四）预后

已有在激素合成障碍性甲状腺肿的患者发生甲状腺癌的病例报告，多数为滤泡癌，偶尔发现为微小乳头状癌。

（刘春荣）

第六节　甲状腺肿瘤

一、腺瘤

腺瘤（adenoma）是滤泡细胞分化的具有包膜的良性肿瘤，是最常见的良性甲状腺肿瘤。

（一）临床特点

多数患者是成年人，女性常受累，首先表现为甲状腺肿块，甲状腺功能正常。扫描发现肿块通常为"冷"结节，有时为"凉"或"温"结节，极少情况下为"热"结节。

（二）肉眼改变

几乎总是单发性，大小常在 1~3cm，周围有完整的薄的包膜包绕。

（三）镜下改变

腺瘤可表现为多种组织形态，包括正常滤泡性（单纯性）、巨滤泡性（胶样性）、微滤泡性（胎儿性）及小梁状/实性（胚胎性）腺瘤，这些形态既可单独发生，又可合并存在。腺瘤的组织学结构和细胞学特征不同于周围的甲状腺，周围腺体通常显示受压的表现。肿瘤细胞常呈立方状、柱状或多角形，其胞核常均一、圆形与深染。核分裂象很少或缺如，出现核分裂象并不一定代表恶性，但当出现相当数量的核分裂象时，应该特别注意标本的取材和检查。肿瘤较大时常继发退行性改变，如出血、水肿、纤维化、钙化、骨生成和囊性退变等。当腺瘤呈现乳头状或假乳头状结构时，可诊断为滤泡性腺瘤伴有乳头状结构（follicular adenomas with papillary architecture），注意与乳头状癌鉴别。此外，滤泡性腺瘤的鉴别诊断还包括结节性增生的优势结节，微小浸润性滤泡癌以及乳头状癌的滤泡变异型。一些滤泡型腺瘤因其具有丰富的血管成分，还可能与血管肿瘤混淆。

应当特别指出的是，滤泡性腺瘤还存在许多特殊形态的变异型，如嗜酸性细胞腺瘤（oncocytic adenoma）；非典型性腺瘤（atypical adenoma）、伴有奇异性细胞核腺瘤（adenoma with bizarre nuclei）及曾经称为的玻璃样变小梁状腺瘤（hyalinizing trabecular adenoma，HTA）。非典型性腺瘤是指具有显著的细胞增生、细胞结构形态不规则，但缺少被膜或血管侵犯依据的腺瘤。伴有奇异性细胞核腺瘤的特征是有巨大而深染的细胞核，奇异核通常成簇出现，不伴有其他恶性特征。这种现象与在甲状旁腺腺瘤和其他内分泌肿瘤中所见到的一样。"HTA"曾被认为是一种特殊类型的腺瘤，呈明显的小梁状排列，并且具有突出的小梁内玻璃样变性的特点。小梁或直或曲，形成奇特的器官样结构。这种生长方式极似副神经节瘤和髓样癌。在细针吸取的标本中，当出现核沟和沙粒体时，可能误诊为乳头状癌。"HTA"尚有另一种独特的形态学特征，即所谓胞质黄色小体（cytoplasmic yellow body）。它是圆形淡黄色胞质包涵体，位于胞核周围，具有折光性。鉴于报道少数病例有淋巴结转移，且具有与乳头状癌密切相关的分子生物学证据，因此，在目前最新版的 WHO 肿瘤分类中，已经将其作为一种独立的肿瘤类型（hyalinizing trabecular tumor，HTT），而不再称为"玻璃样变小梁状腺瘤"。考虑到文献的延续性，仍在此处介绍。

此外，还有其他一些少见的滤泡型腺瘤的变异型，如印戒细胞腺瘤、黏液性腺瘤、透明细胞腺瘤、脂性腺瘤以及毒性（高功能性）腺瘤，鉴于其名称已赋予相应的形态或功能特点，并且有的已在其他章节论述，此处不再一一介绍。

（四）免疫组化

总体上，腺瘤的酶组织化学和免疫组织化学表现与正常滤泡相同。应用检测细胞增生活性的一些单克隆抗体（如 MIB－1）染色，阳性免疫反应出现在细胞膜和细胞质而不是细胞核，这一奇特现象尚无法解释。

（五）预后

DNA 倍体分析不能增加预后的信息。

二、腺癌

甲状腺滤泡上皮细胞来源的恶性肿瘤称为甲状腺癌（adenocarcinoma），常见的甲状腺癌包括乳头状癌和滤泡癌，属于分化的（differentiated）甲状腺癌。除分化的甲状腺癌外，甲状腺尚可发生未分化（undifferentiated）或间变性（anaplastic）癌，这是一种高度恶性的肿瘤，光镜下可见肿瘤由全部或部分未分化细胞组成，只有通过免疫组织化学或电镜才能识别其上皮分化的特征，以往曾称之为肉瘤样癌或多形性癌等。此外，还有一种形态特点及生物学行为介于分化与未分化癌之间的癌，称为低分化癌（poorly differentiated carcinoma），包括 3 种组织学类型，即岛状（insular）、小梁状（trabecular）和实体性（solid）癌，其名称已可勾画出各自的特征性生长方式。此外，甲状腺尚可发生其他少见的癌，如鳞状细胞癌、黏液表皮样癌、伴有嗜酸性细胞增多症的硬化性黏液表皮样癌以及黏液癌。考虑到它们的组织病理学特点在其他章节已有论述，此处主要介绍常见的分化型甲状腺癌。

（一）乳头状癌

乳头状癌（papillary carcinoma）是具有甲状腺滤泡细胞分化的证据及独特的细胞核特点（毛玻璃状或透明、核内假包涵体及核沟等）的恶性上皮性肿瘤。

1. 病因　少部分病例有颈部放射线接触史。桥本甲状腺炎患者的乳头状癌发生率确有升高，但文献报道数字差异很大。至于 Graves 病患者乳头状癌的发生率是否增加，仍有争议。甲状腺乳头状癌的主要分子改变是原癌基因 RET 的改变，并认为与甲状腺乳头状癌的类型、肿瘤细胞特点有关。

2. 临床特点　乳头状癌是最常见的甲状腺恶性肿瘤。女性比男性多见（4：1）。可以发生于任何年龄，最初诊断时的平均年龄约为 40 岁。儿童的甲状腺恶性肿瘤 90% 以上是乳头状癌。沙粒体的出现可作为诊断甲状腺乳头状癌的非常重要的线索。

3. 肉眼改变　肿瘤大小不一，从仅镜下可见到非常巨大。在直径＜1cm 的甲状腺癌中，乳头状癌占有很高的比例。大体检查时，多数肿瘤为实性，呈灰白色、质硬有明显的浸润；有完整包膜的病例不到 10%。约 10% 的病例可见显著的囊性变。

4. 镜下改变　典型的乳头状癌含有许多真正的乳头。乳头通常复杂，具有分支，排列方向无序，具有纤维血管轴心，被覆单层或复层立方细胞。乳头间质可能水肿或玻璃样变，而且可能含有淋巴细胞、泡沫样巨噬细胞、含铁血黄素。这些乳头几乎总是伴有滤泡结构，不同病例之间 2 种成分的比例差别很大。滤泡趋向于形状不规则，常为管状并呈分支状。乳头状和滤泡状结构混合存在的肿瘤具有乳头状癌的生物学行为，因而应该归入乳头状癌而不诊断混合性癌。

应当特别指出，乳头状癌癌细胞胞核的改变更具特征性。这些特征非常重要，以致当今诊断乳头状癌主要依靠核的特征而不是乳头状结构。当乳头状结构不明显甚至完全缺如时，只要具有乳头状癌癌细胞核的特征仍可诊断乳头状癌（包括特殊类型乳头状癌）。这些细胞核的特征如下。

（1）毛玻璃状（透明）细胞核：核常较大并有重叠，核仁常不明显，核膜增厚。

（2）核内假包涵体：实际上是胞质内陷，表现为轮廓清晰的嗜酸性结构。

（3）核沟：易于出现在卵圆形或梭形细胞核中，通常沿核的长轴走行。如同假包涵体一样，核沟是核膜内折所致。

（4）核的微丝：在少数病例，核的透明变是由纤细的线样原纤维堆积所致。

约 50% 的病例中可见到沙粒体。它们可以位于乳头干内、纤维性间质内或实性肿瘤细胞巢之间。出现砂粒体高度提示乳头状癌的诊断，因为在其他甲状腺病变中，沙粒体极其罕见。如果沙粒体出现在其他表现正常的甲状腺组织或颈部淋巴结中，则附近存在乳头状癌的机会非常高。

约 1/5 的病例可见实性/小梁状生长方式及鳞状化生灶；这 2 种形态经常合并存在，可能具有相关性。有作者认为，具有突出的实性/小梁状结构的肿瘤应该放在低分化癌的范畴。

如果随机取材切取少数切片，20% 的病例可见多发性微小癌灶；若将整个腺体连续切片检查，超过 75% 的病例可见多发性微小癌灶。

血管侵犯的病例仅占 5%。

5. 组织病理变异型　与腺瘤具有多种形态变异型相似，乳头状癌也有许多组织病理的变异型，在目前最新版的 WHO 肿瘤分类中，介绍了十多种乳头状癌的变异型，现归纳并主要介绍以下几种。

（1）滤泡性乳头状癌（follicular variant）：这是一类主要或完全由滤泡组成的乳头状癌。诊断的主要根据是出现乳头状癌典型的胞核特征。包括以实性乳头状癌（solid variant）、巨滤泡性乳头状癌（macrofollicular – variant）、弥漫性（多结节性）乳头状癌（cliffuse multinodular variant）及包膜内滤泡性乳头癌（encapsulated follicular variant）4 种亚型。

（2）嗜酸细胞性乳头状癌［oncocytic（oxyphilic）variant］：这种变异型仍然具有乳头状癌细胞核的特征，但是胞质丰富，呈嗜酸性颗粒状。

（3）弥漫硬化性乳头状癌（diffuse sclerosing variant）：该型的特征是弥漫累及甲状腺的 1 叶或 2 叶，致密的硬化，丰富的沙粒体，广泛的实性灶，鳞状化生，大量淋巴细胞浸润以及广泛的淋巴管侵犯。临床上可能被误诊为桥本甲状腺炎。几乎总存在淋巴结转移，肺转移常见，此后可发生多发性脑转移，比普通的乳头状癌预后差。

（4）高细胞变异型（tall cell variant）：高细胞变异型乳头状癌是以乳头被覆单层"高"细胞（高度至少是宽度的 3 倍）为特征的乳头状癌，高细胞具有丰富的嗜酸性胞质，类似于嗜酸瘤细胞。至少有 50% 以上的肿瘤细胞具有上述特征时才能将其归入这种肿瘤。因其缺乏常见于乳头状癌及其各种亚型的透明细胞核、核沟和假包涵体，因此，有人怀疑此亚型是否真正是乳头状癌的变异型。

（5）柱状细胞变异型（columnar cell variant）：柱状细胞变异型乳头状癌由假复层柱状细胞组成，有些细胞胞核上下的胞质内含有空泡，在多数肿瘤中可见不同比例的乳头、滤泡、小梁及实性生长方式。

以往，人们曾把上述 2 种乳头状癌列为 1 种变异型。在目前最新版的 WHO 肿瘤分类中，已将其列为 2 种变异型，均很罕见。与经典的乳头状癌相比，上述 2 种变异型均显示侵袭性的临床行为。

（6）筛状乳头状癌（cribriform vatiant）：以出现筛状生长方式和桑椹状结构为特征的乳头状癌。

（7）乳头状微癌（papillary microcarcinoma）：当乳头状癌直径≤1cm 时称为微小乳头状癌或乳头状微癌。与上述的乳头状癌不同，男性微小乳头状癌似乎比女性常见。尽管肿瘤较小，可能伴有颈部淋巴结转移，但是远处转移极其少见，预后通常极好。

此外，在目前最新版的 WHO 肿瘤分类中，还介绍了伴有其他病变或组织成分的乳头状癌，如伴有结节状筋膜炎样间质的乳头状癌（papillary carcinoma with fasciitis – like stroma）：这种变异型具有突出的间质反应，可能掩盖其肿瘤性上皮成分。因此，活检时可能被误诊为结节性筋膜炎、纤维瘤病或其他间质增生性病变。另外，还有伴有局部岛状成分的乳头状癌（papillary carcinoma with focalinsular component）、伴有鳞状细胞癌或黏液表皮样癌的乳头状癌（papillary carcinoma with squamous cell or mucoepidermoid carcinoma）、伴有梭形及巨细胞癌的乳头状癌（papillary carcinomawith spindle and giant cell carcinoma），甚至乳头状癌可与髓样癌并存。同样，其他章节已有相应组织成分或病变特点的叙述，因此，不再赘述这些变异型乳头状癌。

6. 免疫组化　在甲状腺乳头状癌的诊断与鉴别诊断时，有时需用免疫组化染色解决 2 个问题。一是，需要确定位于淋巴结或甲状腺外其他部位的乳头状癌是否为甲状腺来源。甲状腺球蛋白和 TTF – 1 在这方面起着决定性的作用，这是现有的 2 个最具特异性的标志物（注意：TTF – 1 在肺上皮也有表达）。另一种情况相当复杂，即应用免疫组化染色能否鉴别甲状腺乳头状癌和其他良性和恶性甲状腺病变。遗憾的是，至今几乎所有的染色缺乏明显的特异性。

7. 预后 甲状腺乳头状癌患者的总体预后很好，但高细胞及柱状细胞变异型乳头状癌患者的预后不好。此外研究发现，患者的发病年龄、肿瘤大小、是否存在低分化、鳞状或间变性癌巢、有无包膜、甲状腺外播散及远处转移，以及一些免疫标志物如 EMA 等及 DNA 倍体分析对判断患者预后有临床意义。而有些因素如性别、是否有既往放射线接触史及治疗方式尚有争议。

（二）滤泡癌

任何显示滤泡细胞分化证据并且缺乏诊断乳头状癌细胞特征的甲状腺恶性肿瘤称为滤泡癌（follicular carcinoma）。根据浸润程度，滤泡癌可以分为微小浸润性滤泡癌（minimallylnvasive follicular carcinoma）和广泛浸润性滤泡癌（widelyinvasive follicular carcinoma）。

1. 临床特点 滤泡癌也好发于女性，但是平均发病年龄比乳头状癌患者大 10 岁。滤泡癌在儿童罕见。

2. 肉眼改变 与乳头状癌不同，滤泡癌几乎总是单发性的。微小浸润性滤泡癌表现为有包膜的肿块，切面常呈实性并具有肉质感。

3. 镜下改变 诊断滤泡癌的主要根据是癌组织出现被膜、血管或邻近甲状腺组织的侵犯。光镜下，癌组织表现差异很大，从分化良好的滤泡到实性生长方式。可见分化差的滤泡、筛状区或小梁状结构，有时它们混合存在。核分裂象与核的非典型性通常可见，但也可以完全缺如。没有砂粒体形成，鳞状化生非常罕见。与乳头状癌不同，目前认为滤泡癌有 2 种组织病理变异型，即嗜酸细胞变异型（oncocytic variant）与透明细胞变异型（clear cell variant）。嗜酸细胞变异型又可称为嗜酸性（oxyphil）或 Hurthle 细胞癌，占甲状腺恶性肿瘤的 3% ~4%，当嗜酸性肿瘤细胞超过 75% 时才可诊断。同样，当滤泡癌主要由透明细胞组成时，才可称为透明细胞变异型。透明细胞因含糖原、黏液、脂质或线粒体扩张所致。根据浸润程度，滤泡癌可以分为微小浸润性癌和广泛浸润性癌。

（1）微小浸润性滤泡癌：生长方式通常类似于胚胎性、胎儿性或非典型性腺瘤。研究提示，有些病例的确是由腺瘤恶变而来。由于诊断恶性完全依靠证实有血管和（或）包膜侵犯，因此要严格掌握这些标准。镜下检查，受累血管为静脉，位于被膜或紧贴被膜外（而不是肿瘤内血管），内含一团或数团肿瘤细胞，肿瘤细胞附着于管壁并突向管腔中。血管内肿瘤细胞团经常被覆内皮细胞，表现类似于普通的血栓。因此，应用血管内皮标志物（CD31；CD34；但有文献推荐 CD31，认为它比其他标记物相对稳定而特异）。识别内皮细胞极为重要。确认包膜侵犯的标准必须是病变穿透包膜全层。若包膜浸润明确，诊断为滤泡癌；若包膜浸润可疑且缺乏乳头状癌的胞核改变时，则诊断为不能确定恶性潜能的滤泡性肿瘤（follicular tumor of uncertain malignant potential）；如果乳头状癌胞核的改变可疑，则诊断为不能确定恶性潜能的高分化肿瘤（well – differentiated tumor of uncertain malignant potential）。

（2）广泛浸润性滤泡癌：对应微小浸润性滤泡癌而言。它显示血管和（或）邻近甲状腺组织的广泛浸润，常完全缺乏包膜。

4. 免疫组化 免疫组织化学染色对鉴别滤泡癌与滤泡性腺瘤、滤泡癌与乳头状癌一般不具有决定性意义。但是，甲状腺球蛋白和（或）TTF – 1 染色对于证实转移性肿瘤来源于甲状腺是必不可少的。

5. 预后 滤泡癌的预后与包膜浸润的程度直接相关，因而微小浸润性与广泛浸润性滤泡癌的预后存在很大的差别。此外，与通常型的滤泡性癌相比，嗜酸细胞变异型滤泡癌更具侵袭性。滤泡癌通常为血行转移（尤其是肺和骨），而不转移到局部淋巴结。骨转移通常是多中心性的，但好发生于肩胛带、胸骨、颅骨和髂骨。

三、髓样癌

髓样癌（medullary carcinoma）是由 C 细胞（滤泡旁细胞）发生的一种特殊类型的甲状腺恶性肿瘤。髓样癌存在散发性和家族性 2 种类型，前者约占80% 的病例。C 细胞增生是家族性综合征的前期病变，典型的部位是在侧叶中心部分，呈弥漫性或结节状。

1. 临床特点　散发性髓样癌多累及成年人，女性稍多，平均年龄 50 岁，几乎总是单发性的。家族性髓样癌主要见于年轻人（平均年龄 35 岁），常为多发性和双侧性的，残余腺体总伴有 C 细胞增生。肿瘤大小为 1cm 或 <1cm 时称为微小髓样癌，几乎所有发生于儿童的甲状腺髓样癌病例均属于这种类型，呈常染色体显性遗传，具有完全的外显率。

2. 肉眼改变　典型的髓样癌呈实性、质硬、无包膜，但界限相对清楚，切面呈灰白色到黄褐色。与乳头状癌的分类原则相似，当肿瘤的最大径为 1cm 或 <1cm 时，称为微小髓样癌（medullary microcarcinoma）。

3. 镜下改变　典型的表现是圆形到多角形细胞呈实性增生，胞质颗粒状、嗜双染性，胞核中等大小，肿瘤被富含血管的间质、玻璃样变的胶原和淀粉样物分隔，常见钙化，甚至在 X 线摄影时即能发现。肿瘤细胞也可以是浆细胞样细胞、梭形细胞、嗜酸性细胞、鳞状细胞样细胞或鳞状细胞，或者呈现奇异性特征。髓样癌细胞的生长方式可为类癌样、副节瘤样、小梁状、腺样（小管状和滤泡状）或假乳头状。间质可以稀少、出血、骨化或水肿。淀粉样物沉积可能广泛，或者完全缺如。有时，淀粉样物还能引起明显的异物巨细胞反应。可出现真正的沙粒体。偶尔可见大量的中性粒细胞浸润，可诊断为所谓"炎症性"髓样癌。其他不常见的髓样癌变异型包括真正的乳头状髓样癌、黏液性髓样癌、透明细胞变异型髓样癌、小细胞性髓样癌及色素性（黑色素生成性）髓样癌。

当肿瘤既具有髓样癌的形态特点（包括降钙素反应性），又具有滤泡细胞癌的形态特点（包括甲状腺球蛋白的反应性）时，可诊断为混合性髓样 - 滤泡细胞癌（mixed medullary and follicular cell carcnoma），在目前最新版的 WHO 肿瘤分类中，已将此肿瘤单独列出。其中，滤泡细胞癌可以是乳头状癌，也可是嗜酸性癌、低分化癌或间变性癌。

4. 免疫组化　肿瘤细胞表达上皮性标记物，如低分子角蛋白；通用的甲状腺标志物，如 TTF - 1；广谱内分泌标志物，如 NSE；嗜铬素等；最重要的是表达 C 细胞的特异性产物降钙素（calcitonin）。CEA 在大多数病例阳性表达，而甲状腺球蛋白通常阴性。

5. 鉴别诊断　甲状腺内或附近还可发生副神经节瘤（paraganglioma），有时伴有颈动脉体瘤，仅凭光镜形态与髓样癌的鉴别有时很困难，免疫组织化学染色时，降钙素、甲状腺球蛋白、TTF - 1 和角蛋白阴性，对解决上述问题很有帮助。

6. 预后　髓样癌局部浸润并能引起颈部和纵隔淋巴结转移，也能远处转移。年轻、女性、家族性发病、肿瘤较小以及肿瘤局限于甲状腺内的患者预后良好。另外，散发性病例预后较差。

此外，尚有 2 种肿瘤，即伴有胸腺样分化的梭形细胞肿瘤（spindle cell tumor with thymus - like differentiation）和显示胸腺样分化的癌（carcinoma showing thymus - like clifferentiation），均很罕见，此处不作介绍。

四、恶性淋巴瘤

恶性淋巴瘤是指原发于甲状腺的淋巴瘤（malignant lymphoma）。

1. 病因　大部分原发性甲状腺淋巴瘤的发生与淋巴细胞性甲状腺炎或桥本甲状腺炎有关。

2. 临床特点　多见于成年人或老年女性（女性与男性之比为 3 : 1 ~ 7 : 1）。甲状腺常迅速增大，并可导致气管或喉的压迫症状。

3. 肉眼改变　肿瘤切面实性白色，呈鱼肉样外观。

4. 镜下改变　大多数病例为弥漫性大 B 细胞型淋巴瘤。可见明显的局灶性硬化。第 2 种常见的类型是边缘区 B 细胞淋巴瘤，是由小淋巴细胞或中等大小淋巴细胞组成的低度恶性的淋巴瘤，常伴有局灶性浆细胞样分化，具有弥漫性或结节状（滤泡性）生长方式，属于黏膜相关淋巴瘤的范畴。甲状腺原发的 T 细胞淋巴瘤极其罕见。

5. 免疫组化　几乎所有的病例均优势表达 B 细胞性标志物（CD20；CD79a，PAX - 5）。

6. 预后　淋巴瘤可局限于甲状腺内，可以直接扩散到周围软组织，也可以累及局部淋巴结。局限于甲状腺内的淋巴瘤比蔓延到甲状腺包膜外者预后好，边缘区 B 细胞淋巴瘤比弥漫性大 B 细胞淋巴瘤预后好。

五、其他肿瘤

（一）原发性肿瘤

在目前最新版的 WHO 肿瘤分类中，介绍了原发于甲状腺的 8 种肿瘤，即异位胸腺瘤（ectopicthymoma）、血管肉瘤（angiosarcoma）、平滑肌肿瘤（smooth muscle tumour）、周围神经鞘肿瘤（peripheral nerve sheath tumour）、副节瘤（paraganglioma）、孤立性纤维性肿瘤（solitary fibrous tumour）、滤泡树突细胞肿瘤（follicular dendritic cell tumour）及朗格汉斯细胞增生症（langerhans cell histocytosis）。虽然上述肿瘤的起源或分化特征不同，但认识掌握时应注意以下几点。

（1）原发于甲状腺的这些肿瘤均非常罕见，其中孤立性纤维性肿瘤报道较多，总体而言，诊断时应严格把握。

（2）与其高发部位或组织的同类肿瘤的病变特征相同，包括诊断与鉴别时免疫组织化学标记物的应用。比如，甲状腺的异位胸腺瘤的组织学亚型与纵隔胸腺瘤相一致；又如，甲状腺原发的血管肉瘤与软组织血管肉瘤的病变特点相一致等；因此，这里不再介绍上述肿瘤病变特点，可参照相应章节的具体内容。有一点应特别注意：当肿瘤低分化时，要特别注意与甲状腺未分化癌的鉴别，甲状腺滤泡细胞的标志物必须阴性。

（3）在几种肿瘤命名中使用了"肿瘤"而不是"瘤"，因为这些肿瘤既可能是良性的，也可能是恶性的，因为病例太少尚不能得出明确结论；鉴别依据与其他部位相同。

此外，除上述 WHO 肿瘤分类中报道的肿瘤外，其他间叶性肿瘤如脂肪瘤、血管瘤、淋巴管瘤、脂肪肉瘤、软骨肉瘤、骨肉瘤等也都有过报道。同样需要牢记的是，在诊断甲状腺原发性肉瘤时，必须首先排除未分化癌。

另外，甲状腺的其他一些原发肿瘤和瘤样病变也有报道。其中，甲状旁腺肿瘤可以发生在甲状腺内，造成与甲状腺滤泡性肿瘤的鉴别诊断问题，其余罕见肿瘤或瘤样病变不再介绍。

（二）转移性肿瘤

喉、咽、气管和食管癌及邻近颈淋巴结的转移性病变均可直接蔓延到甲状腺，其中多数是鳞状细胞癌；因此，当在甲状腺标本中遇到鳞状细胞癌尤其是分化相对好者时，应考虑到继发性侵犯的可能性。

此外，虽然文献关于甲状腺转移癌原发肿瘤常见部位的报道不尽相同，但总体而言常见的器官包括皮肤（黑色素瘤）、乳腺、肾和肺。甲状腺的转移瘤可以是孤立的，亦可为多发性或弥漫性的。有研究表明，不正常比完全正常的甲状腺更可能有转移性肿瘤。需与甲状腺原发的具有透明细胞特点的肿瘤进行鉴别的甲状腺转移性肿瘤主要是肾细胞癌。文献报道，肾原发性肿瘤切除数年甚至数十年之后，可以表现为甲状腺包块而缺少肾的症状。甲状腺球蛋白和 TTF - 1 免疫组化染色对鉴别诊断很有帮助。对于其他类型的腺癌，黏液染色也能起到一定作用。尽管偶有例外，但位于甲状腺内的上皮性恶性肿瘤的胞质内出现黏液时，一般表明为转移性肿瘤。另外，少数神经内分泌癌可以转移到甲状腺，并可类似于甲状腺原发性肿瘤特别是髓样癌。

（刘春荣）

第五章

口、口咽部、涎腺疾病

第一节 口和口咽部

一、口腔黏膜病及黏膜癌

（一）口腔黏膜病及癌前病变

1. 白斑（leukoplakia） 2005 年研讨会文献对白斑的定义是"可疑有癌变危险性的白色斑块，前提是排除无癌变危险的已知病变"。白斑发病与局部长期刺激有关，吸烟和饮酒是最常见的原因，另外，咀嚼槟榔、局部机械刺激也可能引起白色病变。WHO 以及有关白斑专门的国际研讨会的建议，将白斑的病因分为两类：一为不明原因的（特发性的）与烟草相关的白斑；二为有明确局部原因（如磨耗、男性比女性多见，以颊和舌最好发）。近年来研究发现白斑可能与白色念珠菌感染有关。

2005 年新的 WHO 分类中指出，口腔的癌前病变（上皮性先驱病变）主要包括白斑和红斑（癌前状态仍单独列出）。

（1）大体：分为均质型和非均质型。均质型病损表现为白色，表面平坦、起皱、呈细纹状或浮石状。非均质型表现为白色病损中夹杂有疣状、结节、溃疡或红斑样成分。一般病况下，非均质型较均质型恶变概率要高。

（2）光镜：白斑的主要病理改变为上皮增生。白斑表面上皮过度角化或不完全角化，棘层增生或少数也可萎缩，基膜完整，上皮钉突伸长且变粗，结缔组织中可见有淋巴细胞、浆细胞等慢性炎细胞浸润。

疣状白斑可见上皮表面呈刺状或乳头状增生，表层有过度角化，粒层明显，棘层增生。上皮下结缔组织内可见慢性炎细胞浸润。

2005 年 WHO 口腔癌前病变组织学分类系统仍采用上皮异常增生的分类系统，同时也介绍了其他两个分类，即鳞状上皮内瘤（SIN）和鳞状上皮内病变 Ljubljana 分类。WHO 将癌前病变分为 5 个级别：①鳞状上皮增生：增生的含义是细胞数目的增多。上皮增生可以在棘层和（或）基底及近基底层细胞（生发层），称基底细胞增生。组织结构上表现为正常分层，无细胞的非典型性。当组织结构紊乱合并细胞非典型性时，则命名为异常增生。②轻度异常增生：组织结构紊乱一般局限于上皮下 1/3 处，并有最轻微的细胞非典型性。③中度异常增生：基本标准是结构紊乱延伸至上皮中 1/3，然而，细胞非典型性程度高时可考虑升高异常增生的级别。④重度异常增生：结构紊乱超过上皮 2/3，合并细胞非典型性变化。然而，如前所述，结构紊乱至中 1/3 处，合并有足够的细胞非典型性时，可将中度异常增生提高到重度异常增生。⑤原位癌：原位癌的概念是出现恶变但无浸润。

极少数白斑上皮伴有轻、中度和重度的异常增生。上皮异常增生程度越重，则潜在恶性越高，可变为上皮内癌。一般均质性白斑绝大多数为良性病变，而非均质性白斑癌变机会相对较多，常与上皮异常增生、原位癌或鳞状细胞癌相关。

白斑的上皮异常增生常伴随苔藓样变化，出现过度角化，粒层明显，基底不规则具有锯齿状钉突，上皮下有带状炎细胞浸润，这种被认为是苔藓样异常增生改变，应与真性口腔扁平苔藓相鉴别，后者上皮无异常增生改变，基底细胞层有液化变性，炎症浸润带上缘不清，与表皮相连，下缘界限清楚。

2. 红斑（erythroplakia） 也称 Queyrat 增殖性红斑，是指黏膜出现的边界清楚、色泽鲜红，似天鹅绒样的斑块，在临床上及病理上不能诊断为其他疾病者；多伴有上皮异常增生、原位癌或早期浸润癌。红斑发病男女无差异，好发于舌缘、龈、龈颊沟、口底和舌腹。

（1）大体：根据其临床表现红斑可分为以下三型：

1）均质性红斑：边界清楚、平坦、质地柔软，此型癌变较少。

2）间杂性红斑：为红白斑间杂，多有癌变。

3）颗粒性红斑：在红斑的表面出现多数颗粒或小结节，此型往往是原位癌或早期浸润癌。

（2）光镜：均质型红斑表现为上皮萎缩，有的上皮异常增生或原位癌。颗粒型红斑大多表现为原位癌或已经突破基底膜的早期浸润癌，只有少数为上皮异常增生。红斑的表面上皮由不全角化层覆盖，钉突之间的上皮萎缩变薄，结缔组织中的血管增生且扩张充血，因此临床表现为红斑。

3. 白色水肿（leukoedema） 白色水肿临床表现为白色边界不清的斑块，好发于颊黏膜，病因不明，与吸烟、嚼槟榔等因素有关。

光镜：上皮增厚，细胞内水肿，胞核固缩消失，出现空泡变性。未见此病有异常增生或癌变。

4. 白色海绵状斑痣（white sponge nevus） 也称白皱褶病（white folded disease），较为少见，为常染色体显性遗传病。好发于颊、口底及舌腹黏膜。

光镜：上皮明显增厚，基底细胞增多，但细胞分化较好。棘层变化明显，细胞增大，层次增多。

5. 黏膜良性淋巴组织增生病（benign lymphadenosis of mucosa） 好发于 21～40 岁，男性比女性稍多，以唇、颊黏膜多见，也可见于腭、舌、龈等处。

光镜：组织学上分为两型：滤泡型和弥散型。滤泡型在黏膜固有层有淋巴滤泡形成，滤泡周围是淋巴细胞，中心为组织细胞，在组织细胞的胞质内可见圆形大小不一、数量不等的多色体，HE 染色为嗜双色性。淋巴滤泡间可见大量的淋巴细胞与浆细胞。血管扩张、充血。有血管内可见玻璃样血栓。非滤泡型淋巴滤泡不明显，可在大量淋巴细胞浸润中见到密集的淋巴细胞呈灶性聚集，呈淋巴小结状结构。上皮可增生或萎缩，有的形成溃疡。此病偶见有癌变者。

6. 复发性口腔溃疡（recurrent aphthous ulcer） 此病也称阿弗他口炎（aphthous stomatitis），是发生于口腔黏膜单发或多发的圆形表浅溃疡，病因不明，可能与遗传、免疫失调、病毒或细菌感染、胃肠疾病、贫血、内分泌失调、营养缺乏及精神紧张等因素有关，为口腔黏膜病中发病率最高者。常一周左右可自愈，但可复发。

光镜：溃疡表面有纤维素性渗出物或坏死组织覆盖，其下方有密集的中性粒细胞及淋巴细胞。固有层中胶原纤维水肿、玻璃样变，可见有血管扩张，淋巴细胞、浆细胞等炎症细胞浸润。

7. 白塞综合征（Behcet syndrome） 此病也称眼、口、生殖器三联综合征，包括复发性口腔溃疡、生殖器溃疡和虹膜炎。此外，皮肤可出现结节性红斑，消化道溃疡，出血及中枢神经系统症状。是一种自身免疫病。

光镜：血管变化明显，血管内有玻璃样血栓，管周有类纤维蛋白沉积。部分血管内皮细胞肿胀失去完整性，胶原纤维水肿变性，结缔组织内有大量淋巴细胞及浆细胞浸润。

8. 复发性坏死性黏膜腺周围炎（periadenitis mucosa necrotica recurrens，PMNR） 又称腺周口疮、复发性瘢痕性阿弗他口炎、口腔神经性溃疡。此病溃疡深、面积大、愈合慢。愈合后形成瘢痕。

光镜：溃疡表面有纤维素性渗出物，病变可深达黏膜下层腺体之中，腺泡被淋巴细胞取代，腺管扩张，腺管上皮细胞增生。结缔组织胶原纤维水肿、断裂，可见毛细血管扩张、充血。

9. 异位皮脂腺（ectopic sebaceous glands） 又称 Fordyce 病，位于口腔黏膜颊牙线的后方或上唇的唇红部，异位的增生皮脂腺呈黄色小颗粒状，聚集成片。

10. 扁平苔藓（lichen planus，LP） 好发于中年女性。典型病变是在黏膜上出现白色或灰白色网状、线状、环状或树枝状条纹。

镜下可见：黏膜上皮增生或萎缩，上皮钉突呈锯齿状，基底细胞液化、变性，基膜界限不清，黏膜固有层有密集的淋巴细胞浸润带。在上皮的棘层、基底层或黏膜固有层可见圆形或卵圆形的胶样小体。

11. 天疱疮（pemphigus）　为自身免疫性疾病。中年女性稍多见。可同时伴有其他免疫性疾病。

病理特征：棘层松解和上皮内疱形成。镜下可见上皮内疱的基底细胞附着于结缔组织乳头上方，呈绒毛状。黏膜固有层可见中等程度的炎症细胞浸润。

12. 良性黏膜类天疱疮（benign mucous membrane pemphigoid）　慢性自身免疫性疾病。镜下见形成上皮基底层下疱，基底细胞变性，病损部位的上皮全层剥脱，结缔组织表面光滑，胶原水肿，其中大量淋巴细胞浸润。

13. 慢性盘状红斑狼疮（chronic discoid lupus erythematosus）　本病为自身免疫性疾病。上皮表面有过度角化或不全角化，粒层明显，角化层可有剥脱，有时可见角质栓塞；上皮棘层变薄，有时可见上皮钉突增生、伸长；基底细胞发生液化、变性，上皮与固有层之间可形成裂隙和小水疱，基底膜不清晰；上皮下结缔组织内有淋巴细胞浸润；毛细血管扩张、管腔不整，血管内可见玻璃样血栓，血管周围有类纤维蛋白沉积，管周淋巴细胞浸润，胶原纤维发生类纤维蛋白变性，纤维水肿、断裂；基底膜增厚，PAS阳性。

（二）口腔黏膜癌及相似的良性病变

1. 乳头瘤样病变和人乳头瘤病毒（HPV）　HPV可引起口腔及口咽黏膜多种病变，寻常疣、尖锐湿疣和鳞状上皮乳头瘤。HPV也可诱发疣状癌和鳞状细胞癌。

2. 原位癌（carcinoma in situ）　此癌为上皮内癌，为早期浸润癌的前期，但对它存在的时间长短和发展为早期浸润癌的速度均尚不能预知。原位癌和早期浸润癌的临床表现多伴有红斑存在。

口腔黏膜原位癌的组织病理诊断标准与宫颈相同，为上皮紊乱及上皮全层细胞非典型增生。常规染色基底膜完整、免疫组化染色见Ⅳ胶原和laminin变薄，在重度异常增生，原位癌中不连续。这些组织学改变也时常出现在浸润癌的周缘部位。

3. 鳞状细胞癌（squamous cell carcinoma）　口腔黏膜原发恶性肿瘤有97%为鳞状细胞癌，主要来源于黏膜表面上皮。有2%～3%为各种类型腺癌，来自黏膜的腺体及其导管。另外有1%为其他口腔黏膜原发的恶性肿瘤如黑色素瘤或恶性淋巴瘤。

口腔癌占全身恶性肿瘤的3%～5%，占头颈部发生恶性肿瘤的40%，好发于50岁以上，以男性多发，男女之比为3：1，长时吸烟和饮酒是口腔及口咽癌主要的致病因素。

关于病变部位，有学者曾总结570例口腔鳞状细胞癌，结果舌癌136例（23.9%），下牙龈癌133例（23.3%），唇癌（原发部位为唇黏膜）92例（16.1%），颊癌70例（12.3%），上牙龈癌62例（10.9%），硬腭癌47例（8.2%），口底癌30例（5.3%）。发生在咽部的肿瘤，最常发生于外侧壁的下部，有时侵及后壁。

（1）病理特点：大体观察可见高分化鳞状细胞癌多呈坚实隆起的肿块，中心溃破呈溃疡，表面为颗粒状，周缘高起为硬结，光镜为Ⅰ或Ⅱ级角化型鳞状细胞癌。分化较差的鳞状细胞癌质地较软，生长较快，外观不典型，可无溃疡呈乳头状生长，镜检为Ⅲ或Ⅳ级鳞状细胞癌。长于咽部的鳞状细胞癌一般分化较差，生长也较迅速，除鳞状细胞癌外，也见大圆形细胞癌和未分化癌。

（2）口腔和口咽部癌的转移：首先经淋巴途径转移，受累淋巴结因原发灶部位而异，唇癌首先转移至颏下淋巴结，其他口腔部位的鳞状细胞癌转移至颌下淋巴结，舌根和咽部肿瘤转至深层的咽后壁淋巴结，以后再至颈上深、颈中深、颈下深、颈后及锁骨上淋巴结。转移至淋巴结的鳞癌组织可以发生囊性变，此时易误诊为鳃裂囊肿或鳃裂癌。

4. 疣状癌（verrucous carcinoma）　为一型分化良好的鳞状细胞癌。1948年Ackerman首先报道并描述，所以也称此瘤为Ackerman瘤。由于它在临床、病理和生物行为上均具有独特性，而被划为一特殊类型。口腔是疣状癌最好发的部位，以唇、颊、舌背、牙龈或牙槽黏膜最多发，其次为腭部和口底。此外，疣状癌也可发生于喉、鼻腔、食管、阴茎、肛门、直肠区、外阴、阴道、子宫颈和皮肤处。以

50 岁以上老年人多见，其中 75% 发生于男性。病变呈白色刺状或乳头状突起。

光镜：构成癌的上皮向外及结缔组织深部同时生长，全层细胞分化良好，核分裂少见，在表面增生的上皮折叠形成裂隙或小囊，其内充有不全角化物，深部上皮钉突膨大、钝圆，全部钉突几乎以同一方向、同一水平向间质内压迫生长，这种独特的"推进式"生长是疣状癌的特点。结缔组织内有多量慢性炎细胞浸润。疣状癌为局部侵袭性缓慢生长，不发生转移，切除不全可复发。

由于疣状癌细胞分化良好，如病检取材表浅，易误诊为角化棘皮瘤或鳞状细胞乳头瘤，所以应全面取材，见到膨大的球形上皮钉突，方可诊断。

5. 腺样鳞状细胞癌（adenoid squamous cell carcinoma） 在分化的鳞状细胞癌组织中，掺杂有腺癌的腺腔分化，此癌可能来自黏膜小涎腺。

6. 小细胞癌（燕麦细胞癌）（oat cell carcinoma） 为口腔及口咽发生的神经内分泌性小细胞癌，其形态与肺小细胞癌相同。

7. 坏死性涎腺化生（necrotizing sialometaplasia） 此病是一种自限性疾病。以涎腺组织发生坏死，继以炎症反应，残余导管和腺上皮鳞状上皮化生为特点。最常见于腭部小涎腺，但口腔其他部位也可发生，如磨牙后垫、下唇、颊、口底和舌等处，大涎腺也有发生。多发于 40～60 岁，男多于女。临床表现为溃疡形成，溃疡边缘隆起似火山口状，周边有不同程度肿胀和充血，有的病例无溃疡，只出现肿胀或肿块。

（1）光镜：病变特点为腺泡凝固性坏死，腺泡结构和胞核消失，但腺小叶及腺泡的外形轮廓仍存在。残存的腺导管和腺泡上皮细胞增生，形成单层或复层上皮细胞管状结构或为实性鳞状上皮团，这些增生的导管和鳞状上皮团细胞均规则一致，位于原小叶范围内。在坏死的腺泡和化生的鳞状上皮团周围有炎症反应和纤维组织增生环绕。黏膜表面上皮增生，钉突增长，甚至可与结缔组织内化生的鳞状上皮团相延续，极似浸润癌。

（2）鉴别诊断：此病应与黏液表皮样癌或鳞状细胞癌鉴别，其要点是：①化生鳞状上皮细胞规则无异型性，增生的导管内无黏液细胞；②腺组织呈小叶性坏死；③残余导管和黏液腺泡同时鳞状化生；④明显的炎细胞浸润和肉芽组织形成；⑤增生和化生均保持在小叶的范围内进行。现认为此病因局部缺血引起，不需特殊治疗，3～12 周可自愈。

二、口腔及口咽的炎性病变

（一）黏膜慢性炎

黏膜慢性炎（chronic inflammation of mucosa）主要由刺激性食物、过锐的牙尖、不良的修复体，以及不佳的口腔卫生引起，病变处上皮增生，表层可糜烂，重者可出现溃疡。上皮下纤维组织增生，伴有各种慢性炎症细胞浸润。

在腭部不良修复体及炎症刺激下可引起黏膜上皮呈乳头状增生，为柔软无蒂的红色乳头状突起。

（1）光镜：乳头表面被覆有复层鳞状上皮，表层可有角化或不全角化，乳头中心有结缔组织形成的轴，其中有较多炎细胞浸润。在牙龈可形成炎性增生物牙龈瘤，根据瘤内增生的组织成分不同，分为肉芽性牙龈瘤、纤维性牙龈瘤和血管性牙龈瘤三型，另有一型以纤维组织增生为主，伴有灶状多核巨细胞出现和少量慢性炎症细胞浸润的牙龈瘤，则称为巨细胞性牙龈瘤。覆盖在牙龈瘤表面的上皮可有溃疡形成。在纤维性牙龈瘤和巨细胞性牙龈瘤内，常有骨质化生。血管性牙龈瘤多见于妊娠妇女，所以也称为妊娠性牙龈瘤。

此外，在舌、颊及腭部因刺激可引起黏膜纤维性增生，表面平滑，也可有裂沟或溃疡形成。

（2）光镜：增生的胶原纤维束错综排列，可发生玻璃样变性、骨化或钙化。本病与真性纤维瘤不同，覆盖的表面上皮无被压变薄，病变无包膜，界限不清，去除刺激后，可自行消退。

（二）结核

口腔及口咽部黏膜原发结核（tuberculosis）少见，多伴有进行性呼吸道结核，特别是肺结核，光镜有典型的结核表现。

多为全身性肉芽肿性疾患侵犯颌面部，也可在颌面部单发。多累及唇和颊黏膜，也可侵及牙龈、舌、腮腺。

光镜：病变为坏死性肉芽肿性炎，伴有不同数量的非坏死性的肉芽肿。肉芽肿是由上皮样细胞结节融合而成。典型的病变是融合的上皮样细胞结节，中心为干酪样坏死，外周有纤维结缔组织及慢性炎细胞浸润，病变周边可见朗汉斯多核巨细胞。在肺内结节可以是单发或多发灶。

证明是结核性病变，需要在病变区找病原菌。通常是抗酸染色（Ziehl - Neelsen 染色）。油镜下观察可见红染的两端钝圆稍弯曲之细杆菌。常常在坏死区的中心或坏死区与皮样肉芽肿交界处。亦可用金胺罗达明荧光染色（suramin - rhodamine fluorescent stain）在荧光显微镜下观察杆菌。文献报道针对分枝结核杆菌各种组成成分的蛋白的抗体，利用免疫化方法来检查结核杆菌。此外，对石蜡包埋组织，利用多聚酶链反应（polymerase chain reaction，PCR）技术检测证实并与其他抗酸杆菌区分开。对一些陈旧性结核病变，仅有凝固性坏死和纤维化病变，在抗酸染色未找到抗酸杆菌情况下，利用 TB - DNA 检测，对于确定诊断有一定的帮助。

（三）放线菌病

放线菌病（actinomycosis）是指放线菌通过龋齿、黏膜或皮肤的创口，而侵入面颈部或其他部位，以面颈部最多，占 50%，引起组织坏死，形成脓肿，也可表现为经久不愈的溃疡。脓液内有硫黄样颗粒，光镜为菌丝及菌体，切片可见菌体及其周围的炎细胞。

（四）结节病

结节病（sarcoidosis）多为全身性肉芽肿性疾患侵犯颌面部，也可在颌面部单发。多累及唇和颊黏膜，也可侵及牙龈、舌、腮腺。

光镜：可见上皮样细胞构成的肉芽肿性结节状病变，结节较一致，界限清楚。结节内可有多核巨细胞及薄壁小血管存在，无干酪样坏死。在多核巨细胞胞质内有时可见星状小体及 Schaumann 小体，HE 染色 Schaumann 小体为蓝紫色同心环层小体。结节周围纤维组织增生包绕，嗜银染色结节内外网织纤维增生明显。病变晚期肉芽肿结节可发生纤维化及玻璃样变。

结节病易与结核病混淆，前者有以下特点并与结核病鉴别：①患者 X 线上多有肺门或纵隔淋巴结肿大，肺内有实性结节型病变；②结核菌素试验大多阴性；③少数患者有高球蛋白、高钙血症、血管紧张素转换酶增高；④病理形态显示结节较规则，大小一致。结节内无干酪样坏死，可有薄壁小血管存在。多核巨细胞胞质内有时可见星状小体及 Schaumann 小体。结节周较早出现纤维化，形成包裹。结节内网织纤维增生明显。病灶内抗酸染色阴性。

（五）肉芽肿性唇炎

肉芽肿性唇炎（cheilitis granulomatosa）多见于青春期之后，从唇的一侧开始发病，波及全唇，唇肿胀增厚呈巨唇，皮肤潮红，扪时可及结节，无指压性凹陷。

光镜：在淋巴管周围有上皮样细胞、淋巴细胞及浆细胞形成的结节，其内可有多核巨细胞存在。有时不形成结节，仅见组织中血管、淋巴管扩张，组织水肿，有灶状淋巴细胞浸润。

（六）Melkersson - Rosenthal 综合征

儿童和青年人好发，无性别差异。此综合征是以肉芽肿性唇炎、面神经麻痹和沟纹舌三征组成。但三征常不同时出现，而肉芽肿性唇炎是 Melkersson - Rosenthal 综合征的基本表现，若只有肉芽肿性唇炎，而缺乏其他二征时，则认为是此综合征的不全型。该综合征的口唇组织学改变与肉芽肿性唇炎相同。

（七）Crohn 病

此病可累及口腔和口咽部，以唇部多发，多有肠道 Crohn 病。口腔黏膜病变表现为淋巴管扩张，组织疏松水肿，并有上皮样细胞、淋巴细胞及浆细胞形成的肉芽肿，其中可有多核巨细胞。从病理组织形态学上 Crohn 病、Melk - ersson - Rosenthal 综合征及单发的肉芽肿性唇炎无法区别。

（八）Wegener 肉芽肿

此病是好发于舌、龈、腭和口咽部的非特异性炎症，伴有坏死性血管炎，继而引起组织变性坏死，形成长时不愈的溃疡。

光镜：病变为由组织细胞、嗜酸性粒细胞、多核巨细胞、中性粒细胞、淋巴细胞和浆细胞构成的坏死性、溃疡性肉芽肿。肉芽肿内有纤维组织增生，瘢痕形成及坏死性血管炎。在血管周围有炎细胞浸润时，血管内膜增厚，管腔闭塞，管壁发生纤维素样坏死。

当病变内有多量弥漫或灶状非典型淋巴细胞出现，并侵犯血管壁时，应与恶性淋巴瘤相鉴别。Wegener肉芽肿中有多核巨细胞存在，淋巴细胞分化成熟，分布松散，中性粒细胞数量多，必要时可借助免疫组织化学方法鉴别恶性淋巴瘤。

（九）溃疡性嗜酸性肉芽肿

溃疡性嗜酸性肉芽肿（ulcerous eosinophilic granuloma）也称 Riga－Fede 病或舌嗜酸细胞溃疡。可能是因舌肌受挤压损伤，引起嗜酸细胞性炎症反应增生，所以此病也称为创伤性肉芽肿。

（十）组织胞质菌病

组织胞质菌病（histoplasmosis）可发生于舌或口腔各部位，呈结节状、疣状或硬结性溃疡，病变为非特异性炎症，用 Comoris methenamine－silver 或 PAS－Cridley 特殊染色可帮助诊断。

（十一）念珠菌病

念珠菌病（candidiasis）是由白色念珠菌引起的，口或口咽部黏膜均可受累，多因婴幼儿营养不良，或因重症疾病如糖尿病、血液病、恶性肿瘤，以及长期使用广谱抗生素者可引发。临床分为急性假膜性念珠菌病，也称鹅口疮；慢性增生性念珠菌病，或称白斑型念珠菌病；慢性萎缩性念珠菌病，即托牙性口炎三类。病理表现为念珠菌侵入黏膜，引起黏膜上皮增生，在角化层内有中性粒细胞浸润灶，在角化层和上皮表层内可见念珠菌丝。菌丝 HE 染色不甚清楚，PAS 染色菌丝呈阳性，上皮下结缔组织中有血管充血和各种炎细胞浸润。

三、其他非肿瘤性病变

（一）囊虫病

囊虫病（cysticercosis）是由于误食有钩绦虫虫卵污染的食物引起，囊虫可出现于皮下、肌肉及各个脏器，口腔黏膜囊虫呈豌豆大圆形结节，与周围组织无粘连。病理为单囊，囊内为幼虫头节，囊壁内层有各种炎细胞，外层为纤维性被膜包绕，其中可见浆细胞浸润。

（二）淀粉样变性

淀粉样变（amyloidosis）为一种特殊的蛋白质在组织内沉积，多为全身性病变累及口和口咽组织，也可单发于这些部位。舌最常见，其次为口底和牙龈，可使舌体增大变硬呈巨舌，出现言语不清，进食吞咽发生困难。在病变部黏膜结缔组织乳头层，以及深层组织中的血管周围、肌肉及其间质内均可有淀粉样物质浸润。

（三）黏液囊肿

黏液囊肿（mucocele）多见于下唇黏膜，其次是颊黏膜、口底、舌及腭部。位于表浅者外观呈淡蓝色透明，深在者表面黏膜无色泽改变。

病理组织学可分为两型：

1. 外渗性黏液囊肿　涎腺导管因外伤破裂，致使黏液外溢于组织间隙，形成黏液池，初时周围有大量巨噬细胞及炎症细胞渗出，其后有肉芽组织形成及纤维组织增生包绕。

2. 潴留性黏液囊肿　为涎腺导管阻塞，使黏液潴留，导管扩张成囊。导管上皮细胞被压迫呈立方或扁平的囊肿衬里上皮细胞。

在外渗性黏液囊肿形成的早期，可有大量吞噬黏液的巨噬细胞成片聚集，此时应与黏液癌区别，吞噬黏液的巨噬细胞胞质透明呈细泡沫状，核小深染位于中央。而黏液癌细胞胞体呈空泡状透明，胞核被压于一侧呈印戒样。

（四）舌下囊肿

舌下囊肿（ranula）也称蛤蟆肿，位于口底，多单侧发生，是黏液囊肿的一种特殊类型，可为舌下腺及颌下腺导管阻塞引起，囊壁衬有单层立方上皮，邻近囊肿的腺体内有不同程度的慢性炎症细胞浸润。但大多为导管破裂形成的外溢性囊肿，黏液潴留于组织间隙或腺小叶间，晚期黏液周围有纤维组织包裹或肉芽组织形成。

（五）鳃裂囊肿和鳃瘘管

鳃裂囊肿和鳃瘘管（branchial cleft cyst and branchial fistula）为胚胎发育过程中鳃弓和鳃裂未能正常融合或闭锁不全，则形成囊肿或瘘管。临床上最多见的为第二鳃裂来源的囊肿中，位于颈上部舌骨水平，胸锁乳突肌上1/3的前缘附近，囊内为黄绿色清亮液体，囊壁内衬以复层鳞状上皮，或假复层柱状上皮，纤维囊壁内有密集淋巴细胞，并有淋巴滤泡形成。鳃裂囊肿常合并鳃瘘管。

鳃瘘管实际上大多数为窦道，而临床上常将窦道也混称为瘘管，一般将鳃瘘管分为三型：即不完全外瘘，仅有外口在面颈部皮肤上；不完全内瘘，开口于咽部；完全瘘，口内外兼有。

（六）表皮样囊肿、皮样囊肿和皮脂腺囊肿

表皮样囊肿、皮样囊肿和皮脂腺囊肿（epidermoid cyst，dermoid cyst，sebaceous cyst）均可发生于颈面部，皮样囊肿除有鳞状上皮衬里外，纤维性囊壁内还有皮肤附属器。而表皮样囊肿则缺乏后者，仅具有角化的复层鳞状上皮构成的囊壁衬里。囊内充满脱落的角化物。皮脂腺囊肿的主要特征，则是在囊壁衬里的复层鳞状上皮内，夹杂有灶状皮脂腺细胞。囊腔内为油脂状物。

上述三种囊肿破裂，囊内容物外溢，均可引起反应性炎性肉芽肿形成。有粉染无结构坏死物及多量多核巨噬细胞出现，此时应与真菌感染相区别，前者在肉芽肿内可见囊壁衬里上皮残存。巨噬细胞胞质中常吞噬有折光角质碎片。坏死物中可有大量胆固醇结晶析出。而在真菌感染的肉芽肿内可找到芽孢或菌丝。

发生于口底中线上的皮样囊肿常在出生时就有，则是一种先天性囊性病损。

（七）疣状黄瘤

疣状黄瘤（verruciform xanthoma）多发于牙龈或牙槽黏膜，病变处黏膜呈颗粒样或疣状，表面具有厚层角化，上皮钉突增长，在上皮钉突之间的结缔组织乳头层内，聚集一些圆形或多边形的大细胞（图5-1），胞界清楚，镶嵌排列，胞质呈细泡沫状透明，胞核小圆形，位于中心或偏于一侧。此瘤并非真性肿瘤，而是局部脂质代谢障碍性疾患。手术切除后很少复发。

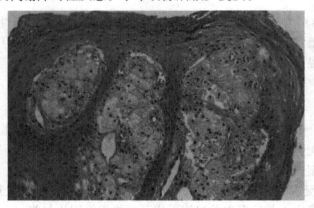

图5-1 疣状黄瘤

图示黏膜上皮下结缔组织乳头内有多量大细胞聚集，胞界
清楚，胞质呈细泡沫状透明，核固缩位于中心或偏于一侧

（八）纤维瘤病

纤维瘤病（fibromatosis）也称瘤样纤维组织增生，浸润生长的纤维组织无包膜，细胞多丰富，异型性不明显，手术多因不能完整切除，而多次复发，不转移。

四、小涎腺肿瘤和瘤样病变

（一）涎腺错构瘤

涎腺错构瘤（salivary gland hamartoma）是发生于牙龈的结节状增生物。

光镜：由浆液性、黏液性混合腺泡组成的小涎腺组织，并可混有皮脂腺细胞。

（二）腺瘤样增生

常发生于硬腭，也偶见于磨牙后区，小涎腺呈局灶性增生，表面为结节状。

（三）小涎腺肿瘤

小涎腺分布于口腔及口咽黏膜各个部位，这些腺体均可发生良性或恶性肿瘤，其中硬腭是最好发的部位，其次也可发生于软腭、扁桃体区、颊、口底、舌、唇（通常为上唇）、牙龈及颌骨。小涎腺肿瘤的组织形态、分型及预后与大涎腺发生者相同。

发生于口内的恶性涎腺肿瘤，主要有腺样囊性癌、黏液表皮样癌和多形性低度恶性腺癌。有些涎腺肿瘤主要好发于小涎腺，而在大涎腺几乎不发生，这些涎腺肿瘤包括有：基底细胞腺瘤、肌上皮瘤、乳头状涎腺瘤、内翻性导管乳头瘤、多形性低度恶性腺癌。

五、外周性成釉细胞瘤

此瘤是发生于颌骨外的牙源性上皮性肿瘤，多发于牙龈，是来自口腔黏膜上皮基底层细胞的增殖或来源于牙龈黏膜内残存的牙板上皮团。镜下肿瘤呈成釉细胞瘤分化，与颌骨内成釉细胞瘤无区别。

六、黑色素细胞病变及黑色素瘤

（一）雀斑和雀斑样痣

雀斑（freckle）是基底细胞层色素沉着过多，而雀斑样痣（nevus）除有前述特征外，还伴有上皮钉突的增长，偶在表皮和下方结缔组织交界处有小的痣细胞巢。

（二）黑色素性棘皮瘤

黑色素性棘皮瘤（melanotic acanthoma）在基底细胞层之上，增生的黑色素细胞向表面延伸，并与角质细胞紧密混杂。

（三）黑色素沉着病

多在硬腭或牙龈出现黑色素沉着斑。

光镜：基底细胞层色素增加，也可为上皮下载色素细胞增多，或二者兼有。

（四）Peutz - Jeghers 综合征

Peutz - Jeghers 综合征是一种常染色体显性遗传病。以口周皮肤、唇颊黏膜和指趾末端存在黑色素沉着和消化道存在多发性息肉为特征，而且 Peutz - Jeghers 综合征患者常常伴发胃肠道、生殖系统和其他许多器官的良性或恶性肿瘤，是一种肿瘤易感综合征，其致病基因定位于 19p13.3 区域。

（五）黑色素痣

与皮肤一样，在口内也可有交界痣、混合痣和黏膜内痣。另外，蓝痣、太田痣也可发生于口腔黏膜，特别是腭部。

（六）恶性黑色素瘤

恶性黑色素瘤（malignant melanoma）多见于腭部或牙龈，可为有色素或无色素恶性黑色素瘤，瘤细胞异型性明显，其特点与身体其他部位发生者相同，必要时可进行 HBM45 及 S – 100 免疫组化染色证实，两者均为阳性。

七、淋巴组织肿瘤及瘤样病变

（一）淋巴组织增生性息肉

淋巴组织增生性息肉也称假性淋巴瘤，常有分化成熟的淋巴细胞增生，并呈结节状聚集，其中可有组织细胞的掺杂。多发生在颊或唇，形成淋巴滤泡样或扁桃体样的淋巴上皮病变。当有囊性结构出现，则呈淋巴上皮囊肿样改变。

（二）恶性淋巴瘤

咽淋巴环是恶性淋巴瘤（malignant lymphoma）的好发部位，以 B 细胞来源的恶性淋巴瘤多见。在口腔中以腭后部较多发，常为 T 细胞淋巴瘤，因临床上多形成溃疡和坏死，而被误诊为 Wegener 肉芽肿。在牙龈和颊部也偶见恶性淋巴瘤发生。

恶性淋巴瘤与该部发生的未分化癌的鉴别：①网织纤维染色，癌细胞有成巢倾向，而恶性淋巴瘤细胞呈散在分布；②光镜癌细胞间有桥粒连接，细胞内有分泌颗粒或张力原纤维；③通过免疫组化染色可进一步区分。

（三）浆细胞瘤

浆细胞瘤（plasmoma）可在口腔软组织中发病，需与浆细胞性肉芽肿相鉴别，后者病灶中为分化成熟的浆细胞聚集，并掺杂有其他炎症细胞以及纤维组织增生。浆细胞瘤含有单克隆 IgM，K/λ 阳性，而浆细胞肉芽肿含有多克隆 IgM，K、λ 均为阳性。

（四）白血病

急性髓细胞和单核细胞白血病（leukemia）约有 40% 的病例累及牙龈，同时可有或无皮肤受累。少数粒细胞性白血病口腔病变为其首发症状。

八、其他肿瘤及瘤样病变

（一）外周性巨细胞性肉芽肿

外周性巨细胞性肉芽肿（peripheral giant cell granuloma）也称巨细胞性牙龈瘤，较少见，可发生于任何年龄，女性多见，上下颌均可受累，为牙龈上外突性瘤样增生物，可使牙齿移位并侵蚀颌骨。

光镜：无包膜，在纤维间质中有灶状破骨细胞样多核巨细胞分布，血管增生，炎症细胞浸润，并可有多少不定的骨质化生。

（二）先天性牙龈瘤

先天性牙龈瘤（congenital epulis）是一种罕见的病变，好发于新生儿口腔，女性多见，上颌比下颌多，部位以切牙区牙槽黏膜常见。肿物为圆形，可有蒂，偶为分叶状。光镜组织像颇似颗粒细胞瘤。瘤细胞大，圆形或多边形，呈片状排列，胞质丰富，呈红染细颗粒状。核圆形，可见核仁。间质少，血管丰富。肿瘤和黏膜上皮间有狭窄纤维带相隔，上皮不增生。

对此瘤的来源认识尚不一致，有人认为由于牙胚发育异常产生，而非真性肿瘤。也有人认为是来自肌源性或神经源性肿瘤。此为良性肿瘤，切除后不复发。

（三）颗粒细胞瘤

颗粒细胞瘤（granular cell tumor）最多见于舌，口腔其他部位也均可发生。覆盖于肿瘤表面的上皮常呈假上皮瘤样增生。光镜观察该瘤与先天性牙龈瘤难以区别，后者发生在新生儿，而且几乎均发生于女性，部位仅限于牙龈。

（四）血管瘤

口腔颌面部是血管瘤（hemangioma）的好发部位，多数为先天性的，属于血管发育畸形，多见于颈面部、唇、舌、颊、龈和腭等处，也可发生于颌骨内。根据血管瘤的临床表现、血管口径大小及结构特点，口腔颌面部血管瘤通常有以下几种：

1. 毛细血管瘤 这是最常见的类型，女性较男性多见。镜下可见肿物无包膜，由无数密集的分化成熟的毛细血管组成。血管间质有少量的纤维间质。

2. 婴儿血管瘤 围生期或先天性发病，在出生后第一年迅速增生，之后自行消退。

镜下表现为内皮和血管周围细胞组成的细胞团块，两种细胞共同形成具有小圆腺腔的毛细血管，具有多层基底膜和较多的肥大细胞。

3. 海绵状血管瘤 专指静脉异常，实质上是血管畸形，镜下由多量薄壁血管构成，血管腔大小悬殊，不规则。管壁内衬一层扁平内皮细胞，壁外无平滑肌纤维。血管内可见到血栓形成，并可进一步机化和（或）钙化。

4. 分叶状毛细血管瘤 分叶状毛细血管瘤也称为化脓性肉芽肿，呈分叶状形态，由纤维性间隔分隔病变，每个小叶由被覆内皮细胞的毛细血管和小静脉组成。

5. 动静脉性血管瘤 是一种非肿瘤性血管病变，又称动静致畸影，肿瘤主要由厚壁血管组成，被覆单层内皮细胞。混合有薄壁血管和不等量的黏液。

血管肉瘤在口腔也有发生，但很少见。

（五）淋巴管瘤

淋巴管瘤（lymphangioma）亦多为先天性淋巴管发育畸形而来，小儿及青年人多发，常见于舌、唇、颊及颈部。病变处外观不平呈结节状，病变由形态各异的淋巴管腔、裂隙或囊腔构成，在颈部扩张的囊性淋巴管瘤也称囊性水瘤，弥散的淋巴管瘤也可使舌或唇呈巨舌症或巨唇症。

（六）平滑肌瘤

平滑肌瘤（leiomyoma）在口腔也偶有发病，多见于舌部，并常与血管结合为血管平滑肌瘤。平滑肌肉瘤口腔发病稀少，见于颊部。

（七）横纹肌肉瘤

横纹肌肉瘤（rhabdomyosarcoma）多见于颈面部及口底，婴儿及成人均可发生，以低分化横纹肌肉瘤多见。

（八）脂肪肉瘤

脂肪肉瘤（liposarcoma）多见于颈部、下颌及颊部，儿童及青少年多发。形态学上以黏液脂肪肉瘤多见。

（九）外周性神经瘤

外周性神经瘤（peripheral neuroma）包括神经鞘瘤及神经纤维瘤，好发于舌、唇、鼻腔及喉部。口腔原发性神经纤维肉瘤也有发生，其内可含有色素。

（十）其他良性软组织肿瘤

如脂肪瘤、黏液瘤、纤维瘤、软骨瘤及骨瘤等在口腔各部均有发生。

（十一）滑膜肉瘤

滑膜肉瘤（synoviosarcoma）见于青年人，以咽、扁桃体、颊、舌及腭部为好发部位。也可见于颞下凹或下颌骨，表现为结节状或分叶状肿物。镜下主要由梭形细胞和上皮细胞组成，有明显的裂隙状结构。肿瘤细胞对抗角蛋白和波形蛋白抗体呈阳性反应。

（十二）Kaposi 肉瘤

Kaposi 肉瘤（Kaposi sarcoma）以腭部、牙龈多见，表现为无痛性丘疹或斑块，紫红色，单发或多发，可以破溃出血。镜下主要为不典型的血管腔隙和少量的梭形细胞。口腔的 Kaposi 肉瘤是部分艾滋病患者的首发症状。

（十三）内胚瘤（卵胚囊瘤）

内胚瘤（卵胚囊瘤）（endodermal sinus tumor，yolk sactumor）发生于牙龈，镜下表现为典型的性腺内胚窦瘤的特征，可见肾小球样 Schiller - duval 小体。瘤细胞对抗 α - 胎球蛋白反应阳性，血清中 α - 胎球蛋白水平增高。

（十四）错构瘤（迷芽瘤）

错构瘤（迷芽瘤）（hamartoma）发生于舌部，混合性错构瘤表现为一种囊性病变，镜下为皮样囊肿、皮脂和神经胶质的成分所组成的病变。软骨性迷芽瘤表现为黏膜下的结节状物，镜下病变由透明软骨成分组成，富含软骨黏液样基质。

九、转移性肿瘤

最多见的转移部位是牙龈，口腔其他部位也可发生转移瘤。肿瘤的原发部位最常见有肺、肾、乳腺、皮肤、前列腺及肠道。

（李永真）

第二节　涎腺

一、涎腺发育异常

（一）涎腺先天缺失与发育不全

涎腺先天缺失极少见。涎腺发育不全表现为腺体过小畸形，常伴有头颈部其他畸形，病因不明，可能与遗传因素有关。

（二）副涎腺与涎腺先天性肥大

副涎腺（accessory salivary gland）是涎腺发育过程中，与主腺体连接的上皮条索又向周围呈蕾状增生，形成一个或多个副腺体，上皮条索最后形成导管。

涎腺先天性肥大又称黏液腺腺瘤样增生，多见于40岁左右男性。以硬软腭交界处多发，临床表现为无痛性肿块，表面黏膜色泽较深或呈淡蓝色。镜下见黏液性腺泡和导管在数量上明显增多，腺小叶明显增大。

（三）涎腺导管发育异常

涎腺导管发育异常（developmental anomalies of ducts）以涎腺导管扩张常见。涎腺导管口亦可发生异位，涎腺导管先天缺失和闭锁罕见。镜下见扩张的导管由单层或多层上皮衬里，腔内含絮状分泌物。

（四）涎腺异位与迷走涎腺

涎腺异位（displacement of salivary gland）是指腺体远离正常腺体的位置，常见有腮腺区淋巴结内的异位腺体，它可能与淋巴上皮病变及 Warthin 瘤的发生有密切关系。颌下腺可异位于下颌角处，X 线见下颌角处有界限清楚的透影区，而误诊为颌骨囊肿。在牙槽黏膜、中耳、扁桃腺及颈部胸锁乳突肌前缘均可有异位腺体，可发生涎瘘、继发炎症、囊肿或肿瘤。涎腺也偶尔异位于其他部位的皮肤，如腹部。

迷走涎腺（aberrant salivary gland）是指在原涎腺腺体附近或远离部位又存在局灶性涎腺组织。最常见于颈侧、咽、中耳、下颌骨、牙龈和扁桃体窝等。

二、涎腺炎症

（一）急性涎腺炎

急性涎腺炎（acute sialadenitis）又称急性化脓性腮腺炎（acute pyogenic parotitis），多发生于腮腺，

单侧受累多见，出现疼痛、肿胀，腮腺导管口红肿，唾液分泌减少，镜下可见腮腺导管扩张，管腔内大量中性粒细胞聚集，导管周围及腺实质内有密集的中性粒细胞浸润。涎腺组织广泛破坏、坏死，形成化脓灶。炎症消退后形成纤维愈合。

（二）慢性涎腺炎

慢性涎腺炎（chronic sialadenitis）主要发生于腮腺及颌下腺，小涎腺少见。发病侧腮腺局部肿大、微痛，口干，挤压腮腺导管口有少许黏稠、咸味分泌物流出。镜下可见腺泡萎缩消失，导管上皮增生、鳞状上皮化生，间质中有纤维组织增生，淋巴细胞及浆细胞浸润，也可有淋巴滤泡形成。

（三）涎腺结核

涎腺结核（salivary gland tuberculosis）以腮腺多见，常为腮腺内淋巴结发生感染，经破溃后累及腺体实质。颌下淋巴结结核也常见，继而可累及颌下腺，镜下见淋巴细胞、类上皮细胞、Langhans 巨细胞形成结核结节，中心部出现凝固性坏死。

（四）放线菌病

放线菌病（actinomycosis）为一类慢性化脓性肉芽肿性疾病，为衣氏放线菌感染所致。患部呈现板结样坚实、周界不清的肿块，皮肤呈暗棕红色。镜下见菌落中央均匀一致，四周有辐射状分支的菌丝。菌落外周常有大量中性粒细胞浸润形成脓肿，脓肿周围有圆形细胞浸润和类上皮细胞、泡沫细胞及多核细胞、巨细胞。晚期病变有纤维组织增生。

三、涎腺非肿瘤性病变

（一）涎石病

涎石病（sialolithiasis）也称涎腺管结石（salivary ductstone），多发于男性青年，以颌下腺最多，其次为腮腺，舌下腺及小涎腺少见。结石可使导管阻塞，进食时颌下腺出现胀痛感，食后逐渐消失。涎石多为圆形、卵圆形或柱状，可单发或多发，结石所在部位导管黏膜上皮出现鳞状化生、增生，表面发生糜烂或溃疡形成，腺体内导管常发生扩张，充满积液，腺泡萎缩，间质内纤维组织增生及慢性炎细胞浸润。

（二）涎瘘

涎瘘（salivary fistula）是由于涎腺区外伤或手术不当，造成涎液通过皮肤开口形成异常通道。最常见于腮腺，由于出现的部位不同，可分为管瘘和腺瘘。

（三）涎腺变性肿胀

涎腺变性肿胀（degenerative sialosis）主要发生于腮腺，与营养缺乏有关，双侧腺体弥漫肿大、柔软，无明显压痛。

光镜：腺泡增大，腺泡细胞融合，胞质内出现空泡变性，分泌颗粒消失，胞核变小、固缩浓染。部分腺泡细胞消失，脂肪组织代偿增生，间质结缔组织水肿或玻璃样变性。

（四）嗜酸性淋巴肉芽肿

嗜酸性淋巴肉芽肿（eosinophilic lymphogranuloma）于 1937 年由金显宅首先报道，好发于中青年男性，发病缓慢，病程长，常发生在腮腺区，可单侧或双侧，上臂下部也可发病，病变处皮肤瘙痒，色素沉着，血中嗜酸性粒细胞增高，淋巴细胞也相对增加。肿物无包膜，与周围无明显界限，切面黄白色。

光镜：呈肉芽肿样改变，其中有大量嗜酸性粒细胞及淋巴细胞浸润，嗜酸性粒细胞多为单核或双核，呈弥漫分布，结缔组织多少不等，并可有玻璃样变。

（五）Mikulicz 病

1952 年 Godwin 将 Mikulicz 病（Mikulicz disease）改用良性淋巴上皮病变（benign lymphoepithelial lesion）一名，现已被国内采用。

此病为自身免疫性疾病，好发于中老年女性，特征是单侧或双侧腮腺或颌下腺肿大，也可两腺同时肿大，有时伴有泪腺肿大。弥漫肿大的涎腺边界不清，少数可形成肿瘤样结节，患者偶感疼痛及口干。

光镜：腺小叶结构仍存在，小叶内腺泡间有淋巴细胞浸润，继而腺泡破坏消失，为密集的淋巴细胞和组织细胞所代替，小叶内导管增生，约有 50% 患者因导管上皮增生，形成实性上皮团块，称为上皮岛。Mikulicz 病可恶变，变为恶性淋巴瘤或癌。

Mikulicz 综合征与 Mikulicz 病不同，前者是由于全身疾患如白血病、结核、梅毒等侵犯涎腺、泪腺引起腺体肿大，预后往往不良。

（六）Sjogren 综合征

Sjogren 综合征（Sjogren syndrome）的临床特征是干燥性角膜炎、口干，常合并有全身其他结缔组织病，常为类风湿关节炎与全身性红斑狼疮，此外，尚可合并其他胶原性疾患如硬皮病、多发性肌炎、结节性动脉炎等。

此病为自身免疫病，40 岁以上中年女性多见，女性为男性的 4 ~ 5 倍，有口干、眼干、涎腺或泪腺肿大或不肿大。病理改变与 Mikulicz 病相同。二者在临床上也很难区分，故常称 Mikulicz – Sjogren 综合征。

（1）大体：腺体弥漫性肿大或呈结节状包块，剖面呈灰白色。与周围界限清楚，但无包膜。

（2）光镜：病变从腺小叶中心开始，淋巴细胞浸润于腺泡之间，正常腺泡被密集的淋巴细胞取代，可形成淋巴滤泡。腺小叶内缺乏纤维结缔组织修复。小叶内导管上皮增生，形成上皮肌上皮岛，上皮岛内可有嗜伊红无定形物质。小叶内导管增生扩张，可形成囊腔。

Sjogren 综合征应与恶性淋巴瘤相鉴别，前者原涎腺小叶轮廓仍保持，而小叶内为分化成熟的淋巴细胞取代了腺泡组织，其中有残存的导管上皮增生，而后者非典型淋巴细胞弥漫浸润，腺小叶轮廓及其残存的导管也均破坏消失。

（七）涎腺囊肿

涎腺导管囊肿（salivary duct cyst）是由导管阻塞致分泌物在导管内潴留所致。主要发生于腮腺，老年男性多发。镜下可见导管上皮增生，多层排列，上皮被挤压呈扁平状，可见大嗜酸性粒细胞和鳞状上皮化生。囊腔内含黏液性分泌物、球形结石或结晶状颗粒。囊壁为疏松的结缔组织，无明显炎症。囊液外渗可形成局限性黏液肉芽肿并伴发炎症。

淋巴上皮囊肿（lymphoepithelial cyst）是由于慢性炎症使淋巴样间质及局限性上皮增生所致。多见于单侧腮腺，无痛性肿块。镜下可见囊肿衬里有多层扁平上皮或柱状上皮细胞，囊腔内含浆液性分泌物。囊肿周围有含多核异物巨细胞或胆固醇结晶肉芽肿，有时可见局灶性阻塞性腮腺炎。

四、涎腺肿瘤

（一）涎腺肿瘤分类（表 5 – 1）

表 5 – 1　2005 年 WHO 涎腺肿瘤组织学分类

1. 恶性肿瘤
腺泡细胞癌
黏液表皮样癌
腺样囊性癌
多形性低度恶性腺癌
上皮 – 肌上皮癌
非特异性透明细胞癌
基底细胞腺癌
皮脂腺癌
皮脂腺淋巴腺癌
囊腺癌

　　低度恶性筛状囊腺癌

　　黏液腺癌

　　嗜酸性腺癌

　　涎腺导管癌

　　非特异性腺癌

　　肌上皮癌

　　多形性腺瘤癌变

　　癌肉瘤

　　转移性多形性腺瘤

　　鳞状细胞癌

　　小细胞癌

　　大细胞癌

　　淋巴上皮癌

　　成涎细胞瘤

　2. 良性肿瘤

　　多形性腺瘤

　　肌上皮瘤

　　基底细胞腺瘤

　　Warthin 瘤

　　嗜酸细胞腺瘤

　　小管状腺瘤

　　皮脂腺腺瘤

　　淋巴腺瘤

　　　皮脂腺型

　　　非皮脂腺型

　　导管乳头状瘤

　　　内翻性导管乳头状瘤

　　　导管内乳头状瘤

　　　乳头状涎腺瘤

　　囊腺瘤

　3. 软组织肿瘤

　　血管瘤

　4. 淋巴造血系统肿瘤

　　霍奇金淋巴瘤

　　弥漫性大 B 细胞淋巴瘤

　　结外边缘区 B 细胞淋巴瘤

　5. 继发性肿瘤

（二）涎腺良性腺瘤

1. 多形性腺瘤（pleomorphic adenoma）　　又称混合瘤，是涎腺最多见的肿瘤，约占涎腺良性肿瘤的60%，大小涎腺均可发生，其中又以腮腺发生最多。

（1）大体：不规则结节状，剖面实性，灰白或黄色，可有囊腔形成，囊腔内有透明黏液，有时可见浅蓝透明的软骨样区域，肿瘤有包膜，但厚薄不一，瘤细胞可突入包膜内，易种种植、复发。

（2）光镜：瘤细胞形态多样，组织结构复杂。主要有以下结构：由矮柱状或立方状腺上皮构成的双层腺管样结构，内层由腺上皮围绕，外层由肌上皮细胞组成；肿瘤有时以肿瘤性肌上皮成分为主，肿瘤性肌上皮细胞可呈浆细胞样细胞、梭形细胞、透明肌上皮细胞和上皮样细胞四种形态；黏液样或软骨样组织，黏液样组织的细胞呈星形或梭形，疏松排列，PAS 弱阳性，软骨样组织类似透明软骨，软骨样细胞大小不一，胞质呈空泡状，可位于软骨样陷窝中，Mallory 染色呈蓝色。

多形性腺瘤易种植，术后易复发。有报道多形性腺瘤以基底细胞腺瘤、淋巴上皮瘤复发，有术后复发并恶性转化为肌上皮癌等。

2. 肌上皮瘤（myoepithelioma）　40%的患者发生于腮腺，小涎腺以腭腺最多见，在口腔其他软组织，如舌背黏膜也有发生的报道。

（1）大体：肿瘤呈圆形或结节状，可有包膜或包膜不完整，剖面实性，灰白或黄褐色，有时可见半透明胶冻样物。

（2）光镜：根据肿瘤细胞形态不同，该瘤可分为三型：①浆细胞样肌上皮瘤（图5-2），瘤细胞胞体宽大，镶嵌排列，浆红染，核圆形多偏位，细胞间常有黏液样物质；②透明细胞肌上皮瘤（图5-3），瘤细胞圆形或多边形、胞界不清，胞质透明、核圆形可见小核仁；③梭形细胞肌上皮瘤（图5-4），瘤细胞长梭形，呈束状编织排列，易与纤维瘤、平滑肌瘤和神经纤维瘤混淆，在浆细胞样肌上皮瘤和透明细胞肌上皮瘤中，瘤细胞多被纤维性间质分割成不规则小叶。

肌上皮瘤免疫组化染色，S-100蛋白、actin、myosm和CFAP均显示阳性，电镜下瘤细胞胞质内有多量微丝，借此可与其他肿瘤鉴别。

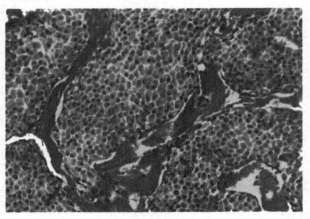

图5-2　浆细胞样肌上皮瘤
图示瘤细胞胞体宽大，胞质红染，胞核偏位，似浆细胞，
细胞间常有黏液形成

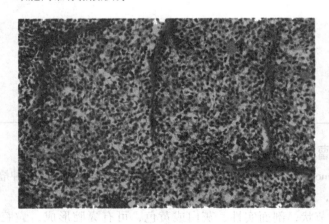

图5-3　透明细胞肌上皮瘤
图示瘤细胞圆形或多边形，胞界不清，胞质透明，核圆形可见核仁

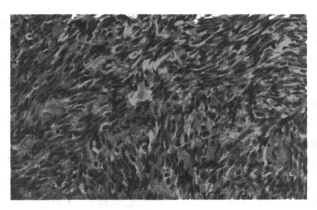

图 5 - 4　梭形细胞肌上皮瘤

图示瘤细胞为长梭形，呈束状编织排列。部分区域细胞

疏松，细胞间有黏液形成

3. 基底细胞腺瘤（basal cell adenoma）　涎腺基底细胞腺瘤 75% 以上发生于腮腺，而且好发于 60 岁以上老年人，男女比例约 1 ：2。

（1）大体：肿瘤呈圆形或类圆形，包膜完整，剖面实性、均质，灰白或黄褐色，部分肿瘤可呈囊性。

（2）光镜：肿瘤由立方或矮柱状基底样细胞构成，胞质少，核圆形或卵圆形深染，可见核仁，根据瘤细胞的排列不同，可分为实性型、小梁型、管状型和膜性型四种。

基底细胞样瘤细胞构成团或巢，其周有呈栅栏状排列的矮柱状细胞围绕，并有基底膜肿瘤间质为疏松的纤维结缔组织，富含血管和细胞。

实性型由肿瘤细胞排列成大小形态不同的片状或岛状结构，外围细胞为立方或柱状，呈栅栏状排列。肿瘤细胞岛由致密的胶原纤维束分隔。

小梁型以肿瘤细胞排列成小梁或条索状结构为特征。

膜性型其实是实性型的一种特殊类型，此型的特点是细胞团周围有增厚的基膜样物，呈均质玻璃样带状，也可位于细胞之间或间质中的毛细血管周围。此膜样带呈 PAS 染色阳性。患者可有家族史，可能是一种常染色体显性遗传病。

管状型是以导管结构为特征，由双层立方或柱状细胞排列成管状结构，管腔大小不等，有时可见扩张呈囊状。肿瘤间质为疏松的纤维结缔组织。

基底细胞腺瘤组织发生与多形性腺瘤和腺样囊性癌相同。基底细胞腺瘤是一种良性肿瘤，肿瘤手术预后良好，但是发生于小涎腺的基底细胞腺瘤术后复发率（71%）相对较大涎腺者（37%）要高。

（3）鉴别诊断

1）与多形性腺瘤的区别：多形性腺瘤组织形态具有多样性，有上皮组织、黏液及软骨区域，肿瘤实质与间质分界不清。而基底细胞腺瘤细胞一致，形态单一，肿瘤实质与间质之间有基底膜相隔，分界清楚。

2）实性型基底细胞腺瘤与实性型腺样囊性癌的鉴别：后者无包膜，有向间质和神经周围浸润生长的特性，实性的瘤细胞团块内常有灶片状坏死，如有小囊，囊腔多规则呈圆形，囊腔周围无基底膜，而腔内有黏液。前者肿瘤有包膜，不浸润间质和神经，在实性细胞团块内的小囊腔形状不规则，也可呈裂隙状，囊腔周边有基膜，腔内有血管和胶原存在。

4. 嗜酸性腺瘤（oxyphilic adenoma）　涎腺中少见的良性肿瘤，绝大多数发生于腮腺，以老年妇女多见，生长缓慢。

（1）大体：肿瘤为圆形或卵圆形，有包膜，剖面实性，淡黄色或褐色。

（2）光镜：瘤细胞大，呈圆形或多边形，胞质丰富，充满嗜酸性红染颗粒，胞核圆形或卵圆形，深染。瘤细胞排列成实性、片状或小梁状，有时可见微囊或腺管状结构。

（3）电镜：肿瘤细胞胞质内充满密集的线粒体。此瘤应与老年性腮腺弥漫性嗜酸细胞增生和多发结节状嗜酸细胞增生相鉴别，三者细胞形态均相似，不同点为后两者无包膜。

5. Wathin 瘤　又称为乳头状淋巴囊腺瘤（papillary cystadenoma lymphomatosun）、腺淋巴瘤（adenolymphoma）、淋巴囊腺瘤（cystadenolymphoma）。好发于大涎腺，以腮腺为主，其次为颌下腺，可双侧同时发生，以中老年男性多发，可能与吸烟有关。

（1）大体：肿瘤呈圆形或椭圆形，包膜完整，界限清楚，剖面部分为囊性，常为多囊状，有乳头突入囊腔中，腔内充有黏液或红染物质，并有胆固醇结晶析出。

（2）光镜：肿瘤由腺上皮及淋巴样间质构成，假复层柱状上皮围成不规则的腺管及囊腔，上皮细胞的胞质嗜酸性细颗粒状，电镜证实为线粒体。上皮下间质中充满密集淋巴细胞，并有淋巴滤泡形成。在淋巴细胞中主要为 B 细胞，但也有 T 淋巴细胞、肥大细胞和 S – 100 蛋白阳性的树突细胞。

6. 其他少见的良性肿瘤

（1）小管状腺瘤（canalicular adenoma）：肿瘤细胞呈柱状或立方状，形成小管状结构、串珠样结构，间质疏松，富含血管。

（2）皮脂腺腺瘤（sebaceous adenoma）：肿瘤细胞排列成皮脂腺细胞巢和管状结构。肿瘤细胞分化好，细胞巢周边细胞胞质少，细胞呈梭形，中心细胞胞质呈蜂窝状，核大，圆形，可见核仁。有时可见鳞状化生和微囊形成，偶见大嗜酸性粒细胞化生。肿瘤间质的纤维结缔组织，可见局部淋巴细胞、组织细胞和（或）多核巨细胞，但不形成淋巴滤泡。

（3）皮脂腺淋巴腺瘤（sebaceous lymphadenoma）：多发生在腮腺，由胚胎发育中异位的皮脂腺细胞增生而来。此瘤构成除有增生的皮脂腺腺瘤细胞巢片外，间质内有大量的淋巴细胞，并可有淋巴滤泡形成。此瘤罕见，但也有恶性转化发生。

（4）导管乳头状瘤（ductal papilloma）：根据该瘤的病理形态可分为三个亚型：①内翻性导管乳头状瘤：发生于涎腺和口腔黏膜上皮交界处的导管，其管腔内上皮呈乳头状增生，形成结节状团块，向结缔组织推进式生长，也称为表皮样乳头状腺瘤。光镜下，界限清楚的内生性上皮团主要由表皮样细胞和基底细胞构成，并与表面上皮和正常导管相延续，可见单个黏液细胞或呈腺泡样聚集的黏液细胞，PAS 及奥辛蓝染色阳性。间质的疏松的结缔组织，偶见淋巴细胞和中性粒细胞浸润。②导管内乳头状瘤：发生于小叶间导管或排泄管，导管内柱状上皮或鳞状上皮呈乳头状增生，乳头中心含有纤维血管性结缔组织。③乳头状涎腺瘤：是由黏膜表面上皮和涎腺导管上皮向外乳头状增生的同时也向内增生。肿瘤呈腺上皮和鳞状上皮双向分化的特点。腺上皮细胞和鳞状上皮细胞间可见黏液细胞和大嗜酸性粒细胞。

（5）囊腺瘤（cystadenoma）：可分为乳头状囊腺瘤和黏液性囊腺瘤，前者腺腔扩大为不规则囊腔，腔壁有柱状或立方状腺上皮衬里，腔内有增生腺上皮形成的乳头突入，乳头中央有结缔组织轴存在。后者在扩张的囊腔为黏液上皮细胞衬覆，偶也可有乳头形成突入腔中，构成乳头状黏液性囊肿瘤，腔内充有脱落的黏液细胞及黏液。

（三）涎腺恶性肿瘤

1. 多形性腺瘤癌变（carcinoma expleomorphic adenoma）　占涎腺恶性肿瘤的 15% ~ 20%，最多发生于腮腺，其次为下颌下腺和腭部。

（1）大体：肿瘤形态不规则，结节状，剖面良性部分呈乳白色或灰白色，似瘢痕，癌变部分呈污灰色或鱼肉状，常见出血及大片坏死，界限不清，向周围浸润。

（2）光镜：多形性腺瘤的组织学背景上可见恶性成分，恶性成分中以低分化腺癌（涎腺导管癌或非特异性腺癌）或未分化癌最常见。其他类型如多形性低度恶性腺癌、黏液表皮样癌、肌上皮癌、腺样囊性癌、鳞癌和涎腺导管癌等也有报道。良恶性之间存在移行区，可见癌细胞变性坏死，其间散在变性癌细胞。

根据恶变程度，可将多形性腺瘤癌变分为三类：非侵袭性癌，是指癌变仍局限在多形性腺瘤内者；微侵袭性癌，是指癌细胞侵入包膜外小于等于 1.5cm 者；侵袭性癌，是指癌细胞侵入周围组织大于 1.5cm 者。

2. 腺泡细胞癌（acinic cell carcinoma） 此癌为低度恶性肿瘤，预后较好，5 年生存率超过83.3%，好发于中年以上女性，主要多发于腮腺，小涎腺以腭腺多见。肿瘤有包膜，但不完整。

光镜：肿瘤由腺泡样细胞、闰管样细胞、空泡样细胞、透明细胞和非特异性腺样细胞构成。腺泡样细胞内含微嗜碱性酶原颗粒，核小，偏位。并根据瘤细胞类型和排列方式，分为四种组织类型：实体型，以腺泡细胞为主，排列成腺泡状或片状，细胞团中可出现微囊、坏死、出血和钙化；微囊型，细胞之间形成大量微小囊状间隙，是由细胞内空泡相互融合、细胞破裂，致使液体潴留形成；滤泡型，约占15%，癌细胞形成类似甲状腺滤泡的结构，周围由立方状细胞或矮柱状细胞构成，腺腔内含均质嗜伊红物质。滤泡之间可见腺泡样细胞、空泡样细胞及非特异性腺样细胞；乳头囊状型，约占5%，以闰管样细胞为主，形成单个或多个囊腔，增生上皮呈乳头状突入囊腔。肿瘤间质有时可见胶原纤维玻璃样变及钙化。免疫组织化学染色，腺泡细胞癌对淀粉酶抗体、α-糜蛋白酶抗体和 Leu - M1 抗原呈阳性反应。

3. 黏液表皮样癌（mucoepidermoid carcinoma） 约占涎腺恶性肿瘤的 30%，多发于中老年女性，大涎腺以腮腺多见，小涎腺以腭腺好发，根据瘤细胞分化程度及生物学行为可分高分化（低度恶性）和低分化（高度恶性）黏液表皮样癌，前者肿瘤多有包膜，但不完整，切面可有小囊腔，腔内为黏液。后者肿物无包膜，浸润生长，切面白色质致密。

光镜：黏液表皮样癌是由表皮样细胞、中间细胞及黏液细胞构成。在高分化肿瘤中，黏液细胞丰富，占肿瘤细胞50%以上，常见黏液细胞构成腺腔及囊样腔隙，并有增生的黏液细胞乳头突入其中，囊内有黏液及脱落的黏液上皮细胞。表皮样细胞成熟，无核分裂象。中间细胞较少。低分化者，肿瘤主要由表皮样细胞和中间细胞构成，瘤细胞异型性明显，核分裂象多见。黏液细胞不足 10%，多单个散在于表皮细胞之间。对介于两型之间者可称为中分化型，为表皮样细胞、中间细胞与黏液细胞数量大致相等混合而成，表皮细胞可有轻度异型性，偶见核分裂。另外，在癌细胞之间有时可见异物巨细胞、胆固醇结晶裂隙等。

低分化黏液表皮样癌易与鳞状细胞癌混淆，特别当部分鳞状细胞癌细胞因胞质富含糖原而透明时，更易误诊为黏液表皮样癌，可用 Alcian blue 染色鉴别。低分化黏液表皮样癌有远处肺转移报道。

4. 腺样囊性癌（adenoid cystic carcinoma） 又称圆柱瘤（cylindroma），为涎腺常见的恶性肿瘤，多发生于腮腺和腭腺。发生在舌下腺的肿瘤应首先考虑腺样囊性癌。肿瘤早期常侵犯神经，出现疼痛或麻木。

光镜：肿瘤由导管内衬上皮细胞和肿瘤性肌上皮细胞构成。按瘤细胞排列结构不同，可分为以下三型：

（1）腺样（筛状）型：瘤细胞排成不规则的上皮团块，其内有很多圆形或卵圆形的囊样腔隙，呈筛孔状，腔隙周围内衬肌上皮细胞。腔隙内含有 PAS 和 Alcian blue 染色阳性的黏液样物质，呈网状，嗜酸性或嗜碱性，证实为蛋白多糖，并在腺样囊性癌的生长、增生、远处转移及嗜神经生长过程中发挥重要作用。在上皮团周边及囊样腔隙周围有肌上皮细胞环绕。

（2）管状型：肿瘤细胞形成小管状或条索状结构为主。管状结构的内层衬有导管细胞，外层为肿瘤性肌上皮细胞，中央为管腔，内含 PAS 染色强阳性黏液。由基底样细胞构成上皮条索，其间有复层立方细胞形成的腺管。在上皮条索及腺管周围有玻璃样变纤维组织环绕。

（3）实性型：瘤细胞排成实性团块，其内常有灶状瘤细胞变性坏死和筛孔状腔隙形成。

此三型结构常同时混合存在，称此为混合型。对实性型腺样囊性癌的诊断，需与基底细胞腺癌相区别，后者瘤细胞形成实性细胞巢，巢排列紧密、间质稀少，巢周常有柱状或矮柱状细胞呈栅栏状排列。巢内瘤细胞较大，异型性较明显，核分裂常见，瘤细胞梁索及小管状结构少见。而实性型腺样囊性癌细胞较一致，无明显异型性，核分裂少见，上皮团内有变性坏死和筛状囊腔。上皮团间有多量纤维结缔组织。另有报道，有以基底膜样物质和胶原纤维束玻璃样变为主，其间夹杂少量肌上皮细胞为主要表现的腺样囊性癌。

5. 多形性低度恶性腺癌（polymorphous low - grade adenocarcinoma） 对该瘤命名较多，有终末导管癌、小叶癌、低度恶性乳头状腺癌，主要发生在小涎腺，而腭腺又是最多发生的部位，女性多见，发病最高为 40 ~ 70 岁。

组织学特点是细胞形态一致，组织结构却具有多样性及浸润性生长。瘤细胞主要由肿瘤性肌上皮细胞和导管腺上皮细胞构成，细胞较小，圆形或梭形，胞质微嗜酸性，核深染，核仁不明显。癌细胞可形成小叶状结构、条索状结构，乳头状或小导管样结构。肿瘤生长缓慢，却侵袭周围组织，并常沿神经生长。约 10% 患者发生局部淋巴结转移，但无远隔部位转移。

此瘤与腺样囊性癌的区别是后者细胞小、核浓染、胞质少、胞界不清。在组织形态方面，没有乳头状囊腺结构，也无瘤细胞呈同心圆状排列或单一细胞条索排列。腺样囊性癌的间质胶原纤维致密，常发生玻璃样变。

6. 上皮 - 肌上皮癌（epithelial - myoepithelial carcinoma）　此癌为一种罕见的肿瘤，发生率在涎腺肿瘤中不足 1%，主要发生于腮腺及颌下腺，小涎腺少见，好发于中老年女性。

光镜：肿瘤由腺上皮细胞及肌上皮细胞构成。可形成双层管状结构，内层为闰管样细胞，细胞立方形或矮柱状，胞质嗜酸性红染，核圆形位于中央，外层为透明肌上皮细胞呈单层或多层围绕，肌上皮细胞较大，圆形或多边形，胞界不清，胞质透明，核圆形，位于基底。在两层细胞之外，有基底膜环绕。此瘤为低度恶性肿瘤，局部浸润生长，易复发，颈淋巴结转移率为 10% ~ 20%，远处转移少见。

电镜及免疫组化可鉴别构成肿瘤的两种细胞。肿瘤因有透明性肌上皮细胞的存在，所以上皮 - 肌上皮癌应与腺泡细胞癌、黏液表皮样癌、皮脂腺腺癌及转移性透明细胞肾癌相鉴别，上皮 - 肌上皮癌除具有独特的组织结构，两层上皮细胞呈同心圆或双套管样排列外，外层肌上皮细胞对免疫组化染色 S - 100 蛋白、myosin、actin 和 CFAP 皆为阳性，而上述其他肿瘤因不含肌上皮细胞均呈阴性反应可区别。

7. 非特异性透明细胞癌（clear cell carcinoma, not otherwise specified）　是由一群形态单一的细胞构成的上皮恶性肿瘤，HE 染色胞质透明。镜下见肿瘤细胞由形态单一、大小不等、胞质透明的多边形细胞构成，有时可见肿瘤细胞呈浅嗜伊红或嗜双色性胞质。

8. 基底细胞腺癌（basal cell adenocarcinoma）　此癌主要发生于腮腺，它与良性基底细胞瘤的区别是异型性明显，核分裂多见（图 5 - 5），无包膜，可沿神经血管浸润生长。

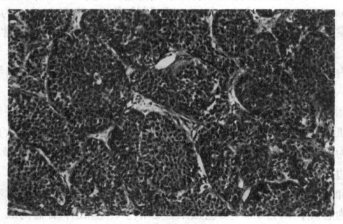

图 5 - 5　基底细胞腺癌
图示癌巢内细胞异型性明显，巢周常有栅栏状排列的矮柱状肿瘤细胞环绕

9. 皮脂腺癌　皮脂腺癌是一种少见的侵袭性皮肤恶性肿瘤，大多发生于眶周，且亚洲女性多发。

10. 皮脂淋巴腺癌　罕见。是皮脂淋巴腺瘤的恶性型，发生于皮脂淋巴腺瘤中。

11. 囊腺癌（cystadenocarcinoma）　大多发生于腮腺，小涎腺多见于颊黏膜、舌和腭部。

（1）大体：肿瘤表面光滑或结节状，剖面粉红色或灰白色，实性或有囊腔形成，大的囊腔内可见有乳头状突起，黏液、出血或坏死。肿瘤大多无包膜或包膜不完整。

（2）光镜：肿瘤细胞立方状或柱状，胞质嗜伊红染色，核仁明显，有时可见细胞异型性和（或）分裂象。肿瘤细胞排列成大小不一的囊腔样结构，有时可见充满黏液，癌细胞呈分支乳头状突入囊腔。

另外可见癌细胞形成小的肿瘤性上皮岛或导管样结构。囊腔和小导管结构局灶性侵入神经、腺体、肌肉和血管。肿瘤间质的粗大的胶原纤维束，玻璃样变较常见，其间有淋巴细胞和浆细胞浸润。

肿瘤形态与甲状腺乳头状腺癌十分相像，可借助于甲状腺球蛋白免疫组化染色相鉴别。与良性乳头状囊腺瘤的区别是乳头状囊腺癌无包膜，向间质浸润生长，乳头分级多，瘤细胞具有异型性。与其他含有乳头结构的肿瘤如多形性低度恶性腺癌、涎腺导管癌、腺泡细胞癌的区别，在于这些肿瘤内乳头只是肿瘤中多种组织结构之一，而在乳头状囊腺癌分支的乳头则构成了肿瘤的主体。

12. 涎腺导管癌（salivary duct carcinoma）　中老年男性好发，主要发生于腮腺，组织学与乳腺导管癌十分相似，肿瘤细胞排列成实性上皮团，上皮团中央坏死可形成粉刺样；也可形成扩张的导管样结构，内衬上皮有顶浆分泌；或导管上皮形成乳头状突起，缺乏纤维结缔组织轴心。有时乳头突起彼此连接成筛状。瘤细胞异型性明显，核分裂象可见，侵袭性强，可沿面神经侵袭颅内，常有远隔转移和淋巴结转移，死亡率为70%。肿瘤间质为促结缔组织增生性间质，富含胶原纤维，常见玻璃样变。另有报道涎腺导管癌同时伴骨硬化表现。

13. 非特异性腺癌（adenocarcinomas，not otherwise specified）　是指具有导管分化但缺乏任何其他已定义的涎腺癌的组织学特征。镜下见瘤细胞呈立方或卵圆形，异型性明显，核分裂多见，散在透明细胞和大嗜酸性粒细胞。少量嗜伊红沉积物和细胞外黏液。癌细胞排列成腺样或导管样结构，呈浸润性生长，但缺乏其他涎腺癌的特征。瘤细胞也可排列成细胞巢或条索状，或细胞岛，细胞岛之间有纤维结缔组织间隔。中低度恶性者有导管样结构分化，而高度恶性者导管结构较少。

14. 黏液癌（myxocarcinoma）　涎腺少见的肿瘤，由立方状或矮柱状的黏液上皮细胞组成腺管或囊腔，管腔内充有黏液及脱落的黏液细胞。

15. 肌上皮癌（myoepithelial carcinoma）　也称为恶性肌上皮瘤，由WHO1990年正式列为一独立的涎腺肿瘤，男女比例约为4∶1，腮腺多见，其次为腭腺。镜下肿瘤由透明细胞、梭形细胞或浆细胞样细胞组成，瘤细胞异型性明显，可见病理性核分裂象，出血、坏死。此癌需与良性肌上皮瘤区别，前者肿瘤无包膜，呈浸润性生长，瘤细胞异型性明显，可见核分裂（图5-6）。

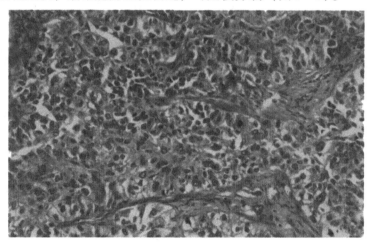

图5-6　肌上皮癌
图示肿瘤细胞排列成巢，胞质透明，细胞具有明显异型性

16. 鳞状细胞癌（squamous cell carcinoma）　涎腺原发鳞状细胞癌少，主要发生在腮腺，常为邻近口腔黏膜鳞状细胞癌侵及腮腺或转移至腮腺内淋巴结发展而来，常来自上呼吸道、消化道和皮肤。极罕见原发于涎腺导管上皮，这种肿瘤生长，浸润周围组织。

17. 小细胞癌（small cell carcinoma）　罕见，以小的间变细胞增生为特征。

18. 大细胞癌（large cell carcinoma）　罕见，由胞质丰富的多形性细胞构成，缺乏其他特异性肿瘤的特征。

19. 淋巴上皮癌（lymphoepithelial carcinoma）　淋巴上皮癌被认为是一种 EB 病毒相关的肿瘤，伴有明显的非肿瘤性淋巴细胞和浆细胞浸润的未分化癌。很少见，多发生于腮腺。有明显的种族差异，因纽特人、中国南方人和日本人多见。镜下观察，肿瘤细胞边界清楚，核呈椭圆形空泡状，核仁明显，核异型性明显。肿瘤细胞排列成片状、岛状或条索状结构。偶见鳞状化生。肿瘤间质有大量的淋巴细胞和浆细胞浸润，常伴有淋巴滤泡形成。

（四）其他涎腺肿瘤

多发生在大涎腺，以腮腺多见，良性肿瘤有血管瘤、脂肪瘤、神经纤维瘤。在恶性肿瘤中，骨外软组织巨细胞瘤、神经纤维肉瘤、纤维肉瘤、恶性纤维组织细胞瘤、肌源性肉瘤、恶性淋巴瘤，均可原发于涎腺内，其组织形态与全身其他部位发生者相同。

（五）转移性涎腺肿瘤

多首先转移至腮腺内或颌下淋巴结，随着转移瘤的增大，与涎腺原发瘤相似，其中最多见的是鳞状细胞癌。其他转移瘤可来自肺、胃肠、肾和乳腺。

（李永真）

第六章

呼吸系统疾病

呼吸系统包括鼻、咽、喉、气管、支气管和肺。以喉环状软骨为界将呼吸道分为上、下两部分。由于呼吸道与外界直接相通，外界的各种病原微生物、有害气体、粉尘等均可随空气进入呼吸系统引起病变。但正常呼吸系统具有自净和免疫功能，只有在这种功能降低或遭受破坏时，疾病才容易发生。常见的呼吸系统疾病很多，本章仅就肺炎、慢性阻塞性肺疾病、肺结核以及各种原因引起的肺癌作重点介绍。

第一节　肺炎

肺炎（pneumonia）通常是指肺的急性渗出性炎性疾病，是呼吸系统的常见病、多发病。它可以是原发的独立性疾病，也可以是其他疾病的并发症。由于病因和机体的免疫状态不同，肺炎病变的性质与累及范围也常各不相同，从而形成各种不同的肺炎。由各种生物因子引起的肺炎，可分为细菌性肺炎、病毒性肺炎、支原体肺炎、真菌性肺炎和寄生虫性肺炎等；由理化因子引起的肺炎，可分为放射性肺炎、类脂性肺炎和吸入性肺炎或过敏性肺炎等；根据炎症发生部位，分为肺泡性肺炎、间质性肺炎；根据病变累及的范，分为大叶性肺炎、小叶性肺炎和节段性肺炎（图6-1）；按炎症性质可分为浆液性、纤维素性、化脓性、出血性、干酪性及肉芽肿性肺炎等。

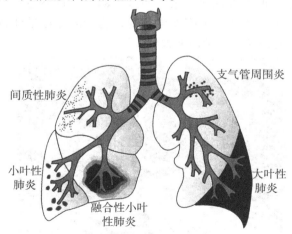

图6-1　按肺炎累及的范围分类

一、细菌性肺炎

（一）大叶性肺炎

大叶性肺炎（lobar pneumonia）是主要由肺炎链球菌引起的以肺泡内纤维素渗出为主的炎症性疾病，病变常累及肺大叶的全部或大部。临床起病急骤，常以寒战、高热开始，继而出现胸痛、咳嗽、咳铁锈色痰、呼吸困难，并常伴有肺实变体征及外周血白细胞增多等。一般病程为 5～10 天，退热后，症状和体征消退。多见于青壮年，冬春季节多见。

1. 病因和发病机制　本病 90% 以上由肺炎链球菌引起，以 1、3、7 和 2 型多见，以 3 型毒力最强。少数由肺炎杆菌、金黄色葡萄球菌、流感嗜血杆菌及溶血性链球菌等引起。本病主要经呼吸道感染、传染源为患者及健康带菌者。当感冒、受寒、醉酒、疲劳和麻醉时呼吸道防御功能减弱，机体抵抗力降低，易致细菌侵入肺泡而发病。进入肺泡的病原菌迅速繁殖并引发肺组织的超敏反应，使肺泡 – 毛细血管膜发生炎症反应与微循环障碍，出现肺泡间隔毛细血管扩张，通透性升高，浆液和纤维蛋白原大量渗出。细菌和炎性渗出物沿肺泡间孔或呼吸性细支气管向邻近肺组织蔓延，从而波及整个大叶或部分大叶的肺组织。

2. 病理变化和临床病理联系　大叶性肺炎的主要病理变化是肺泡腔内的纤维素性炎。常见于单侧肺，以左肺或右肺下叶多见，也可同时或先后发生于两个或多个肺叶。典型的自然发展过程大致可分为四期。

（1）充血水肿期（发病第 1～2 天）：病变肺叶肿胀，重量增加，呈暗红色，切面湿润并可挤出多量血性浆液。

镜下见肺泡间隔内毛细血管扩张充血，肺泡腔内有较多浆液渗出及少量红细胞、中性粒细胞和巨噬细胞。渗出物中可检出肺炎链球菌。

临床有因毒血症而引起的寒战、高热、外周血液中白细胞升高等。由于肺泡腔内有渗出液，听诊可闻及湿啰音。X 线检查显示肺纹理增多和淡薄而均匀的片块状阴影。

（2）红色肝样变期（发病后第 3～4 天）：病变肺叶肿胀，重量增加，色暗红，质地变实如肝，故称为"红色肝样变"。相应部位之胸膜面有纤维素渗出物覆盖（纤维素性胸膜炎）。

镜下见肺泡壁毛细血管仍扩张充血，肺泡腔内充满大量连接呈网状的纤维素和红细胞，并有一定数量中性粒细胞和少量吞噬细胞。有的纤维素穿过肺泡孔与相邻肺泡中的纤维素网相连接（图 6–2）。纤维素网的大量形成既防止了细菌的扩散和减少毒素的吸收，又为巨噬细胞提供了更多表面，促进了吞噬作用。但大量渗出物充塞肺泡腔，使肺泡发生实变，换气和通气功能障碍，并致肺动脉血不能进行气体交换而直接进入左心，形成静脉血掺杂，造成动脉血氧分压降低，并出现发绀等缺氧症状。肺泡腔内的红细胞被巨噬细胞吞噬，崩解后形成含铁血黄素，使咳出的痰呈铁锈色；由于病变波及胸膜，常有胸痛，并随呼吸和咳嗽而加重；由于病变肺组织发生实变，病变区叩诊呈浊音，听诊可闻及支气管呼吸音。X 线可见大片致密阴影，常波及一个肺段或大叶。

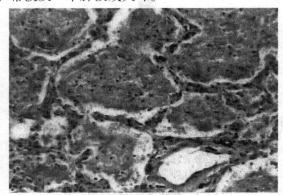

图 6–2　大叶性肺炎红色肝样变期
肺泡壁毛细血管扩张充血，肺泡腔内充满大量连接呈网状的纤维
素和红细胞，并有一定数量中性粒细胞和少量巨噬细胞

（3）灰色肝样变期（发病后第 5～6 天）：病变肺叶仍肿胀，但充血消退，病变区由暗红转为灰白色，质实如肝，故称"灰色肝样变"（图 6–3）。

镜下见，肺泡腔内纤维素渗出继续增多，红细胞逐渐被巨噬细胞吞噬而消失，但仍充满纤维素和大量中性粒细胞。纤维素通过肺泡间孔相连接的现象更明显。胸膜扩张充血，表面仍有纤维素渗出。此期机体特异性抗体已形成，渗出物中肺炎链球菌大多数已被消灭，故不易检出细菌（图6-4）。

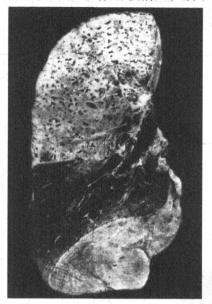

图6-3 大叶性肺炎灰色肝样变期
右肺上叶实变，呈灰白色

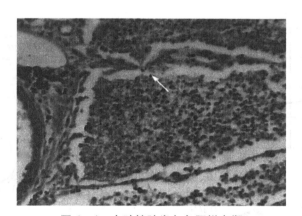

图6-4 大叶性肺炎灰色肝样变期
肺泡腔内充满大量纤维素和中性粒细胞，纤维素穿过肺泡孔（箭头所示）

临床上病变区叩诊呈浊音，听诊可闻及支气管呼吸音。X线可见大片致密阴影，患者咳出的痰液由铁锈色逐渐转变成黏液脓性痰。此期虽然病变区肺泡仍无气体，但因流经该部的血流大为减少，静脉血掺杂现象也因此而减少，缺氧状况得以改善。

（4）溶解消散期（发病后第7天进入此期）：此时机体防御功能显著增强。病变肺组织质地变软，切面颗粒状外观逐渐消失，加压时有脓样混浊液体流出。

镜下见，肺泡腔内中性粒细胞大多变性崩解，并释放大量蛋白水解酶将渗出物中的纤维素溶解，由淋巴管吸收或经呼吸道咳出，肺内实变病灶消失，肺组织逐渐恢复正常的结构和功能。胸膜渗出物亦被吸收或机化。患者体温下降，临床症状和体征逐渐减轻、消失，X线检查显示病变区阴影密度逐渐降低，透光度增加，恢复正常。

上述各期病变的发展是连续的，彼此之间并无绝对界限，同一肺叶的不同部位可出现不同阶段病变，尤其是病变早期使用抗生素后，常干预疾病的自然经过，故临床已很少见到典型四期病变过程，常表现为节段性肺炎，病程也明显缩短（图6-5，图6-6）。

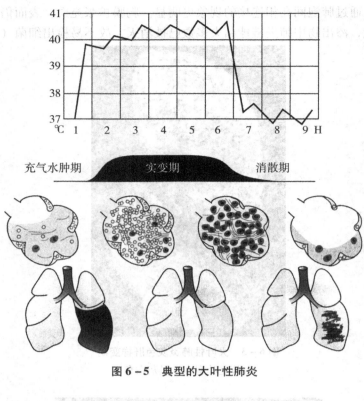

图 6 – 5 典型的大叶性肺炎

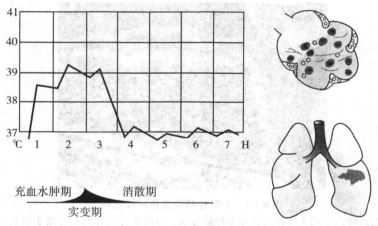

图 6 – 6 不典型的大叶性肺炎

3. 结局和并发症 绝大多数患者经及时治疗均可痊愈；如延误诊断或治疗不及时则可发生以下并发症：

（1）中毒性休克：见于重症病例，是最危重的并发症。可引起严重全身中毒症状和微循环衰竭，故称中毒性或休克性肺炎，临床较易见到，死亡率较高。

（2）肺脓肿及脓胸：见于病原菌毒力强或机体抵抗力低下时。由金黄葡萄球菌和肺炎链球菌混合感染者，易并发肺脓肿，并常伴有脓胸。

（3）肺肉质变：也称机化性肺炎。由于肺内渗出中性粒细胞过少，释放的蛋白酶不足，致肺泡内纤维素性渗出物不能完全溶解吸收而由肉芽组织取代并机化，病变肺组织呈褐色肉样外观，故称肺肉质变。

（4）胸膜增厚和粘连：大多数大叶性肺炎伴有纤维素性胸膜炎，但一般均随肺炎病变的消散而消散，若胸膜及胸腔内纤维素不能被完全溶解吸收，则可发生机化，并导致胸膜增厚或粘连。

（5）败血症或脓毒败血症：少见，发生在严重感染时，细菌侵入血液大量繁殖并产生毒素所致，如发生全身迁徙性感染，则称脓毒败血症。

（二）小叶性肺炎

小叶性肺炎（lobular pneumonia）是以肺小叶为病变单位的急性渗出性炎症，其中绝大多数为化脓性炎症。由于病变是以细支气管为中心向周围肺组织扩展，故也称支气管肺炎。临床上有发热、咳嗽、咳痰等症状，肺部听诊可闻及散在湿性啰音。多见于小儿、老年体弱或久病卧床的患者。

1. 病因和发病机制　小叶性肺炎大多由细菌感染引起。常见的致病菌为致病力较弱的 4、6、10 型肺炎链球菌、葡萄球菌、嗜血流感杆菌、肺炎克雷白杆菌、链球菌、铜绿假单胞菌及大肠杆菌等。这些病原菌多系正常人口腔及上呼吸道内的常驻菌，当患传染病（如麻疹、百日咳、流感、白喉等）或营养不良、受寒、醉酒、麻醉、昏迷、恶病质和手术后等状况下，由于机体抵抗力降低，呼吸系统防御功能受损，上述呼吸道常驻细菌就可侵入细支气管与末梢肺组织生长繁殖，引起小叶性肺炎。因此，小叶性肺炎常是某些疾病的并发症。故临床上根据继发原因把某些小叶性肺炎又称为麻疹后肺炎、吸入性肺炎、坠积性肺炎等。

2. 病理变化　小叶性肺炎的病变特征是以细支气管为中心的肺组织化脓性炎症。

肉眼观：双肺表面和切面可见散在分布之灰黄色或暗红色实性病灶，以下叶背侧多见，病灶大小不一，直径多在 0.5～1cm（相当于 1 个小叶范围），形态不规则，病灶中央常可见细支气管的横断面，挤压时有脓性液体溢出。严重病例，病灶可互相融合，甚或累及整个大叶，称融合性小叶性肺炎（图 6 - 7）。一般胸膜不受累及。

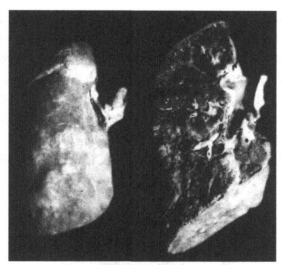

图 6 - 7　小叶性肺炎
肺表面和切面可见散在分布之灰黄色小的实变病灶

镜下见，病灶中央或周边常有一些病变的细支气管，管壁充血、水肿并有大量中性粒细胞浸润，管腔内充满中性粒细胞及脱落崩解的黏膜上皮，病变细支气管周围肺泡腔内也充满中性粒细胞、少量红细胞和脱落肺泡上皮细胞。病灶周围肺组织充血，有浆液渗出，部分肺泡过度扩张（代偿性气肿）（图6 - 8）。由于病变发展阶段不同，各病灶的病变程度不一，严重的病例可引起支气管和肺组织结构破坏。

3. 临床病理联系　由于小叶性肺炎常为其他疾病的并发症，其临床症状常被原发疾病所掩盖，但发热、咳嗽、咳痰症状仍是通常最常见的症状。支气管黏膜由于炎性渗出物刺激及黏液分泌增多可引起咳嗽、咳痰，痰液往往为黏液脓性或脓性。由于病变细支气管及肺泡腔内有炎性渗出物，听诊可闻及湿性啰音。由于病灶呈散在小灶分布，一般无实变体征，但融合性病变范围达到 3～5cm 以上时，也可出现实变。X 线检查可见散在不规则小片状或斑点状阴影。

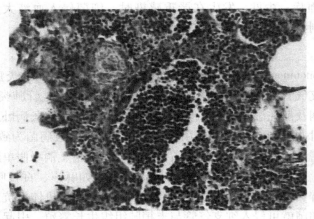

图 6 - 8　小叶性肺炎
以支气管为中心周围肺泡脓性渗出物，最外边肺泡代偿性肺气肿

4. 结局及并发症　本病大多数经及时有效治疗可以痊愈。但幼儿、老人，特别是并发其他严重疾病者，预后较差。小叶性肺炎的并发症较严重，甚至可危及生命，常见的有呼吸功能不全、心功能不全、脓毒败血症、肺脓肿和脓胸等。

二、病毒性肺炎

病毒性肺炎（viral pneumonia）常是上呼吸道病毒感染向下蔓延所致。常见的病毒是流感病毒，其次为呼吸道合胞病毒、腺病毒、副流感病毒、麻疹病毒、单纯疱疹病毒及巨细胞病毒等。除流感病毒、副流感病毒外，其余的病毒性肺炎多见于儿童。此类肺炎的发病可由一种病毒感染，也可由多种病毒混合感染或继发于细菌感染引起。临床症状、病变特点及其严重程度可因病毒类型和患者状态而异，但一般除有发热和全身中毒症状外，主要表现为剧烈咳嗽、气急和发绀等缺氧症状。

病理变化：病变主要表现为间质性肺炎，炎症从支气管、细支气管开始沿间质伸展。肉眼观，肺组织因充血水肿而轻度肿大，无明显实变。镜下常表现为肺泡间隔明显增宽，其内血管扩张充血，间质水肿，淋巴细胞和单核细胞浸润，肺泡腔内一般无渗出物或仅有少量浆液（图6-9）。

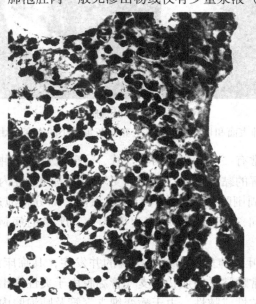

图 6 - 9　间质性肺炎
肺泡间隔增宽，血管充血，间质水肿，伴淋巴细胞和单核细胞浸润

严重病例，肺泡腔内有巨噬细胞和多少不等浆液与红细胞渗出，甚至出现肺组织坏死。由流感病毒、麻疹病毒和腺病毒引起的肺炎，其肺泡腔内渗出的浆液性渗出物常可浓缩成一薄层膜样物贴附在肺泡内表面，即透明膜形成。此外，细支气管和肺泡上皮可明显增生并形成多核巨细胞。如麻疹性肺炎时出现的巨细胞就较多，故又称巨细胞肺炎。在增生的支气管和肺泡上皮细胞内可见病毒包涵体。病毒包涵体呈圆形或卵圆形、约红细胞大小、嗜酸或嗜碱，周围有薄而不均匀的透明晕，其在细胞内的位置可因病毒不同而异，腺病毒、单纯疱疹病毒和巨细胞病毒感染时，病毒包涵体出现在上皮细胞核内并呈嗜碱性；呼吸道合胞病毒感染时，出现在胞质呈嗜酸性；麻疹病毒感染时，胞质和胞核均可见到。检出病毒包涵体是诊断病毒性肺炎的重要依据。

病毒性肺炎若为两种病毒并发感染或继发细菌感染，则病变将更严重和复杂。如麻疹肺炎并发腺病毒感染时病灶可呈小叶性、节段性和大叶性分布，且支气管和肺组织可出现坏死、出血（坏死性支气管炎和坏死性支气管肺炎）。继发细菌感染时，常混杂有化脓性病变，可掩盖病毒性肺炎的病变特征。

附：严重急性呼吸综合征

严重急性呼吸综合征（severe acute respiratory syndrome，SARS）是新近由世界卫生组织命名的以呼吸道传播为主的急性传染病。曾称"非典型性肺炎"。本病有极强传染性，自 2002 年 11 月我国广东第一个病例发现起，数月内在国内一些省市及港台地区就发生了暴发流行，而且同时波及世界 30 余个国家及地区。现已确定本病的病原体是一种新型冠状病毒。SARS 病毒以近距离空气飞沫传播为主，直接接触患者血液、尿液及粪便也可被感染，故医务人员为高发人群，发病有家庭和医院聚集现象。发病机制尚未阐明，可能与病毒直接损伤呼吸系统和免疫器官有关。SARS 起病急，常以发热为首发症状，体温一般高于 38℃，偶有畏寒，可伴有头痛、关节和肌肉酸痛、乏力、腹泻，干咳、少痰、偶有血丝痰，严重者出现呼吸困难，气促，进而呼吸衰竭。外周血白细胞不高或降低，常有淋巴细胞计数减少。X 线检查，两肺呈大片云絮状、片状阴影，但密度比一般间质性肺炎要高，病变分布也更广泛。

病理变化：部分 SARS 死亡病例尸检报告显示病变主要集中在肺和免疫系统；心、肝、肾、肾上腺等实质器官有不同程度累及。

1. 肺部病变　肉眼观双肺呈斑块状实变，重症患者双肺完全性水肿实变；表面暗红色，切面可见肺出血灶及出血性梗死灶（图 6 – 10）。镜下病变以弥漫性肺泡损伤为主，肺组织重度充血、出血和肺水肿。肺泡腔内充满大量脱落和增生的肺泡上皮细胞及渗出的单核细胞、淋巴细胞和浆细胞。部分肺泡上皮细胞胞质内可见典型病毒包涵体，电镜证实是病毒颗粒。大部分肺泡腔及肺泡管内有透明膜形成（图 6 – 11）。部分病例肺泡腔内渗出物出现机化呈肾小球样机化性肺炎改变（图 6 – 12）。肺小血管呈血管炎改变，部分管壁可见纤维素样坏死伴血栓形成，微血管内有纤维素性血栓形成。

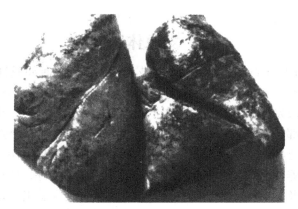

图 6 – 10　SARS 肺脏大体病变
外观呈苍白色，肺脏明显膨胀，体积增大，重量明显增加，肺表面有散在出血灶

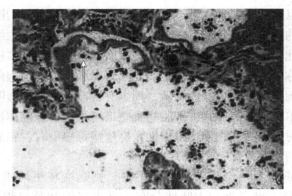

图 6-11 SARS 肺组织病变之一
大部分肺泡腔及肺泡管内透明膜（↑）形成

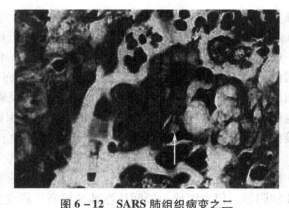

图 6-12 SARS 肺组织病变之二
立方形的 II 型上皮细胞增生，部分呈腺样结构（假性肾小球样病变）（↑）
少数区域呈乳头状增生

2. 脾和淋巴结病变　脾体积略有缩小，质软。镜下，脾小体明显萎缩，脾中央动脉周围淋巴鞘内淋巴细胞减少，红髓内淋巴细胞稀疏。白髓和被膜下淋巴组织大片或灶性出血坏死。肺门及腹腔淋巴结皮髓质分界不清，皮质区淋巴细胞数明显减少，并常出现淋巴组织灶性坏死。

3. 心、肝、肾、肾上腺等器官　除小血管炎症病变外，均有不同程度变性、坏死和出血。

本病经过凶险，但如能及时发现并积极有效治疗，大多数可以治愈；有 5% 左右严重病例可死于呼吸衰竭。

三、支原体肺炎

支原体肺炎（mycoplasmal pneumonia）是由肺炎支原体引起的一种间质性肺炎。在未发现肺炎支原体前曾称为原发性非典型肺炎。支原体种类很多，但仅有肺炎支原体对人体呼吸道致病。多见于青少年，主要经飞沫感染，常为散发，偶见流行。临床上起病较急，多有发热、头痛、咽喉痛和咳嗽、气促与胸痛，咳痰常不显著。肺部可闻及干、湿性啰音，X 线显示节段性纹理增强及网状或片状阴影。外周血白细胞计数轻度增多，淋巴细胞和单核细胞增多。本病在临床上不易与病毒性肺炎相鉴别，可通过对患者痰、鼻分泌物和喉拭培养检出肺炎支原体确诊。本病一般预后良好，死亡率在 1% 以下。

病理变化：病变可以波及整个呼吸道，引起气管炎、支气管炎和肺炎。常累及一叶肺组织，呈节段性分布，下叶多见，也偶尔波及双肺。病变主要发生在肺间质，故实变不明显，可伴有急性支气管炎和细支气管炎。肉眼观呈暗红色，切面有少量红色泡沫液体溢出，支气管和细支气管腔内有黏液性渗出物，胸膜一般不累及。镜下见病变区肺泡间隔明显增宽，血管扩张、充血，并有大量淋巴细胞、浆细胞和单核细胞浸润。肺泡腔内无渗出物或仅有少量浆液与单核细胞。小细支气管壁及其周围组织间质充血水肿，并有淋巴细胞和单核细胞浸润，如伴细菌感染时可有中性粒细胞浸润。严重病例支气管黏膜上皮和肺组织可发生明显坏死、出血。

（李永真）

第二节　中、晚期肺癌

根据 TNM 分类，除原位癌及其他类型早期肺癌外，Ⅰ期和Ⅱ期肺癌均可手术治疗，属中期肺癌；Ⅲ期及Ⅳ期肺癌，因癌组织直接蔓延至邻近组织，或发生纵隔淋巴结等转移，或经血路有远距离转移不能手术治疗，则属晚期肺癌。

TNM 分期临床上，根据 TNM 分类的不同情况，中、晚期肺癌可分为 4 期，即：

0 期　Tis（原位癌）

Ⅰ期　包括ⅠA 期（T1 N0 M0）、ⅠB 期（T2 N0 M0）；

Ⅱ期　包括ⅡA 期（T1 N1 M0）、ⅡB 期（T2 N1 M0、T3 N0 M0）；

Ⅲ期　包括ⅢA 期（T1，T2 N2 M0、T3 N1，N2 M0）、ⅢB 期（任何 T N3 M0、T4 任何 N M0）；

Ⅳ期　任何 T 任何 N M1。

中、晚期肺癌无论大体形态还是组织学类型，基本上是相同的。

一、肺癌的大体类型

1. 按肿瘤发生的部位　肺癌可分为中央型和外周型两型。

（1）中央型：主要是鳞癌、小细胞癌、大细胞癌和类癌；少部分腺癌也可是中央型。

（2）外周型：主要是细支气管肺泡癌、腺癌，也有少部分鳞癌、小细胞癌、大细胞癌和类癌为外周型。大多表现为孤立的瘤结节，大小不等，也有多结节者。

2. 按肿瘤的大体形态　可把肺癌分为 4 型。

（1）支气管内息肉样型：少见，主要是鳞癌及涎腺型癌，癌组织在支气管腔内呈息肉状生长，致支气管腔扩大，将其堵塞，而支气管外的扩散较轻微。中央型类癌也可向支气管腔内突出，呈息肉状生长。腺癌及肺母细胞瘤在支气管内生长呈息肉状者较少见。

（2）结节型：多为外周型肺癌，一般呈球形，直径小于 5cm，与周围肺组织分界清楚。有时亦可为多结节型，可见于腺癌、细支气管肺泡癌和周围型类癌。

（3）巨块型：较多见，且多为中央型。癌块较大，直径超过 5cm，以鳞癌为多，常伴有明显坏死，有的可形成空洞；小细胞癌亦常围绕大支气管形成巨块。

（4）弥漫型：癌组织在肺实质内弥漫性生长，可累及一叶的大部或两叶，使组织发生实变。在影像学上，犹如大叶性肺炎，与周围肺组织之间无明显分界。此型一般为细支气管肺泡癌。

二、肺癌的组织学类型

一般情况下，根据光镜观察所见，即可确定肺癌的组织学类型，并不困难。但当癌组织分化特征不明显，光镜观察难以准确判断其组织学类型时，常需借助于免疫组化及电镜观察，明确诊断。

本章主要讨论来自支气管表面上皮的癌——具有腺、鳞分化的癌。

此种癌具有腺、鳞分化特征，包括鳞癌、腺癌、腺鳞癌及其他呈腺、鳞分化表型的癌。

（一）鳞状细胞癌（squamous cell carcinoma）

鳞状细胞癌是具有鳞状上皮分化特征的一种癌。它是肺癌中最多见的一种，约占肺癌的 40%，98% 患者与吸烟有密切关系，且 80% 为男性。在 18% 的鳞癌组织发现有 HPV。鳞癌多为中央型，外周型远较中央型者少见。

1. 中央型鳞癌　发生在段支气管及次段大支气管，因其常累及大呼吸道，故脱落的癌细胞从痰液中较其他癌易于发现。肿瘤常较大，在 X 线胸片或 CT 上，多为肺门或其周围的肿块。

（1）大体：从支气管内息肉样包块到肺实质巨大包块，大小、形态各异。肿块常呈灰白色或浅黄色，角化明显者则较干燥而呈片屑状，坏死、出血常见。1/3 病例见有空洞，并可发生继发性感染，或有脓肿形成。如间质有明显的纤维组织增生则质较硬。

（2）光镜：诊断鳞癌的依据是癌组织有角化现象及细胞间桥存在。角化可为癌巢内形成角化珠，或为单个细胞的角化，即胞质内有角蛋白形成，呈强嗜酸性。这两种表现是鳞癌的分化特征，也是判定鳞癌分化程度的依据。

如癌组织有较广泛的分化特征，即角化明显，有癌珠形成，细胞间桥甚显著，则为分化好的（well differentiated）（图6-13）；如癌组织中很少角化细胞，或仅见灶性不甚明显的癌细胞巢内角化显著细胞间桥，则为分化差的（poorly differentiated）；居二者之间者为中分化鳞癌（intermediate differentiated）（图6-14、图6-15）。

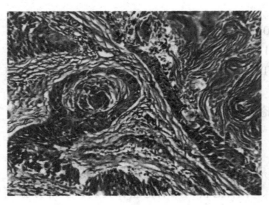

图6-13 高分化鳞状细胞癌

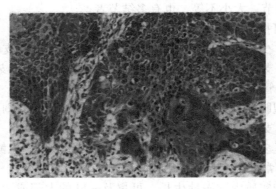

图6-14 中分化鳞状细胞癌

癌细胞巢内见有局灶性角化癌细胞，胞质红染

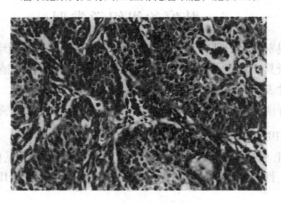

图6-15 分化差的鳞状细胞癌

癌细胞巢内细胞角化不明显，仅见个别角化癌细胞

　　鳞状细胞癌常呈大小不等的癌细胞巢浸润生长，其周围间质可纤维组织增生，伴有急性或慢性炎细胞浸润。典型的癌巢愈往中心细胞胞质亦越丰富，角化及细胞间桥越明显，而外周细胞较小。其胞核多呈圆形、卵圆形，可深染，有时核仁明显，核膜染色质浓集。角化细胞的核形奇异、浓染而失去其结构。在角化碎片间常见急性炎症及异物巨细胞反应。在癌细胞巢中心常见有空腔。有些鳞癌细胞可呈嗜酸性细胞样（oncocytic），是与其在超微结构上有丰富的线粒体有关。有些分化差的鳞癌，癌细胞可显示明显的黏着不良，可伴有多量炎细胞浸润。有的癌组织即使呈鳞状细胞样，但如缺乏上述分化特征，则不能诊断为鳞癌。如癌细胞较大，可诊断为大细胞癌。在典型鳞癌中，有时见有稀少的黏液空泡，不能将其视为腺癌的成分。如要诊断为腺鳞癌，腺体成分应超过10%。

　　（3）免疫组化：诊断鳞癌一般不需要进行免疫组织化学，如果需要，鳞癌细胞对高分子量角蛋白CK5/6、34βE12、EMA及包壳素呈阳性反应。

　　（4）电镜：癌细胞间有桥粒连接，并可见张力微丝附着，有的癌细胞间可见丝状伪足；胞质内有张力微丝存在。癌细胞分化越好，桥粒与张力微丝数量越多，发育越好，反之，则数量少，且发育不充分。据电镜观察，鳞癌中有约49%伴有神经内分泌分化，即在鳞癌组织中见有少数含神经分泌颗粒的瘤细胞，与鳞癌细胞有桥粒相连接，或在同一个癌细胞内同时见有张力微丝束及神经分泌颗粒存在。这种鳞癌可称为鳞癌伴神经内分泌分化。

　　2. 外周型鳞癌（peripheral squamous carcinoma）　　发生自肺外周部的小支气管，甚至位于胸膜下，癌组织在肺实质内呈结节状。其组织形态特征不同于中央型鳞癌。

　　光镜：癌组在肺实质内浸润生长，而不损害气道，故在癌细胞巢中或其间常见残存的肺泡，肺泡上皮呈立方状，呈腺泡样结构（注意不要把此种现象误为腺鳞癌）（图6-16），有的癌组织也可从间质侵入肺泡腔内生长，可见鳞癌细胞巢几乎被肺泡上皮完全包绕的现象，十分少见。

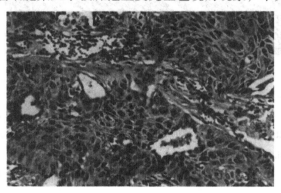

图6-16　外周型鳞癌

　　3. 鳞癌的变异型

　　（1）梭形细胞鳞癌（spindle cell squamous carcinoma）（图6-17）：鳞癌组织有时可见梭形癌细胞，但完全由梭形鳞状细胞构成的癌较少见。此癌为鳞癌的一种特殊类型。

　　1）光镜：癌组织完全由梭形鳞状细胞构成，或由介于鳞状细胞和梭形细胞之间的过渡形细胞构成，或无明确的鳞癌分化特征，或可见不明显的角化细胞及细胞间桥，但癌组织与间质分界尚清楚。本质上它是一种分化差的鳞癌，电镜下梭形癌细胞具有鳞癌的分化特征。

　　2）免疫组化：梭形细胞CK、EMA（+），vim、actin、desmin、CEA（-）。

　　（2）透明细胞鳞癌（clear cell squamous carcinoma）：在鳞癌组织中，透明细胞灶并不少见。有很小比例的鳞癌，癌组织主要或全部由透明细胞构成，但也具有呈鳞癌分化特征的少量癌组织，可见二者相互移行形成癌细胞巢：

　　鉴别诊断：此癌应注意与肺的透明细胞癌相鉴别，后者呈实性团块，分化差，透明细胞癌核的异型性较著，且无鳞癌分化的特征。

　　（3）小细胞鳞癌（squamous cell carcinoma，small cell variant）：这是一种分化差的鳞癌，癌细胞较

小，核浆比例增大，胞质较少，但仍保持非小细胞癌的形态特征，核染色质呈粗颗粒状或泡状，有的癌细胞可见明显核仁。与小细胞癌的不同点是，癌细胞巢与其周围发育成熟的纤维性间质分界清楚，癌巢中心可见鳞状细胞分化灶，坏死不常见。

鉴别诊断：在诊断为小细胞鳞癌之前，应排除复合性小细胞癌/鳞癌的可能，这是鳞癌与真正的小细胞癌的混合。小细胞鳞癌缺乏小细胞癌核的特征性，具有粗颗粒状或泡状染色质及较明显的核仁，细胞境界较清楚，并可见角化。免疫组化及电镜观察有助于把二者区分开来。复合性小细胞癌神经内分泌标记呈阳性，而小细胞鳞癌阴性；在超微结构上，复合性小细胞癌既可见神经分泌颗粒，又可见含有张力微丝束的鳞癌细胞。而小细胞鳞癌的超微结构与一般鳞癌者类似，细胞内仅见张力微丝，而无神经内分泌颗粒。

（4）基底样鳞癌（squamous cell carcinoma, basaloid variant）：此型鳞癌的特点是癌组织具有基底样癌的特征，即癌细胞巢周边的细胞呈明显的栅栏状排列，胞质较少，核深染，而位于癌巢中心的细胞则具有较丰富的胞质，并有明显的角化现象。

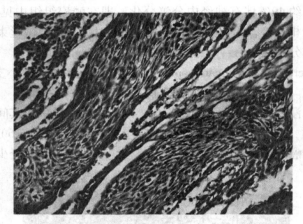

图 6-17　梭形细胞鳞癌

癌细胞呈梭形，可见细胞间桥及角化

（二）基底细胞癌（basal cell carcinoma）

此癌亦名基底样癌（basaloid carcinoma），较少见，多为中央型。

1. 中央型（图 6-18）　发生在大支气管，在支气管腔内呈外生性生长，堵塞管腔，并向管壁外浸润生长。

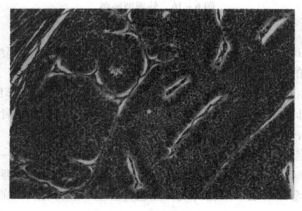

图 6-18　中央型基底细胞癌

癌细胞呈基底细胞样，癌巢周边部细胞呈栅栏状

（1）光镜：癌细胞较小，呈立方状或梭形，呈实性分叶状或相互吻合的小梁状；核染色质中等，核仁不明显，核分裂象多见；癌巢中心可见凝固性坏死，其周边部癌细胞呈栅状排列，十分明显。

（2）免疫组化：AE1/AE3、CK%/CK6 大多数阳性，CEA、CK7、TTF1 亦有少数阳性表达者。

2. 外周型（图 6-19） 更为罕见，文献中尚未见报道。从小支气管发生的外周型基底细胞癌，癌组织在肺实质内浸润性生长，呈结节状，分界清楚。

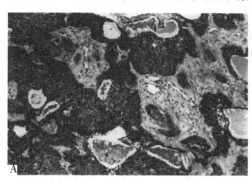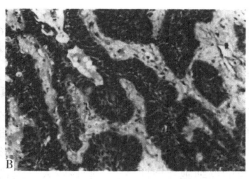

图 6-19 外周型基底细胞癌

A. 癌细胞呈基底细胞样，癌组织在肺泡周间质中浸润生长，残留肺泡清楚可见；B. 癌组织呈窄带状浸润生长，其中尚见残存的肺泡

（1）光镜：清楚地看到小支气管上皮下基底细胞增生、癌变现象。癌组织形态除具有基底细胞癌的特征呈相互吻合的不规则片块、小梁状外，癌巢周边部细胞亦呈栅栏状排列。此外，尚见与外周型鳞癌的相似之处，即在基底细胞癌巢内，亦见有许多残存的肺泡，肺泡上皮呈立方状或扁平，清楚可见，有的腔内尚可见尘埃细胞。

（2）免疫组化：癌细胞的免疫表型与支气管上皮的基底细胞类似，对低分子量角蛋白大多呈阳性表达，而对高分子量角蛋白亦可呈阳性反应。

（3）电镜：癌细胞间有小桥粒连接，并附有短的张力微丝，胞质内张力微丝不常见。

（三）腺癌（adenocarcinoma）

腺癌约占肺癌的 20%，在女性较男性多见。它的发生与吸烟亦有关，但较其他类型的肺癌为少。大多发生在肺外周部，它是外周型肺癌中最多见的类型，约占外周型癌的 60%。大多数腺癌在手术切除时已累及脏层胸膜。有时小的隐匿性腺癌可伴有广泛转移，或累及胸膜形成巨块。腺癌亦可为中央型，或甚至位于支气管内。

（1）大体：腺癌常位于胸膜下，为境界清楚的包块，其上的胸膜常纤维化增厚或呈皱纹状。腺癌的大小悬殊，可从小至 1cm 到大至占据一整叶。切面呈灰白色，有时呈分叶状，中央常有瘢痕形成，并有炭末沉着，可称之为"马乔林溃疡"。坏死、出血常见。如癌组织有大量黏液分泌，则质软呈黏液样。如间质纤维组织增生明显则质较硬。肺腺癌如邻近胸膜，可侵及胸膜并可广泛种植，致胸膜明显增厚，而类似恶性间皮瘤，可称为假间皮瘤性癌（pseudomesotheliom atous carcinoma）。

（2）光镜：诊断腺癌的依据是癌组织有腺样分化的特征，表现为癌细胞形成分化成熟的管状、腺泡状，或有柱状细胞内衬的乳头状结构，或有黏液分泌。腺癌分化好者，上述分化特征明显。分化差者，上述分化特征不明显，多出现实性区，可见细胞内黏液，或仅见小灶性腺样结构，腺癌的间质常有明显的促纤维形成反应，成纤维细胞增生显著马乔林溃疡时，间质纤维化更为明显，有大片瘢痕形成。

根据腺癌的细胞、组织结构特征，可分为以下 8 种亚型。

1. 腺泡性腺癌（acinar adenocarcinoma） 在腺癌中最常见，占 40%。共同的特点是癌组织呈腺泡状或小管状。根据癌组织的分化程度，可分为 3 级，与其预后相关。

（1）光镜：癌组织分化好者由大小不等的腺泡状或小管状结构构成，其上皮细胞常为立方状或柱状细胞，有的可产生黏液，胞核圆形或卵圆形，大小较一致，可见小核仁及分裂象，胞质中等。腺管腔内有的可见蛋白性分泌物。腺管之间有多少不等的纤维性间质，其中有少量淋巴细胞浸润。

中分化者部分呈腺管状，核呈中度异型性，排列不整齐，多有明显核仁。有的腺管上皮细胞增多呈复层，或有的几乎呈实性巢，仅见一个或多个小腔，间质纤细，富于血管。有的间质中可见大量淋巴细胞和浆细胞浸润。

分化差者主要由实性巢构成，其中可伴有含黏液的癌细胞，并可见少数或偶见腺泡状结构的癌组织。

（2）预后：分化好者预后较好，5 年存活率为 16% ~ 22%，分化差者预后较差。

2. 乳头状腺癌（papillary adenocarcinoma） 及伴微乳头结构的肺腺癌（pulmonary adenocarcinoma with a micropapillary pattern，MPPAC）

（1）乳头状腺癌（papillary adenocarcinoma）：真正的乳头状腺癌少见，男性较女性多，平均年龄 64.5 岁，多为孤立结节，平均直径 4.1cm，亦可多发。诊断时 45% 病例已有淋巴结转移。

1）光镜：癌组织主要由高柱状或立方状上皮细胞形成较大的乳头状腺管构成（图 6 - 20A），大小、形状极不等，可有或无黏液产生。突出的组织形态特征是含有纤维血管轴心的乳头，亦可再分支，乳头表面被覆的癌细胞异型性显著，胞核较大呈泡状，含有明显核仁。此癌的纤维性间质一般较少，其间常有淋巴细胞浸润，有的可见砂粒体。

2）鉴别诊断：需与乳头状型细支气管肺泡癌鉴别，后者保持肺泡基本结构，而非大的腺管，虽也有乳头状突起，但表面衬覆上皮为肺泡上皮，而非柱状或立方状腺上皮。免疫组化亦有助于鉴别诊断。

3）预后：均较细支气管肺泡癌差。

（2）伴微乳头结构的肺腺癌（pulmonary adenocarcinoma with a micropapillary patten，MPPAC）：其组织学表现为无纤维血管轴心的微乳头簇漂浮在肺泡腔或密集的纤维间隙中，常见淋巴结转移，是一种独特类型的肺腺癌，且预后较差。

1）光镜：组织形态学上表现为无纤维血管轴心的微乳头簇［微乳头（micropapillary pattern，MPP)]，漂浮在肺泡腔（图 6 - 20B）或小乳头密集在纤细的纤维间隙中（图 6 - 20C）；另外一个变异型表现为无血管轴心小乳头漂浮在衬覆肿瘤细胞的腔内（图 6 - 20D）。单纯的浸润性微乳头癌很少见，常见与其他组织学类型的腺癌混合存在，可出现在几乎所有亚型的肺腺癌中。MPP 在肿瘤中所占比例从 1% ~ 90% 不等，有研究按微乳头所占比例进行分组：无 MPP，局灶 MPP，中等量 MPP 以及广泛 MPP，各学者划分的比例不一致。

2）诊断及鉴别诊断：诊断要点：①具有特征性的微乳头结构（经典型 MPP，即无纤维血管轴心的细胞簇漂浮在肺泡腔或密集在纤维间隙中），微乳头状结构需与乳头状腺癌中的真乳头鉴别，真乳头结构的定义为被覆单层或多层的腺上皮，中心为纤维血管组织的结构；而 MPP 表现为小的缺乏纤维血管轴心的微乳头簇，免疫组织化学染色显示 CD34/CD31 阴性；②变异型是指相似的微乳头漂浮在衬覆肿瘤细胞的腔内，类似细支气管肺泡癌；③因 MPP 易侵犯淋巴管或小静脉，常见淋巴结转移，故 MPP 在肿瘤中所占比例只要 >5% 就应在病理诊断中提出来；④MPP 可以出现在几乎所有肺腺癌亚型中；⑤免疫组织化学特点：肿瘤细胞巢团、微乳头表面（面向间质侧）EMA、E - cadherin、β - catenin 呈阳性表达，此外，MPPAC 需与原发于乳腺、膀胱、卵巢或涎腺的浸润性微乳头状癌转移至肺相鉴别，原发于肺的 IMPCa 免疫组化染色显示 TTF1（+），CK7（+），CK20（-）；若 CK7（-），CK20（+），则支持结直肠来源的 IMPCa；若 CK7（+），CK20（+），则支持尿路上皮来源的 IMPCa；虽然 BRST - 2 在乳腺及涎腺的 IMPCa 均为（+），但 ER、PR 几乎仅在乳腺中呈阳性表达；卵巢的 IMPCa WT - 1（+）。

3）治疗及预后：微乳头为主型的腺癌预后差，即使早期诊断仍然预后不良。对于 MPPAC 首选的治疗方案还有待于今后的研究。由于这种类型的癌常见淋巴结转移，淋巴管及静脉瘤栓密切相关，具有高度侵袭性，故仅靠手术切除肿瘤明显是不够的。手术及综合性的放、化疗及靶向治疗有助于延长患者的生存期。

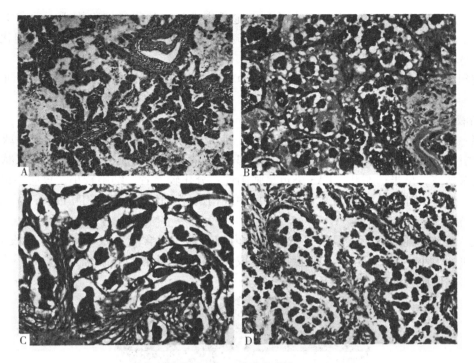

图 6 – 20 乳头状腺癌

A. 癌组织由较大的腺管构成，有明显的乳头形成；B. 微乳头型腺癌无血管轴心的
微乳头，漂浮在肺泡腔中（HE×20）；C. 微乳头型腺癌无血管轴心的微乳头密集，
周围有组织收缩的纤维间隙（HE×20）；D. 微乳头型腺癌无血管轴心微乳头漂浮在
衬覆肿瘤细胞的腺腔内（HE×20）

3. 黏液性（胶样）腺癌（mucinous adenocarcinoma）

（1）大体：肿瘤可见于胸膜下，呈分叶状结节，切面呈胶样，黄白色。

（2）光镜：癌组织由极度扩大的肺泡腔隙构成，腔内充满大量黏液，形成黏液湖。分化好的柱状
黏液性上皮衬附在增厚的纤维性肺泡壁上。黏液细胞也可形成大小、形状不等的腺样结构，腺管上皮细
胞呈柱状，胞质较透亮，核位于基底部，有的含有黏液。有的见分化良好的癌细胞漂浮在黏液池中。

（3）免疫组化：除一般腺癌标记外，癌组织对 CDX – 2 及 MUC2 呈阳性表达。

4. 印戒细胞腺癌（signet ring adenocarcinoma） 此癌多发生在大支气管，诊断时首先要排除转移
性，特别是来自胃肠道的转移性印戒细胞腺癌（图 6 – 21）。

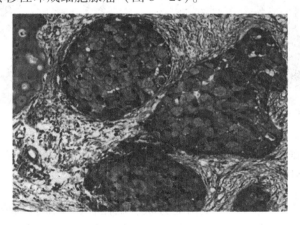

图 6 – 21 印戒细胞腺癌

支气管软骨旁的癌组织由富含黏液的印戒细胞形成实性团

（1）光镜：癌组织呈实性团块状，由分化好、胞质充满黏液的印戒细胞构成，常在支气管软骨附近的间质浸润。根据免疫表型，此癌可分为肠型及肺型印戒细胞腺癌 2 类，需借助免疫组化来区分，肠型印戒细胞腺癌较常见，而肺型较少见。

（2）免疫组化：肠型印戒细胞腺癌，CK20、CDX - 2、MUC2 呈阳性表达，预后好；而肺型上述 3 种抗体均为（-），则表达 TTF - 1 及 CK7，预后差。

5. 实性黏液细胞腺癌（solid mucinous cell adenocarcinoma）（图 6 - 22）

（1）光镜：癌组织由分化不等的黏液细胞构成，形成较大的实性团块或癌巢，很少或几乎不形成腺管，间质为中等量纤维组织，将其分隔，与肺组织分界清楚。癌细胞分化好者呈印戒状，核较小偏位，胞质内充满黏液，呈半透明状，PAS 染色呈强阳性；分化较差者，细胞较小，核居中央，胞质内含有黏液不明显；分化中等者，细胞中等大小，核居中或稍偏位。这些癌细胞相互过渡，无明显分界。核分裂象不多见。

（2）电镜：癌细胞胞核奇形，呈蟹足状，胞质内细胞器少，含有大量不同发育阶段的黏液颗粒。成熟的黏液颗粒，大小不等，中等电子密度，可有或无膜包绕。小颗粒可融合为大颗粒。有时可见黏液颗粒从胞质内穿过细胞膜向细胞外排出的现象。

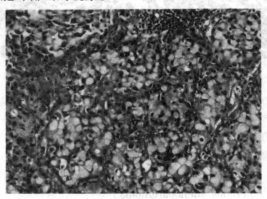

图 6 - 22　实性黏液细胞腺癌
癌组织由不同分化程度的黏液细胞形成大的实性团，间质较少

6. 透明细胞腺癌（clear cell adenocarcinoma）　肺的透明细胞腺癌极罕见，在日常病理工作中很难见到。诊断时须除外转移性肾透明细胞癌的可能（图 6 - 23）。

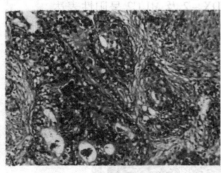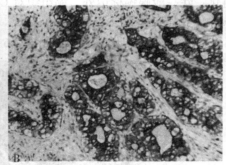

图 6 - 23　透明细胞腺癌
A. 癌组织由砥柱状透明细胞形成的腺管状结构组成，腔内充有红染的分泌物；
B. 癌组织 CK18（+）

（1）光镜：癌组织位于肺实质，几乎全由立方状、砥柱状透明细胞构成，有明确的腺管形成，腔内充满红染的分泌物；癌细胞核圆形，大小一致，位于基底部，胞质透明，可见核分裂象。间质较少。

（2）免疫组化：癌组织 CK18（+）、CK7 部分（+）、CK5（-）、NSE（-）。

7. 分泌性腺癌（secretory adenocarcinoma）　分泌性腺癌较少见，WHO 肺癌分类中尚无此型腺癌。癌组织的主要成分与分泌性乳腺癌相似。

（1）光镜：在呈腺样结构或实性巢的癌组织中，许多癌细胞的胞质内见有大小不等呈嗜酸性的分泌小球，呈圆形均质状，亦可位于细胞外。PAS 染色，分泌小球呈强阳性。

（2）免疫组化：瘤细胞 CEA 呈阳性，而分泌小球呈阴性。

（3）电镜：癌细胞内的分泌小球位于细胞间或细胞内微腔内，呈均质状。微腔表面见有微绒毛。

8. 混合性腺癌（mixed adenocarcinoma）　在常规工作中，除可见单纯的上述各种类型的腺癌外，由上述各型腺癌中的任何两种或两种以上的成分构成者亦较为常见，按单一的组织形态类型诊断较困难。如腺癌以某一种组织结构为主，占其肿瘤组织成分的 70% ~80% 时，则以占主要成分的癌组织来命名；如果几种结构的癌组织之间难以区分主次，即可诊断为混合性腺癌，并按所占比例依次注明包括的各种腺癌成分。如混合性腺癌，包括乳头状腺癌及印戒细胞腺癌。

免疫组化：对腺癌的诊断，一般无须进行免疫组化染色，因在光镜下基本上都能做出明确诊断。除非在某些情况下，如鉴别原发性和转移性腺癌，原发性肺腺癌和恶性间皮瘤。肺腺癌对 CK7、AE1/AE3、EMA、35βH11、HMFG－2、CEA，Leu－M1 及分泌成分（secretory component）呈阳性反应；甲状腺转录因子 TTF－1（thyroid transcription factor－1）、E－cadherin 亦可阳性，有的可共同表达角蛋白及波形蛋白，对鉴别诊断有一定价值。

转移性腺癌可表达器官特异性标记，如甲状球蛋白（TG）、前列腺特异性抗原（prostate specific antigen，PSA）、前列腺酸性磷酸酶（prostatic acid phosphatase，PAP）及绒毛素（villin），对鉴别转移性甲状腺癌、前列腺癌及胃肠道腺癌有一定帮助。恶性间皮瘤新近也有一些间皮相关抗原问世，如 MS－2761、AMAD－2、thrombomodulin、calretinin 及 N－cadherin 等，在恶性上皮型间皮瘤呈阳性反应，有助于鉴别诊断。

电镜：观察腺癌的主要特征是，癌细胞间及细胞内有微腔形成，其表面有微绒毛；癌细胞胞质内见黏液颗粒，为低电子密度、不透明或呈絮状的黏液物质，被一层清楚的膜包绕；不少腺癌具有 Clara 细胞的分化特征，即在癌细胞胞质内含有嗜锇性致密颗粒。腺癌细胞间可见连接复合体，也可有桥粒连接，但较鳞癌少。分化差的腺癌，要识别上述各种特征较困难，应注意识别其中间型细胞。少数腺癌亦可伴有神经内分泌分化，即在少数癌细胞胞质内，尚可见神经分泌颗粒。

（四）腺鳞癌（adenosquamous carcinoma）（图 6－24）

腺鳞癌是指在同一个肿瘤内有明确的腺癌和鳞癌两种成分并存，其中的一种成分最少要占整个肿瘤的 10%。故腺鳞癌的诊断应建立在对手术切除标本进行全面检查的基础上。如果在鳞癌组织中偶见含有产生黏液的细胞巢，或在腺癌组织中含有小的鳞状分化灶，均不能诊断为腺鳞癌，则应按其主要成分来命名。光镜下诊断的腺鳞癌并不多见，约占肺癌的 2%，大多数患者有吸烟史。

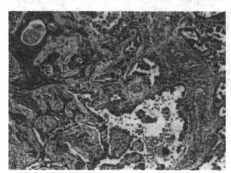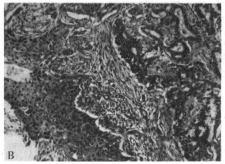

图 6－24　腺鳞癌

A. 癌组织包含腺癌及鳞癌两种成分，左上为鳞癌，右为腺癌；B. 癌组织包含两种成分，左为鳞癌，右为腺癌

1. 大体　腺鳞癌大多位于外周部，且常伴有瘢痕形成。

2. 光镜　腺鳞癌含有明确的腺癌及鳞癌两种成分，二者的比例各异，或一种占优势，或二者比例相等。其组织形态特征如在鳞癌及腺癌中所述，二者均可表现为分化好的、中分化的和分化差的，但两种成分的分化程度并非一致，而是相互组合。两种成分可相互分开而无联系，或相互混杂在一起。此外，有的尚可见大细胞癌的成分，间质如同鳞癌或腺癌，可有炎细胞浸润。有学者报道，腺鳞癌的间质中可见细胞外嗜酸性物质沉着，类似淀粉样物质。电镜观察显示，此物质不是淀粉样物质，而具有基底膜样物质及胶原的特征。

3. 电镜　观察发现，肺的腺鳞癌特别是在分化差的癌中远比光镜诊断者为多，可达近20%。电镜下，发现癌细胞具有分别向腺癌或鳞癌分化的超微结构特征，也可在同一个癌细胞内见有两种分化特征。

4. 免疫组化　与鳞癌和腺癌两种成分表达者相同。

5. 鉴别诊断　包括鳞癌、腺癌伴有上皮鳞化及高度恶性分化差的黏液表皮样癌。主要是后者与具有分化差成分的腺鳞癌的鉴别。黏液表皮样癌发生在近侧大支气管内，呈外生性，突入腔内，由表皮样细胞及黏液细胞杂乱混合构成，呈不规则片块，或有腔隙形成，杯状细胞通常散布在细胞巢内，而不形成腺管，亦无单个细胞的角化及鳞状细胞珠形成。而腺鳞癌多位于外周部，可见角化或细胞间桥。

（五）大细胞癌（large cell carcinoma）（图6-25）

大细胞癌亦可称为大细胞未分化癌，它是一种由具有大核、核仁明显、胞质丰富、境界清楚的大细胞构成的癌。它不具有鳞癌、腺癌或小细胞癌的任何形态学特征，即光镜下癌细胞大，未见有任何特异性分化特征时，始可诊断为大细胞癌。

1. 临床表现　它约占肺癌的10%～20%，大约50%发生在大支气管。几乎所有患者均为吸烟者，平均年龄近60岁。影像学上大细胞癌可为中央型或外周型。

2. 大体　肿瘤通常较大，直径一般大于3cm，坏死广泛且常见。可侵及胸膜及其邻近的组织。

3. 光镜　癌组织常呈紧密分布的实性团或片块，或弥漫分布呈大片，无腺、鳞分化特征。癌细胞较大，胞质中等或丰富、淡染，或呈颗粒状，或略透亮；核呈圆形、卵圆形或不规则形，有的呈多形性，染色质呈泡状或细颗粒状，核分裂象易见。有的可出现局灶性巨细胞，其胞核可比静止期淋巴细胞大3～4倍。大细胞癌组织坏死常见，且较广泛，而间质较少。有的大细胞癌可能见少数黏液阳性的细胞。如经黏液染色并淀粉酶消化后，见有丰富的产生黏液的细胞，则应诊断为实性腺癌伴黏液形成。

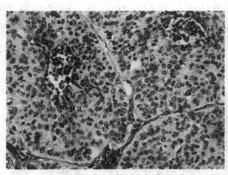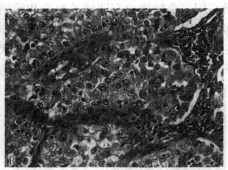

图6-25　大细胞癌
A. 癌组织呈大小不一的实性巢，间质稀少；B. 癌组织呈实性巢，癌细胞大，核仁显著

4. 免疫组化　AE1/AE3几乎全部阳性，EMA70%阳性，35βH11近70%阳性。部分病例亦可表达EMA、CEA、CK7及vim。

免疫组化及电镜观察：大细胞癌的分化表型并无特征性，大多表现为腺分化，也可为鳞分化。有少数大细胞癌具有腺、鳞、神经内分泌三相分化表型。如有的表现为神经内分泌分化占优势，可称为大细胞神经内分泌癌，将其归入神经内分泌癌。故从分化表型上看，大细胞癌在一定意义上是一种混杂类型

（miscellaneous category）；在另一种意义上，它是一种暂时的类型（temporary category）。

5. 大细胞癌的变异型（vanants）

（1）透明细胞癌（clear cell carcinoma）：肺原发性透明细胞癌极罕见，故在诊断此癌时，应先排除来自肾、甲状腺及涎腺等的转移性透明细胞癌。另外，因在肺鳞癌、腺癌中有的可出现局灶性透明细胞癌，不能诊断为透明细胞癌，只有当透明细胞占癌组织的50%以上，又无腺、鳞分化特征时，始可诊断为透明细胞癌。

1）光镜：由透明细胞构成的癌组织占优势成分，常呈实性片块，癌细胞较大，呈多角形，境界清楚，胞质呈透明状，或呈泡沫状，核较大，异型性明显，形状不规则，核仁显著，可见分裂象。组织化学染色证实，癌细胞内常含糖原，也可不含糖原，无黏液。

2）电镜：透明细胞癌无特征性超微结构，大多具有腺癌或鳞癌的分化表型特征，有的为未分化性大细胞癌。

（2）巨细胞癌（giant cell carcinoma）：此癌罕见，大多位于肺外周部，也可为中央型。患者为吸烟者。当确诊时，多形成巨块，大者可达15cm，并广泛侵袭和转移。此癌具有向胃肠道转移的倾向。

1）光镜：癌细胞巨大，多形性明显，除单核、双核及多核奇异形瘤巨细胞外，大多呈多角形，或相互结合成小巢，或结合不良，松散分布，犹如肉瘤。无论单核还是多核癌细胞均含有一个或多个核仁，偶见核内包涵体。癌细胞之间，常见有大量炎细胞浸润，除淋巴细胞外，尤以中性粒细胞为著。有的癌细胞胞质内充满中性粒细胞，称之为中性粒细胞侵入癌细胞（emperipolesis）。有些病例，可见有腺样分化灶或类似绒癌的结构。在30%~40%的病例，可伴有梭形细胞癌成分。

2）免疫组化：与大细胞癌类似，癌细胞通常显示AE1/AE3、CAM5.2阳性，有的波形蛋白亦阳性，EMA偶尔阳性。

3）电镜：巨细胞癌特征性的超微结构是癌细胞有丰富的线粒体，涡旋状张力微丝样纤维及多对中心粒。有些病例与大细胞癌一样，亦可显示腺分化或鳞分化特征，以腺样分化者为多。

有学者发现数例巨细胞癌无论在免疫组化还是超微结构上，均显示神经内分泌分化特征，可称之为巨细胞神经内分泌癌，将其从巨细胞癌中分出，归为神经内分泌癌的第5型。

（3）梭形细胞癌（spindle cell carcinoma）：单纯的梭形细胞癌非常少见，但它常见于构成多形性癌的成分之一。它和多形性癌具有相同的侵袭行为。

1）光镜：癌组织主要为梭形细胞成分，具有肉瘤样生长方式，主间质分界不清，常与非肿瘤性结缔组织成分混合癌细胞常具有明显的多形性，可见异常分裂象。如肿瘤组织中尚含有鳞癌、腺癌、巨细胞癌或大细胞癌成分，则应诊断为多形性癌。

2）免疫组化：梭形细胞成分CK呈阳性表达，如角蛋白呈阴性，则难以与肉瘤区分，应做其他免疫组化，进一步明确诊断。

（4）多形性癌（pleomorphic carcinoma）：此癌是一种分化差的癌，癌组织可由多种类型的癌混合构成，其中常见的是梭形细胞癌和（或）巨细胞癌成分，至少占癌组织的10%以上；而大细胞癌灶亦较常见，亦常伴有鳞癌或腺癌成分。

1）免疫组化：梭形细胞成分如显示上皮性标记keratin、EMA阳性，可证实为癌分化，如为阴性，则需与癌肉瘤鉴别。

2）鉴别诊断：免疫组化及电镜观察，有助于把多形性癌和癌肉瘤区别开来。癌肉瘤的上皮成分无论是鳞癌、腺癌还是大细胞癌，上皮性标记呈阳性表达，而梭形细胞成分上皮性标记阴性，vimentin呈阳性。如含有其他异质性恶性成分如骨、软骨、横纹肌等，诊断为癌肉瘤更无问题。

（六）淋巴上皮瘤样癌（lymphoepithelioma - like carcinoiiia）

此癌在多方面与发生在鼻咽部的淋巴上皮癌相同，在肺较罕见，但有报道，在远东地区较多见。肿瘤多位于肺实质内。有人在癌组织的石蜡切片上，用原位杂交技术检测EBER，癌细胞显示强的核信号，提示EBV在此型肺癌的发病中可能起作用。

1. 光镜 癌的组织形态与鼻咽部淋巴上皮癌完全相同。癌细胞大，胞质中等量，核呈泡状，核仁十分明显，形成大小不等的片块或呈巢。这些未分化的癌细胞巢无腺、鳞分化特征，被有多量淋巴细胞、浆细胞浸润的纤维性间质包绕，癌巢内亦有淋巴细胞浸润。

2. 免疫组化　AE1/AE3、高分子量角蛋白大部阳性表达，低分子量角蛋白、CK7、EMA、vim 少部分阳性，NSE、CgA、Syn 少数细胞呈阳性表达。

（李永真）

第三节　结核病

一、概论

结核病（tuberculosis）是由结核分枝杆菌引起的一种慢性肉芽肿性疾病。以肺结核最常见，但可见于全身各器官。典型病变为结核结节形成伴有不同程度干酪样坏死。

结核病曾威胁整个世界，由于有效抗结核药物的发明和应用，由结核病引起的死亡一直呈下降趋势。20 世纪 80 年代以来，由于艾滋病的流行和耐药菌株的出现，其发病率又趋于上升。全球现有结核患者 2 000 万，如不控制，今后 10 年还将有 9 000 万人发病。中国结核患者数位居世界第二，仅次于印度。1993 年 WHO 宣布"全球结核病紧急状态"，1998 年又重申遏制结核病刻不容缓。由此可见，控制结核病已成为全球最紧迫任务。

（一）病因和发病机制

结核病的病原菌是结核分枝杆菌，对人致病的主要是人型、牛型。结核菌主要经呼吸道传染，少数可因进食带菌食物或含菌牛奶而经消化道感染，偶见经皮肤伤口感染。

呼吸道传播是通过肺结核（主要是空洞型肺结核）患者在谈话、咳嗽和喷嚏时，从呼吸道排出大量带菌微滴，每个微滴可有 1 ~ 20 个细菌，带菌微滴直径小于 5 μm 即可被吸入并到达肺泡引起感染。到达肺泡的结核杆菌趋化和吸引巨噬细胞，并为巨噬细胞吞噬。在有效细胞免疫建立以前，巨噬细胞对结核杆菌的杀伤能力很有限，结核杆菌可以在细胞内繁殖，一方面引起局部炎症，另一方面可发生全身性血源性播散，成为今后肺外结核病发生的根源。机体对结核杆菌产生特异性细胞免疫一般需 30 ~ 50 天时间。这种特异的细胞免疫在临床上表现为皮肤结核菌素试验阳性。

结核病的抗感染免疫反应和超敏反应常同时发生和相伴出现，贯穿在结核病过程中。抗感染免疫反应的出现提示机体已获得免疫力，对病原菌有杀伤作用和抵抗力。而超敏反应常引起干酪样坏死，引起局部组织结构的破坏。已经致敏的个体动员机体产生防御反应较未致敏的个体快，但组织的坏死也更明显。故机体对结核杆菌感染所作出的临床表，现决定于不同的机体免疫状态。如机体状态是以抗感染免疫反应为主，则病灶局限，结核菌可被杀灭；如机体状态是以超敏反应为主，则病变将以急性渗出和组织结构破坏为主。结核病基本病变与机体的免疫状态有关（表 6 -1）。

表 6 -1　结核病基本病变与机体的免疫状态

病变	机体状态		结核杆菌		病理特征
	免疫力	超敏反应	菌量	毒力	
渗出为主	低	较强	多	强	浆液性或浆液纤维素性炎
增生为主	较强	较弱	少	较低	结核结节
坏死为主	低	强	多	强	干酪样坏死

（二）结核病的基本病理变化

结核病是一种特殊性炎症。其基本病变也具有变质、渗出和增生。由于机体的免疫反应、超敏反应和细菌的数量、毒力以及病变组织的特性不同，可表现三种不同病变类型。

见于病变早期或机体免疫力低下、细菌数量多、毒力强或超敏反应较强时。好发于肺、浆膜、滑膜及脑膜等处。表现为浆液性或浆液纤维素性炎。早期有中性粒细胞浸润，但很快为巨噬细胞所取代。在渗出液和巨噬细胞内可查见结核杆菌。当机体抵抗力增强时，可完全吸收不留痕迹，或转变为增生为主的病变，如机体抵抗力低、超敏反应剧烈或细菌数量多、毒力强时，渗出性病变可迅速发生坏死，转变为以变质为主的病变。

1. 渗出为主的病变　见于机体免疫力较强、细菌数量较少、毒力较低时。由于机体对结核杆菌已有一定免疫力，病变常以增生为主，形成具有一定形态特征的结核结节。结核结节是在细胞免疫反应的基础上形成的。由上皮样细胞、朗格汉斯巨细胞（Langhans giant cell）以及外周局部集聚的淋巴细胞和少量反应性增生的成纤维细胞构成。典型的结核结节中央有干酪样坏死。巨噬细胞吞噬结核杆菌后细胞胞体可增大逐渐转变为上皮样细胞。上皮样细胞体积变大，呈梭形或多角形，胞质丰富，淡伊红染，境界不清，细胞间常有胞质突起互相联络。核呈圆形或卵圆形，染色质少，可呈空泡状，核内有 1 ~ 2 个核仁。上皮样细胞的活性增加，有利于吞噬和杀灭结核杆菌。朗格汉斯巨细胞是由多个上皮样细胞互相融合或一个上皮细胞核分裂而胞质不分裂形成的。朗格汉斯巨细胞是一种多核巨细胞，细胞体积大，直径可达300μm，胞质丰富，染淡伊红色，胞质突起常和上皮样细胞的胞质突起相连接，核与上皮样细胞核相似，核数由十几个到几十个不等。核排列在胞质周围呈花环状、马蹄形或密集在胞体一端。单个结核结节肉眼和 X 线片不易查见，3 ~ 4 个结节融合成较大结节时才能看到，约粟粒大小，灰白色，半透明，境界分明。有干酪样坏死时略带黄色，可微隆起于脏器表面。

2. 坏死（变质）为主的病变　常见于结核杆菌数量大、毒力强，机体抵抗力低或超敏反应强烈时。上述渗出性和增生性病变也可发生干酪样坏死，也有极少数病变一开始就发生干酪样坏死。

结核坏死灶由于含脂质较多呈淡黄色，均匀细腻，质地较实，状似奶酪，故称干酪样坏死。镜下为红染无结构的颗粒状物。干酪样坏死对结核病病理诊断具有一定的意义。干酪样坏死物中大都会有一定量的结核杆菌，可成为结核病恶化进展的原因。

渗出、坏死和增生三种变化往往同时存在而以某一种改变为主，而且可以互相转化。

（三）结核病基本病理变化的转化规律

结核病的发展和结局主要取决于机体抵抗力和结核杆菌致病力之间的斗争。当机体抵抗力增强时，病变可向好的方向转化，即吸收、消散或纤维化、钙化；反之，则向坏的方向转化，即浸润进展或溶解播散。

1. 转向愈合

（1）吸收、消散：是渗出性病变的主要愈合方式。当机体抵抗力增强或经治疗有效时，渗出物可通过淋巴道吸收而使病灶缩小或完全吸收、消散。X 线检查时可见边缘模糊、密度不匀的云絮状阴影逐渐缩小或完全消失。临床上称为吸收好转期。

（2）纤维化、纤维包裹、钙化：增生性病变、未被完全吸收的渗出性病变以及较小的干酪样坏死灶，可被逐渐纤维化形成瘢痕而愈合。较大的干酪样坏死灶难以纤维化，病灶周围的纤维组织可增生，将干酪样坏死包裹，中央逐渐干燥浓缩，并经钙盐沉着而发生钙化。钙化亦为临床痊愈一种指标，但钙化灶内常残留少量细菌，在一定条件下可以引起复发。病灶纤维化后，一般已无结核杆菌存活，可认为是完全愈合。X 线检查可见纤维化病灶边缘清晰，密度增大，钙化病灶密度更高。临床上称硬结钙化期。

2. 转向恶化

（1）浸润进展：当机体抵抗力低下，又未能得到及时治疗时，在原有病灶周围可出现渗出性病变，范围不断扩大，并继发干酪样坏死。X 线检查，原病灶周围出现云絮状阴影，边缘模糊。临床上称为浸润进展期。

（2）溶解播散：是机体抵抗力进一步下降，病变不断恶化的结果。干酪样坏死发生溶解、液化后，可经体内的自然管道（如支气管、输尿管）排出，致局部形成空洞。液化的干酪样坏死物中含有大量结核杆菌，播散至其他部位后，可形成新的渗出、变质病灶。X 线检查，可见病灶阴影密度深浅不一，出现透亮区及大小不等之新播散病灶阴影。临床上称为溶解播散期。此外，结核杆菌还可经淋巴道播散到淋巴结，引起结核性淋巴结炎，经血道播散到全身各处，引起全身粟粒性结核。

二、肺结核病

结核杆菌主要经呼吸道侵入人体，故肺是发生结核病最常见器官。由于初次感染和再次感染结核杆菌时机体的反应性不同，肺部病变的发生和发展亦各有其特点，故肺结核病（pulmonary tuberculosis）可分为原发性和继发性两大类。

（一）原发性肺结核病

原发性肺结核病（primary pulmonary tuberculosis）是指机体第一次受结核杆菌感染后所发生的肺结核病。多见于儿童，故又称儿童型肺结核病。偶见于从未感染过结核杆菌的青少年或成年人。由于初次感染，机体尚未形成对结核杆菌的免疫力，病变有向全身各部位播散的趋向。

1. 病变特点　结核杆菌经支气管到达肺组织，最先引起的病灶称原发病灶或称 Ghon's 病灶。原发病灶通常只有一个，多见于通气较好的部位，即上叶下部或下叶上部靠近胸膜处，以右肺多见。病灶直径多在 1.0～1.5cm，呈灰白或灰黄色。病变开始为渗出性变化，继而中央发生干酪样坏死，周围则有结核性肉芽组织形成。由于是初次感染，机体缺乏对结核杆菌的免疫力，病变局部巨噬细胞虽能吞噬结核杆菌，但不能杀灭，结核杆菌在巨噬细胞内仍继续生存，并侵入淋巴管循淋巴流到达肺门淋巴结，引起结核性淋巴管炎和肺门干酪性淋巴结结核。肺部原发病灶、结核性淋巴管炎和肺门淋巴结结核，三者合称原发复合征（primary Complex），是原发性肺结核的特征性病变。X 线检查，可见肺内原发病灶和肺门淋巴结阴影，两者间有结核性淋巴管炎的条索状阴影相连，形成哑铃状阴影。

2. 发展和结局　绝大多数（约95%）原发性肺结核，由于机体免疫力逐渐增强而自然愈合。小的病灶可完全吸收或纤维化，较大的病灶可纤维包裹和钙化。这些病变常无任何自觉症状而不治自愈，但结核菌素试验阳性。有时肺内原发病灶已愈合，而肺门淋巴结结核病变仍存在，甚至继续发展蔓延到肺门附近淋巴结，引起支气管淋巴结结核。X 线检查，可见病侧肺门出现明显的淋巴结肿大阴影。经过适当治疗，此病灶可被包裹、钙化或纤维化。

少数病例因营养不良或患其他传染病（如麻疹、流感、百日咳等），使机体抵抗力下降，肺部原发病灶及肺门淋巴结结核病灶继续扩大，病灶中干酪样坏死可液化并进入血管、淋巴管和支气管引起播散。

（1）支气管播散：原发病灶不断扩大，干酪样坏死物液化，侵及连接的支气管，病灶内液化坏死物可通过支气管排出而形成空洞，含菌的干酪样坏死物可沿支气管向同侧或对侧肺叶播散，引起多数小叶性干酪样肺炎。此外，肺门淋巴结干酪样坏死也可因淋巴结破溃而进入支气管，引起上述同样播散。但原发性肺结核经支气管播散较少见，可能儿童的支气管发育不完全、口径较小、易受压而阻塞有关。

（2）淋巴道播散：肺门淋巴结病灶内的结核杆菌，可沿引流淋巴管到达支气管分叉处、气管旁、纵隔及锁骨上、下淋巴结。如淋巴管被阻塞，也可逆流到达腹膜后、腋下和腹股沟淋巴结，引起多处淋巴结结核。颈部淋巴结常可受累而肿大，中医称"瘰病"。病变轻者，经适当治疗可逐渐纤维化或钙化而愈合；重者可破溃穿破皮肤，形成经久不愈的窦道（俗称"老鼠疮"）。

（3）血道播散：在机体免疫力低下的情况下，肺内或淋巴结内的干酪样坏死灶可侵蚀血管壁，结核菌直接进入血液或经淋巴管由胸导管入血，引起血行播散性结核病。若进入血流的菌量较少，而机体的免疫力很强，则往往不发生明显病变。

（二）继发性肺结核病

继发性肺结核病（secondary pulmonary tuberculosis）是指机体再次感染结核杆菌后所发生的肺结核病。多见于成年人，故称成人型肺结核病。其感染来源有二：①外源性再感染：结核杆菌由外界再次侵入机体引起。②内源性再感染：结核杆菌来自已呈静止状态的原发复合征病灶，当机体抵抗力降低时，潜伏的病灶可重新活动而发展成为继发性肺结核病。

1. 病变特点　由于继发性肺结核病患者对结核杆菌已有一定免疫力和敏感性，故其病变与原发性肺结核相比较，有以下不同特点。

（1）早期病变多位于肺尖部，且以右肺多见：其机制尚未完全阐明，可能是由于直立体位时该处动脉压较低，且右肺动脉又较细长，局部血液循环较差，加之通气不畅，以致局部组织抵抗力较低，结核杆菌易于在该处繁殖有关。

（2）由于超敏反应，病变易发生干酪样坏死：且液化溶解形成空洞的机会多于原发性肺结核。同时由于机体已有一定免疫力，局部炎症反应又常以增生为主，病变容易局限化。且由于结核杆菌的繁殖被抑制，不易发生淋巴道、血道播散，故肺门淋巴结病变，全身粟粒性结核病患者较少见。

（3）病程长：随着机体免疫反应和超敏反应的相互消长，病情时好时坏，常呈波浪式起伏，有时以增生为主，有时以渗出、变质为主。肺内病变呈现新旧交杂、轻重不一，远较原发性肺结核病复杂多样。

（4）因机体已有一定免疫力：病变在肺内蔓延主要通过受累的支气管播散。

2. 类型及病变　继发性肺结核的病理变化和临床表现比较复杂。根据病变特点和临床经过，可分为以下几种主要类型。

（1）局灶型肺结核：是继发性肺结核的早期病变，多位于肺尖部，右侧多见，病灶常为一个或数个，一般0.5~1.0cm大小。病变多数以增生为主，也可有渗出性病变和干酪样坏死，临床症状和体征常不明显。病灶常发生纤维化或钙化而愈合。X线检查，肺尖部有单个或多个结节状阴影，境界清楚。如患者抵抗力降低时，病变可恶化发展为浸润性肺结核。

（2）浸润型肺结核：是继发性肺结核最常见的临床类型，属活动性肺结核病。多数由局灶型肺结核发展而来。病灶多位于右肺锁骨下区，故临床上又称锁骨下浸润。病变常以渗出为主，中央有干酪样坏死，周围有直径2~3cm渗出性病变（即病灶周围炎）。镜下，病灶中央为干酪样坏死，病灶周围肺泡腔内充满浆液、单核细胞、淋巴细胞和少量中性粒细胞。X线检查在锁骨下区可见边缘模糊的云雾状阴影。患者常有低热、盗汗、食欲不振、乏力等中毒症状和咳嗽、咯血。如能得到及时恰当治疗，渗出病变可在半年左右完全或部分吸收（吸收好转期）；中央干酪样坏死灶可通过纤维化、纤维包裹和钙化而愈合（硬结钙化期）。如病变继续发展，干酪样坏死病灶可扩大（浸润进展期）；如干酪样坏死液化溶解，液化坏死物可经支气管排出而形成急性薄壁空洞，空洞壁坏死层含有大量结核杆菌，坏死物经支气管播散可引起干酪样肺炎（溶解播散期）。急性空洞一般易愈合，适当治疗后洞壁肉芽组织增生，空洞腔可逐渐缩小、闭合，最后形成瘢痕而愈合（图6-26）。如空洞经久不愈，则可发展为慢性纤维空洞型肺结核。

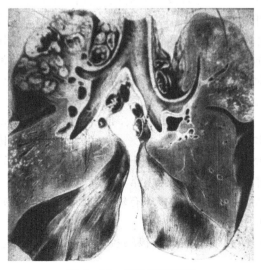

图6-26　继发性肺结核
左肺上叶有干酪样坏死，右肺上叶及左肺下叶有散在性结核，肺门淋巴结病变不明显

（3）慢性纤维空洞型肺结核：为成人慢性肺结核病常见类型，多在浸润型肺结核形成急性空洞的

基础上发展而来。此型病变的特点为：①肺内有一个或多个形态不规则、大小不一的厚壁空洞，多位于肺上叶。厚壁空洞最厚处达1cm以上（图6-27）。镜下见，空洞壁由三层结构组成：内层为干酪样坏死物，中层为结核性肉芽组织，外层为纤维组织。此外，空洞内还常可见有残存之梁柱状组织，多为有血栓形成并机化而闭塞的血管。②在同侧或对侧肺内常有经支气管播散引起的很多新旧不一、大小不等、病变类型不同的病灶。病变发展常自上而下，一般肺上部病变旧而重、下部病变新而较轻。③由于病程长，病变常时好时坏，反复发作，最后导致肺组织的严重破坏和广泛纤维化，胸膜增厚并与胸壁粘连，肺体积缩小、变形、变硬，称为硬化性肺结核，严重影响肺功能，甚至功能丧失。此时，由于病变处毛细血管床减少，肺循环助理增加，肺动脉压增高，导致右心负担加重，进而引起肺源性心脏病。

此外，由于空洞和支气管相通，空洞内大量结核杆菌可随痰咳出而成为本病的传染源（开放性肺结核）；若大血管被侵蚀可引起咯血；如空洞穿破肺膜，可造成气胸和脓气胸；如咽下含菌痰液，可引起肠结核。

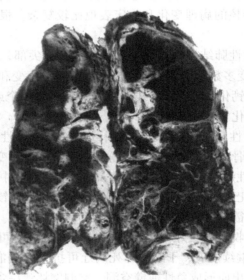

图6-27　慢性纤维空洞型肺结核
右上肺有大空洞，空洞壁有纤维组织，下叶有散在的干酪样结核

（4）干酪样肺炎：常发生在机体抵抗力极差和对结核杆菌敏感性过高的患者。是由于大量结核杆菌经支气管播散引起，在肺内可形成广泛渗出性病变，并很快发生干酪样坏死。按病变范围可分为大叶性和小叶性干酪样肺炎。受累肺叶肿大、实变、干燥，切面淡黄色、干酪样；有时干酪样坏死液化，可形成多数边缘不整齐之急性空洞，并进一步引起肺内播散。镜下见，肺泡腔内有浆液、纤维素性渗出物，内含以巨噬细胞为主之炎细胞，并可见广泛红染无结构之干酪样坏死。临床有高热、咳嗽、呼吸困难等严重全身中毒症状，如不及时抢救，可迅速死亡（称为"奔马痨"）。

（5）结核球：结核球又称结核瘤（tuberculoma），是一种直径2~5cm孤立的纤维包裹性球形干酪样坏死灶。多数为单个，偶见多个，常位于肺上叶。可以由浸润型肺结核之干酪样坏死灶纤维包裹形成；也可因空洞的引流支气管被阻塞，空洞腔由于干酪样坏死物填满而形成；有时亦可由多个结核病灶融合而成。结核球是一种相对静止的病灶，临床上常无症状，可保持多年而无进展；但当机体抵抗力降低时，可恶化进展，在肺内重新播散。由于结核球有较厚的纤维膜，药物一般不易渗入发挥作用。X片有时需与肺癌鉴别，故临床常采用手术切除。

（6）结核性胸膜炎：在原发性和继发性肺结核的各个时期均可发生。按其病变性质，可分为湿性和干性两种，以湿性多见。

1）湿性胸膜炎：又称渗出性胸膜炎。较多见，常见于20~30岁的青年人。大多为肺内原发病灶的结核菌播散到胸膜引起，或为结核杆菌菌体蛋白发生的超敏反应。病变为浆液纤维素性炎。渗出物中有浆液、纤维素和淋巴细胞，有时有较多红细胞。浆液渗出多时可引起胸腔积水或血性胸水。临床上有胸痛及胸膜摩擦音，叩诊呈浊音，呼吸音减弱。积液过多时可压迫心脏。或致纵隔移位。一般经适当治疗1~2个月后可吸收。有时渗出物中纤维素较多，表现为纤维素性胸膜炎，则不易吸收而发生机化与粘连。

2）干性胸膜炎：又称增生性胸膜炎。是由肺膜下结核病灶直接蔓延至胸膜所致。常发生于肺尖部，多为局限性，病变以增生性病变为主，很少有胸腔积液。痊愈后常致局部胸膜增厚、粘连。

综上所述，原发性肺结核与继发性肺结核在多方面有不同的特征，其区别见表6-2。

表6-2　原发性和继发性肺结核病比较表

	原发性肺结核病	继发性肺结核病
结核杆菌感染	初染	再染或静止病灶复发
发病人群	儿童	成人
对结核杆菌的免疫力或过敏性	无	有
病理特征	原发复合征	病变多样，新旧病灶并存，较局限
起始病灶	上叶下部、下叶上部近胸膜处	肺尖部
主要播散途径	淋巴道或血道	支气管
病程	短，大多自愈	长，需治疗

三、肺结核病引起血源播散性肺结核病

原发性和继发性肺结核病恶化进展时，细菌可通过血道播散引起血源性结核病。除肺结核外，肺外结核病也可引起血源性结核病。

由于肺内原发病灶、再感染病灶或肺门干酪样坏死灶，以及肺外结核病灶内的结核杆菌侵入血流或经淋巴管由胸导管入血，可引起血源播散性结核病。分以下类型：

1. 急性全身粟粒性结核病　结核杆菌在短时间内一次或多次大量侵入肺静脉分支，经左心至体循环，播散至全身各器官（如肺、肝、脾、肾、腹膜和脑膜等），引起粟粒性结核，称为急性全身粟粒性结核病。病情凶险，临床有高热、寒战、盗汗、衰竭、烦躁不安，甚至神志不清等中毒症状，肝脾肿大，并常有脑膜刺激征。各器官均可见均匀密布、大小一致、灰白或灰黄色、圆形、粟粒大小的结核病灶。镜下见，病灶常为增生性病变，有结核结节形成，偶尔出现渗出、变质为主的病变。X线检查双肺可见密度均匀、大小一致的细点状阴影。若能及时治疗，仍可愈复，少数病例可死于结核性脑膜炎。若抵抗力极差，或应用大量激素、免疫抑制药物或细胞毒药物后，可发生严重的结核性败血症，患者常迅速死亡。尸检时各器官内出现无数小坏死灶，灶内含大量结核杆菌，灶周无明显细胞反应，故有"无反应性结核病"之称。此种患者可出现类似白血病的血象，称类白血病反应。

2. 慢性全身粟粒性结核病　如急性期不能及时控制而病程迁延3周以上，或病菌在较长时间内以少量反复多次进入血液，则形成慢性粟粒性结核病。病变的性质和大小均不一致，同时可见增生、坏死及渗出性病变，病程长，成人多见。

3. 急性粟粒性肺结核　常是全身粟粒性结核病的一部分，有时仅局限于肺。由于肺门、纵隔、支气管旁的淋巴结干酪样坏死破入邻近大静脉（如无名静脉、颈内静脉、上腔静脉），或因含菌的淋巴液由胸导管回流，经静脉入右心，沿肺动脉播散于两肺，引起两肺急性粟粒性结核病（图6-28）。临床上多起病急骤，有较严重结核中毒症状。X线见两肺有散在分布、密度均匀、粟粒大小的细点阴影。

4. 慢性肺粟粒性结核病　多见于成人。患者原发灶已痊愈，由肺外某器官的结核病灶内的细菌在较长时间内间歇性地入血而致病。病程较长，病变新旧、大小不一。小的如粟粒大，大的直径可达数厘米以上。病变以增生为主。

5. 肺外结核　也称肺外器官结核病，多由原发性肺结核病经血道播散所致。在原发复合征期间，如有少量细菌经原发灶侵入血液，在肺外一些脏器内可形成潜伏病灶，当机体抵抗力下降时，恶化进展为肺外结核病。

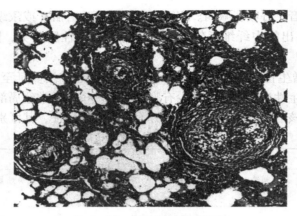

图6-28 急性粟粒性肺结核
肺内有大小一致，分布均匀的结核结节

四、肺外结核

（一）肠结核病

肠结核病（intestinal tuberculosis）可分为原发性和继发性。原发性肠结核病很少见，常发生于小儿，一般由饮用未经消毒、带结核杆菌的牛奶或乳制品而感染。细菌侵入肠壁，在肠黏膜形成原发性结核病灶，结核杆菌沿淋巴管到达肠系膜淋巴结，形成与原发性肺结核相似的肠原发复合征（肠原发性结核性溃疡、结核性淋巴管炎和肠系膜淋巴结结核）。绝大多数肠结核继发于活动性空洞型肺结核病，常由于咽下含大量结核杆菌的痰引起。

继发性肠结核病85%发生在回盲部，其次为升结肠。病变多见于回盲部的原因，可能是由于该段淋巴组织特别丰富，结核菌易通过淋巴组织侵入肠壁，加之肠内容物通过回盲瓣处，滞留于回肠末端时间较长，增加与结核菌接触的机会。

根据病理形态特点，肠结核病可分为两型：①溃疡型：较多见。结核菌首先侵入肠壁淋巴组织，形成结核结节，结节融合并发生干酪样坏死，黏膜破坏脱落形成溃疡。病变沿肠壁淋巴管向周围扩展，使溃疡逐渐扩大，由于肠壁淋巴管沿肠壁呈环形分布，故溃疡多呈半环状，其长径与肠长轴垂直。溃疡一般较浅，边缘不整齐，如鼠咬状，底部不平坦，附有干酪样坏死物，偶见溃疡深达肌层及浆膜层（图6-29），但很少引起穿孔或大出血，与溃疡相对应的肠浆膜面常见纤维素渗出和结核结节形成。结核结节呈灰白色连接成串，是结核性淋巴管炎所致。临床上有慢性腹痛、腹泻、营养障碍等症状。溃疡愈合后，由于瘢痕组织收缩，可引起肠腔狭窄。一般很少发生肠出血和穿孔。②增生型：较少见。病变以增生为主，在肠壁内有大量结核性肉芽组织和纤维组织增生，使病变处肠壁增厚、变硬，肠腔狭窄，黏膜可有浅在溃疡和息肉形成，故也称息肉型肠结核（图6-30）。临床上表现为慢性不完全低位肠梗阻。右下腹可触及包块，易误诊为结肠癌。

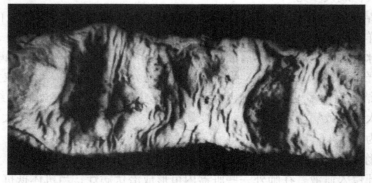

图6-29 溃疡性肠结核回肠呈环状性溃疡，溃疡长轴与肠道呈垂直状

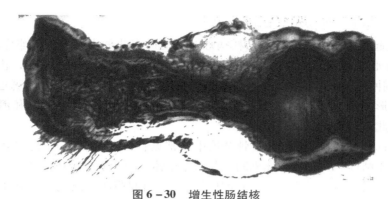

图6-30　增生性肠结核
回肠肠壁增厚，形成干酪样肿块，肠黏膜有多发性息肉形成

（二）结核性腹膜炎

结核性腹膜炎（tuberculous peritonitis）多见于青少年。大多继发于溃疡型肠结核、肠系膜淋巴结结核或结核性输卵管炎，少数可因血行播散引起。本病可分为湿、干两型，但通常以混合型多见。湿型的特点是腹腔内有大量浆液纤维素性渗出液，外观草黄色，混浊或带血性，肠壁浆膜及腹膜上密布无数粟粒大小结核结节，一般无粘连。临床常有腹胀、腹痛、腹泻及中毒症状。干型较常见，其特点是腹膜除有结核结节外，尚有大量纤维素性渗出物，机化后可引起腹腔脏器特别是肠管间、大网膜、肠系膜广泛粘连，甚至引起慢性肠梗阻。腹上部可触及横行块状物，为收缩及粘连之大网膜。由于腹膜有炎性增厚，触诊时有柔韧感或橡皮样抗力。坏死严重者病灶液化可形成局限性结核性脓肿，甚至侵蚀肠壁、阴道、腹壁、形成瘘管。

（三）结核性脑膜炎

结核性脑膜炎（tuberculous meingitis）多见于儿童。常由原发复合征血道播散引起，故常是全身粟粒性结核病的一部分。成人的肺及肺外结核晚期亦可引起血源播散导致本病。病变以脑底部最明显，在视交叉、脚间池、脑桥等处，可见多量灰黄色胶冻样混浊的渗出物积聚，偶见灰白色粟粒大结核结节。镜下见：蛛网膜下隙内有炎性渗出物，主要为浆液、纤维素、单核细胞、淋巴细胞，也可有少量中性粒细胞。部分区域可发生干酪样坏死，偶见典型的结核结节病变，严重者可累及脑皮质，引起脑膜脑炎。病程较长者常并发闭塞性血管内膜炎，从而导致循环障碍而引起多发性脑软化灶。若病程迁延，可因渗出物机化粘连而致脑积水，出现颅内压增高症状和体征，如头痛、呕吐、眼底视盘水肿和不同程度意识障碍甚至脑疝形成。

（四）泌尿生殖系统结核病

1. 肾结核病　最常见于20～40岁男性，以单侧多见。多由原发性肺结核血行播散引起。病变常起始于皮髓质交界处或肾乳头。病变初为局灶性，继而发生干酪样坏死破坏肾乳头而破溃入肾盂，形成结核性空洞。随着病变在肾内继续扩大蔓延，可形成多个结核性空洞，肾组织大部分或全部被干酪样坏死物取代，仅留一空壳。由于液化的干酪样坏死物随尿下行，输尿管、膀胱可相继感染受累。临床上引起尿频、尿急、尿痛及血尿、脓尿等症状。膀胱受累后可因纤维化而容积缩小（膀胱挛缩）；如病变导致输尿管口狭窄，可引起肾盂积水，或逆行感染对侧肾脏。如两侧肾脏严重受损，可导致肾功能不全。

2. 生殖系统结核病　男性泌尿系统结核病常波及前列腺、精囊和附睾，以附睾结核多见，病变器官有结核结节形成和干酪样坏死。临床上附睾结核表现为附睾肿大、疼痛，与阴囊粘连，破溃后可形成经久不愈的窦道。女性以输卵管和子宫内膜结核病多见。主要经血道或淋巴道播散，亦可由邻近器官结核病直接蔓延引起。临床可引起不孕症。

（五）骨与关节结核病

骨与关节结核病多见于儿童及青少年，因骨发育旺盛时期骨内血管丰富，感染机会较多。主要由原发复合征血源播散引起。骨结核多见脊椎骨、指骨及长骨骨骺（股骨下端和胫骨上端）。关节结核以髋、膝、踝、肘等关节多见。外伤常为本病的诱因。

1. 骨结核　病变起始于松质骨内的小结核病灶，病变可有两种表现：①干酪样坏死型：病变部出现大量干酪样坏死和死骨形成，周围软组织发生干酪样坏死和结核性"脓肿"，由于局部无红、肿、热、痛，故有寒性脓肿（冷脓肿）之称。病灶若穿破皮肤，可形成经久不愈之窦道。此型比较多见。②增生型：骨组织中形成大量结核性肉芽组织，病灶内的骨小梁渐被侵蚀、吸收和消失。但无明显干酪样坏死和死骨形成。此型较少见。

脊椎结核（tuberculosis of the spine）是骨结核中最常见者，多见于第10胸椎至第2腰椎。病变始于椎体中央，常发生干酪样坏死，可破坏椎间盘及邻近锥体。由于病变锥体不能负重，可发生塌陷而被压缩成楔形，造成脊柱后凸畸形（驼背），甚至压迫脊髓，引起截瘫。液化的干酪样坏死物可穿破骨皮质，侵犯周围软组织，在局部形成结核性"脓肿"。还可沿筋膜间隙向下流注，在远隔部位形成"冷脓肿"。如腰椎结核可在腰大肌鞘膜下、腹股沟韧带下以及大腿部形成"冷脓肿"；胸椎结核时脓肿可沿肋骨出现于皮下；颈椎结核时可于咽后壁出现"冷脓肿"。如穿破皮肤可形成经久不愈的窦道。

2. 关节结核　多继发于骨结核，常见于髋、膝、踝、肘等关节。如膝关节结核，常由于胫骨上端或股骨下端之骨骺或干骺端先有病变，当干酪样坏死侵及关节软骨和滑膜时，则形成膝关节结核。关节结核时关节滑膜上有结核性肉芽组织形成，关节腔内有浆液、纤维素渗出。游离纤维素凝块长期互相撞击，可形成白色圆形或卵圆形小体，称为关节鼠。由于软组织水肿和慢性炎症，关节常明显肿胀。若病变累及软组织和皮肤，可穿破皮肤形成窦道。关节结核愈合后，关节腔内渗出物机化可造成关节强直而失去运动功能。

（六）淋巴结结核病

淋巴结结核病（tuberculosis of the lymph node）常由肺门淋巴结结核沿淋巴道播散，也可来自口腔、咽喉部结核感染灶。临床上以颈部淋巴结（中医称瘰疬）最常见，其次为支气管和肠系膜淋巴结结核。病变淋巴结常成群受累，有结核结节形成和干酪样坏死。淋巴结逐渐肿大，当病变累及淋巴结周围组织时，淋巴结可互相粘连，形成包块。淋巴结结核干酪样坏死物液化后可穿破皮肤，形成多处经久不愈的窦道。

（李永真）

第七章

循环系统疾病

第一节　心肌炎

心肌炎是指心肌的局限性或弥漫性急性或慢性炎症病变，可分为感染性和非感染性两大类。前者因细菌、病毒、螺旋体、立克次体、真菌、原虫、蠕虫等感染所致，后者包括过敏或变态反应等免疫性心肌病，如风湿病，以及理化因素或药物所致的反应性心肌炎等。由病毒感染所致的心肌炎，病程在 3 个月以内者称为急性病毒性心肌炎。

一、病毒性心肌炎

大多数已知病毒，如脊髓灰质炎病毒、流感病毒、腺病毒、水痘病毒、流行性腮腺炎病毒、传染性单核细胞增多症病毒、巨细胞病毒、麻疹病毒、风疹病毒、传染性肝炎病毒、淋巴细胞脉络丛脑膜炎病毒、流行性脑炎病毒以及艾滋病病毒等都能引起不同程度的心肌间质炎，但主要是柯萨奇 B 病毒和埃可病毒。

病毒性心肌炎有的只是病毒感染损伤的一部分，有的则定位于心脏。成年人病毒性心肌炎的临床表现大多较新生儿和儿童病毒性心肌炎轻，急性期死亡率低，大部分病例预后良好。

重症病毒性心肌炎的病理表现为间质性心肌炎。急性期有心脏扩大，心壁苍白、柔软，间质水肿，间质和小血管周围有淋巴细胞、单核细胞为主的炎细胞浸润，伴有心肌细胞变性、坏死。慢性期表现为间质纤维化，主要集中在肌束间和小血管周围，并有延伸至心内膜，也可有散在的小瘢痕。

病毒性心肌炎无论临床表现，还是病理形态均没有特异性，因此确定诊断比较困难，临床上血清病毒滴度升高 4 倍以上有重要的诊断价值，心肌活检虽可认定病变性质，但用活检标本分离病毒的 阳性率不高，近年来有用原位核酸杂交（PCR）或聚合酶链反应－单链构象多态性分析（singlestrand conformation polymorphism analysis of polymerase chainreaction products，PCR－SSCP）检测 DNA 或 RNA 的，有较高的阳性率。

二、细菌性心肌炎

一般是其他部位细菌感染的并发症状，如急性咽峡炎、扁桃体炎、白喉、肺炎流行性脑脊髓膜炎、细菌性心内膜炎等都能引起心肌炎。细菌性心肌炎也是间质性心肌炎（图 7－1）。心肌间质、血管周围均可有成片或灶状炎细胞浸润。炎细胞的类型和浸润的广泛程度随感染细菌种类而异，有的甚至形成小脓肿，一般类型的炎细胞以单核细胞和淋巴细胞为主。并发于急性咽峡炎的等重症者，常有明显的心肌细胞变性、坏死和间质水肿。白喉性心肌炎的心肌细胞脂肪性变较突出，分布弥漫，脂滴粗大，坏死心肌细胞形成粗大颗粒或团块，周围有巨噬细胞、单核细胞浸润。结核性心肌炎一般是血液播散或结核性心包炎、心外膜炎的直接扩散，病损部有特征性的结核结节。细菌性心肌炎的愈合一般都经肉芽形成瘢痕。

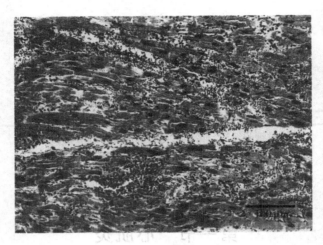

图 7 - 1 细菌性心肌炎
间质内有大量炎细胞浸润，心肌细胞被分割成粗细不等的
条束，并有肿胀和变性

三、真菌性心肌炎

这种心肌炎一般是真菌感染累及心肌的结果，原发于心肌的极少。多见于长期使用抗生素、肾上腺皮质类固醇激素以及免疫抑制剂者。早期炎症病灶也散在分布于心肌间，进而可扩展和融合。菌种的不同，炎症灶的表现可有差别，有的出血、坏死突出，而炎症反应较轻，有的表现为以中性多形核白细胞为主的浸润，伴有组织坏死，脓肿形成。急性期病灶一般较易找到菌丝（图 7 - 2）。菌种以念珠菌、曲菌、毛霉菌等较多见。慢性期有巨噬细胞反应和肉芽肿形成，甚至出现多核巨细胞，呈结核结节样形态，但其坏死不如结核彻底，也找不到结核菌，这是主要鉴别点。

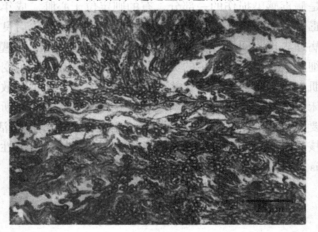

图 7 - 2 真菌性心肌炎
真菌性心肌炎的肌间脓肿，内有大量菌丝和孢子。一般用
PAS 染色能较清晰地显示。PAS 染色

四、药物和毒物性心肌炎

多种药物能对心肌造成损伤。基本有两种形式，一是药物或毒物对心肌的直接毒害作用，二是心肌对药物过敏引起的损伤。药物对心肌的直接毒害作用有明显累加和剂量依赖效应关系，可称为中毒性心肌炎。心肌对药物过敏引起的损伤在用药物后迅速发生，呈过敏性表现，故称为过敏性心肌炎。

中毒性心肌炎的心肌炎症是药物毒害造成心肌坏死的反应，而不是对药物本身的反应。心肌坏死一般呈灶性，有时只有 1~2 个细胞，但在病损区有坏死心肌、炎症肉芽，到纤维化的愈合瘢痕同时并存。炎细胞以多形核细胞为主，也可有巨噬细胞，但嗜酸性粒细胞较少见。锑、砷、吐根碱、氟尿嘧啶、锂以及吩噻嗪等制剂能引起心肌大片坏死。此外，白喉毒素、嗜铬细胞瘤分泌的儿茶酚胺长期作用，或口服苯异丙胺也能引起心肌坏死，出现炎症。

过敏性心肌炎也是间质性心肌炎，表现为心肌间和小血管周围有嗜酸性粒细胞、淋巴细胞和浆细胞浸润，尤其以嗜酸性粒细胞较突出，但心肌细胞变性、坏死较轻，停药后炎症可自行消退，甚至不留明显纤维化。过敏性心肌炎常出现血管炎和血管周围炎，但病变细胞纤维素样坏死较少见。

能致心肌损伤的常见化学物品简述如下：

（1）一氧化碳：一氧化碳与血红蛋白结合所形成的碳氧血红蛋白，使丧失运输氧能力，导致组织严重缺氧。心肌对缺氧十分敏感，中毒早期有心肌细胞变性和间质出血、水肿；晚期则常引起心内膜下乳头肌灶性坏死。此外，心外膜和心内膜下多见斑片状出血。

（2）氧：氧是保证心脏高效能工作所必需，环境中氧含量随海拔增高而降低。在海拔 5 000~5 500 米处的氧分压约为海平面地区的 1/2。急性缺氧所致的心肌损伤主要表现为心肌细胞坏死；慢性缺氧所致的心肌损伤主要表现为心肌细胞变性、萎缩、代偿性肥大和间质纤维化。然而血氧含量过高也会引起心脏输出量和心肌收缩力的降低，造成氧中毒。氧过量可发生在高空飞行、深水潜水和医疗等所有使用供氧呼吸器的场合。氧中毒会导致肺动脉高压和肺源性心脏病，出现右心室肥厚和心力衰竭，原因是过量的氧既能直接抑制心肌功能，减少冠脉血流，又能使肺因氧中毒而致弥漫性肺泡损伤和肺纤维化，肺动脉和体循环高压。氧中毒同样可造成心肌坏死。

（3）酒精：长期大量饮酒可致心脏肥大、心肌脂肪变和纤维化，此病称为酒精中毒性心肌病，或酒精性心肌病。其发病机制尚不甚清楚。电镜下可见心肌细胞线粒体肿胀，嵴破坏，脂褐素增多，胞质内脂滴明显增多。

（4）二硫化碳：二硫化碳引起的心血管系统损伤多见于长期低浓度接触者（50mg/m³ 左右）。主要病损为动脉硬化，其形态改变类似于动脉粥样硬化。二硫化碳引起动脉硬化的原因，有人认为与它能引起高胆固醇血症有关；也有研究表明它能与胰岛素结合形成复合物而降低其活性，产生化学性糖尿病有关。最常见的病损部位为脑动脉、肾动脉和心血管系。主要表现为视网膜血管硬化，且易出血和发生小动脉瘤；肾脏病变为动脉毛细血管的透明性变，其病理形态类似于 Kimmelstiel - Wilson 型肾小球硬化症。心脏方面经流行病学研究，表明长期接触低浓度二硫化碳者，冠心病死亡率高于非接触者。病损可发生在一个部位或多个部位，同一患者不同部位的病损程度亦不相同。

（5）铅：慢性铅中毒可使人过早发生动脉粥样硬化，也能引起血压升高和心肌肥大，有的甚至引起冠状动脉痉挛，发生"铅性心绞痛"。在临床上表现为心绞痛、心力衰竭、心电图 T 波和 S - T 段异常。形态上有心肌细胞坏死，肌原纤维分离，肌浆网扩张和线粒体肿胀等。

（6）硒：硒的缺乏可使家畜发生白肌病，我国东北和西北地区也有这种以骨骼肌和心肌变性坏死为主的地方性缺硒病。心肌病变主要为凝固性坏死，或溶解性坏死，呈灶状或大片分布在心内膜下区。硒是谷胱甘肽过氧化物酶的组成部分，它是一种自由基清除剂。一些研究表明克山病的发病与缺硒有一定的关系。此外，硒对机体的影响也受一些地球化学因素的制约，如摄入过多的硫酸盐可降低动物对硒的利用；铜和锌的过量也能促进动物缺硒病的发生等。但硒的过量也可致病，硒中毒的心脏病变为心内膜和外膜下出血，心肌坏死，炎细胞浸润，心肌纤维化和瘢痕形成等。

（7）钴：钴是维生素 B₁₂ 的组成成分，是一种必需的微量元素。钴缺乏可引起小红细胞性贫血。1965—1966 年间，加拿大魁北克等地在长期大量饮用啤酒的人中暴发一种心肌病，认为与钴中毒有关。其主要表现为呼吸困难、发绀、心跳加快，并有严重心力衰竭、心脏增大，部分病例心腔有附壁血栓。镜下见心肌呈弥漫性变性，间质水肿和灶性纤维化。钴对心肌损伤的机制不十分清楚。一些研究表明，病因可能是多因素的，除钴的作用外，如食物中缺乏蛋白质、硫胺素、镁等必需营养物质的缺少可能有关。过多摄入酒精也可与钴起协同作用。

（8）真菌毒素：蒽环类抗生素（anthracyclines）如柔毛霉素（daunorubicin）和多柔比星（阿霉素，

adriamycin)，是一类用于治疗癌症的抗生素，常能引起扩张型心肌病。用药后数分钟即可产生心肌细胞核仁崩解。多柔比星的急性作用包括低血压、心动过速和心律失常。慢性病变包括心脏扩大、心肌细胞变性和萎缩，伴有间质水肿和纤维化。另外，霉烂玉米等的串珠镰刀菌毒素（Fusadummon moniliforme）也可损害心肌。急性期表现为心肌水样变性、灶性肌溶解和坏死，进而出现心肌纤维化。

五、原虫性心肌炎

引起本病的主要有枯氏锥虫病（Chagas 病）和弓形虫病。

Chagas 病是全身性疾病，但主要侵犯心脏，急性期锥虫在心肌细胞内繁殖，形成包囊，细胞膜完整。锥虫的虫体圆形或卵圆形，直径约 1.5 纳米，核卵圆。当包囊破裂，心肌坏死后出现灶性或弥漫性淋巴细胞、浆细胞和嗜酸性粒细胞浸润，但这时已找不到锥虫。慢性期表现为心脏扩张、心尖部变薄，形成室壁瘤，有灶性或弥漫性间质纤维化。少部分病例有肉芽肿形成，并出现多核巨细胞。

弓形虫病也常累及心肌，急性期弓形虫在心肌细胞内繁殖，破坏心肌细胞，并出现淋巴细胞、单核细胞、浆细胞和嗜酸性粒细胞浸润。弓形虫呈卵圆形或新月形，长 3.4～4.3μm，宽 1.3～1.7μm，其核径几乎等于虫体的宽度。慢性期也表现为灶性或弥漫性间质纤维化，心肌细胞肥大，心腔扩张，但此时已不易找到弓形虫，类似扩张型心肌病的外形。在器官移植、AIDS 晚期和用免疫抑制者可再现活动性心肌炎。

六、肉芽肿型心肌炎

本型心肌炎以心肌的炎症区内出现巨细胞，并有肉芽肿形成特征，有肉样瘤病（结节病）和巨细胞型心肌炎两种类型。

肉样瘤病是一累及全身的肉芽肿性疾病，在心脏的表现是小动脉和小血管周围散在由淋巴细胞、单核细胞、类上皮细胞和朗汉斯巨细胞组成的结核样结节，心肌间质纤维化明显，有的坏死灶内可见星状体（asteroid body）或绍曼小体（Schaumann body）。星状体呈嗜酸性，中心有一小而色深，呈放射状排列的芒刺状体。绍曼小体呈球形，表现为同心圆层状排列的钙化小体。肉样瘤病虽常见星状体，但非特有，星状体有时也可见于巨细胞型心肌炎。与结核不同的是结节病无干酪坏死，也找不到结核杆菌，但单纯的形态学手段有时也难以鉴别，而用 PCR 技术检测结核杆菌 DNA 会有较大帮助。

巨细胞型心肌炎是一类心肌间质炎症中有巨细胞，并形成肉芽肿的心肌炎，病灶直径约 2mm 或更大，散在或弥漫分布于左室壁和室间隔，肉眼可见呈灰黄色或暗红色小点，镜下见病灶内有淋巴细胞、巨噬细胞、浆细胞和嗜酸性粒细胞等，中心有坏死，但不是典型的干酪性坏死，巨细胞在坏死的周围，有呈典型的朗汉斯巨细胞形态，有具多核巨细胞形状，也有肌源性巨细胞的某些迹象（图 7-3）。

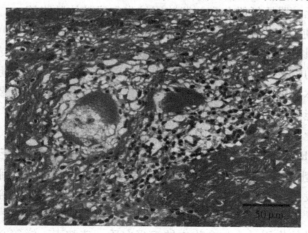

图 7-3 巨细胞型心肌炎
心肌间质增多，并有炎细胞浸润，形成肉芽肿，其间散在多核巨细胞

七、心肌炎的鉴别诊断

不同类型的心肌炎虽各有不同的病理形态表现，但它们的形态差异主要表现在急性阶段，在慢性期病损修复后均呈纤维瘢痕，因此心肌炎的病理形态学鉴别诊断主要依据急性期的表现。

（1）严格地说心肌炎和心肌的炎症性反应是两类性质不同的病理现象，例如心肌变性、心肌梗死的坏死心肌清除过程中会有炎症反应，尤其小灶性梗死时难与呈大灶性表现的心肌炎区别，但小灶性梗死毕竟呈与冠状动脉相关的区域性分布。

（2）全身性白细胞增多的一些疾病，心肌间质或心脏的小血管，尤其毛细血管内常有白细胞增多，如寄生虫感染的嗜酸性粒细胞增多，白血病等都可以在心肌间质有散在或小灶性集聚，但这种浸润一般不伴有心肌坏死。另外，心肌间质内的散在个别炎细胞，尤其淋巴细胞可见于心脏，不一定是病理性表现。

除外了全身性白细胞增多疾病和心肌炎症性反应，也就肯定了心肌炎症病变是真正的心肌炎了，至于是哪一种心肌炎，还要根据心肌炎症病灶的病理形态特征加以鉴别（表7-1）。

表7-1 心肌炎和心肌炎症性反应与炎细胞的关系

中性粒细胞	淋巴细胞	嗜酸性细胞	巨细胞
早期病毒性心肌炎	病毒性心肌炎	寄生虫感染	结节病
细菌感染	立克次体感染	嗜酸性细胞增多症	过敏
细菌毒素损伤	原虫感染	药物过敏	Wegener 肉芽肿
真菌感染	血管胶原病	Wegener 肉芽肿	血管胶原病
梗死心肌的清除	药物反应	原因不明	风湿性炎
	结节病		类风湿性炎
	移植排斥反应		感染性肉芽肿
	原因不明		原因不明

（3）细菌性心肌炎和真菌性心肌炎的急性期坏死病灶内一般都可以找到病原微生物，这有助于诊断的确立。

（李永真）

第二节 心肌病

对心肌病的认识有许多历史性的演变，其定义和分类现在还在不断完善之中，现已有把心肌病定义为一组由于基因缺陷、心肌细胞损伤、心肌组织浸润等使心肌直接受累的疾病，临床表现为心脏增大、心律失常，最后发生心力衰竭的疾病。最初归纳在心肌病范畴的疾病较多，全身或肺血管疾病、孤立的心包病以及结性或传导系统疾病外，任何心室肌结构或功能异常都归属于心肌病。能引起心肌疾病的病因有许多，最常见的有四类，因缺血性心脏病、瓣膜性心脏病、代谢紊乱、药物或毒物损伤等造成的，它们的病因比较清楚，称为特异性心肌疾病；一些原因不十分清楚，以前称为原发性心肌病或特发性心肌病，现已统称它为心肌病；另一类有地域性分布的心肌病，病因也不明，我国称它为克山病，其实它的分布不只限于黑龙江省的克山县，而较密集地分布在从黑龙江省到云南省的斜线地区。

20世纪中叶开始已除外了先天发育畸形、瓣膜病、冠心病引起的心肌病损。按病因是否明确分为原发性心肌病或原因不明的心肌病和继发性心肌病或特异性心肌病。随着对心肌疾病病因学和发病机制研究的深入，表明心肌病与特异性心肌疾病的差别已不十分明确，但对这些疾病的划分意见还不十分统一。从病理角度看，心肌病的心肌病变有原生于心肌本身的，有包括继发于系统性疾病或心脏本身心肌以外病损的。前一含义是狭义的，仅指心肌自身的疾病；而后一的心肌病是广义的，指包括所有累及心肌的病损。

一、WHO/ISFC 工作组关于心肌病的定义和分类意见

早期心肌病的分类差别较大，同病异名常有出现，1995 年 WHO/ISFC（世界卫生组织/国际心脏病学会联合会）作了重新定义：原发性心肌病包括扩张型、肥厚型、限制型、致心律失常性右心室心肌病和不定型五类，特异性心肌病包括缺血性心肌病、瓣膜性心肌病、高血压性心肌病、炎症性心肌病、代谢性心肌病、围生期心肌病及系统性疾病、神经肌肉性疾病以及过敏性和中毒等所致的心肌病。这个分类虽然得到广泛认可，但不全面反映出心肌病最新研究成果，所以美国心脏协会（AHA）2006 年提出了新的定义和分类。把心肌病定义为一组表现多样的心脏伴有机械和（或）电功能障碍，有心壁肥厚或心腔扩张等的心肌疾病，分为原发性和继发性两类。这一分类引进了分子生物学和电生理诊断手段，不再把心功能不全作为定义心肌病的必要条件，不再把瓣膜病、高血压、冠心病等引起的心肌病变称为心肌病，也放弃了缺血性心肌病的名称，而把一般形态学手段不显示出组织结构变化，却可引起致命电活动活动异常的离子通道病归入心肌病范畴。由于当前大多数医院的诊断手段还没能达到这一分类的要求，因此这个标准还未被普遍采用。鉴于现在心肌病的临床诊断主要还是根据心室的形态和功能来认定，为此 2007 年欧洲心脏病学会又提出了新的标准，按心室的形态和功能把心肌病分为肥厚型、扩张型、限制型、致心律失常性右心室心肌病和不定型五型。每一型都有遗传性和非遗传性，病因明确和不明确的区分，不再采用原发性和继发性。

二、心肌病病理

我国至今还没有自己的国家标准，采用的基本是 1995 年 WHO/ISFC 标准，近年来参考 2007 年欧洲心脏病学会提出的新的标准进行了完善，结合我国目前情况，在特异性心肌疾病中高血压性心肌病和炎症性心肌病的命名暂不采纳。把心肌病定义为有心功能障碍的心肌疾病，包括扩张型心肌病、肥厚型心肌病、限制型心肌病和致心律失常性右心室心肌病和不定型心肌病等。

病理诊断方面还没有建立独立的专用诊断标准，目前病理分类只是在上述临床分型的基础上对各型心肌病的形态特征进行了细化。从病理学角度考虑，心肌病的分类至少要包括病因、病变和功能改变三方面，可是现阶段许多心肌病的具体病因不明，只是粗略地划分为遗传性和非遗传性。形态方面只是按形态表现的类型，划分为肥厚型心肌病、扩张型心肌病；按心脏收缩功能区分出限制型心肌病；按电生理功能划分出致心律失常性右心室心肌病等。所以从病理学角度看，目前定义的心肌病只是一组有相似表现的一类疾病，不是有独有病因的单一疾病。

1. 扩张型心肌病（dilated cardiomyopathy，DCM）　以左心室或双心室扩张并伴收缩功能受损为特征。可以是特发性、家族性/遗传性、病毒性和（或）免疫性、酒精性/中毒性，或虽伴有已知的心血管疾病，但其心肌功能失调程度不能用异常负荷状况或心肌缺血损伤程度来解释的。本病常表现为进行性心力衰竭、心律失常、血栓栓塞、猝死。

本病的病理形态特点是心脏重量增加，全心性心腔扩大，而心壁变薄（图 7 - 4）。心腔扩大的形态标志是除腔径增加外，肌小梁变细、变薄，紧贴心壁，肌小梁间常有附壁血栓，尤以心尖部最易出现。心内膜有灶性或弥漫增厚，但其厚度一般不超过 3mm。心肌细胞有程度不一的变性和肥大，间质纤维增生，间有慢性炎细胞浸润。心肌的超微结构只显变性等非特异性改变。

从阜外心血管病医院至今进行的心脏移植 250 多例的受体心脏的病理表现看，扩张型心肌病的病理表现比较多样，主要表现为心肌广泛变性、间质纤维化等，病损的分布一般在侧壁和侧后壁较密集，有的伴小梁肥大，除心肌的不同形式变性外，有些病例的心壁存在发育不良表现，如心壁外层肌发育较差、较薄，有的心肌被成束的纤维和（或）脂肪替代（图7 - 5）。有发育不良表现的病例一般在较年轻时就有病症。这可能与心壁外层对心脏的收缩功能起着至关重要的作用有关，在存在心壁结构不良的状态下，附加其他夹杂致病因素的作用下更易造成伤害，而表现出心脏扩张。

因扩张型心肌病是一组病因不同，却有相似临床表现的疾病，不同病因的扩张型心肌病的晚期无明显特征，鉴别相当困难，要结合临床表现，参考 PCR 等检查，才有可能得出接近实际的诊断。

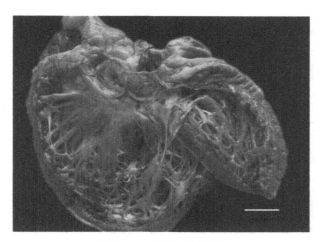

图 7-4　扩张型心肌病
心腔高度扩张，心室壁变薄，肌小梁变细、变薄，并紧贴心壁，心壁有血栓附着

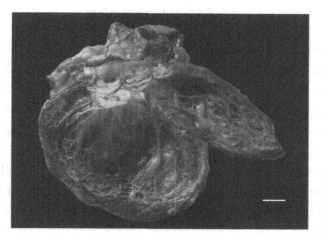

图 7-5　扩张型心肌病
心脏的侧后壁由广泛的纤维性替代，心壁变薄，小梁虽也
明显变薄，但不消失，这与心肌梗死后形成的室壁瘤不同

2. 肥厚型心肌病（hypertrophic cardiomyopathy，HCD）　以左心室和（或）右心室壁肥厚为特征，常为不对称肥厚并累及室间隔。典型者左室容量正常或下降，常有收缩期压力阶差。有家族史者多为常染色体显性遗传，细肌丝收缩蛋白基因突变可致病。常发生心律失常和早发猝死。

本病在病理形态方面的特征性表现是心脏重量增加、心室壁增厚、左心室腔明显变小，而无心瓣口和流出道的狭窄。心室壁的增厚有全室均衡的，但多数是不均衡的局部性增厚，多位于室间隔的上部，也有在前、后壁的，室间隔的厚度甚至达心室壁的 2 倍以上。心壁的肥厚部分有的与附近心壁间的过渡比较缓慢，而有的比较突然，呈瘤样突出，这时要与心脏肌瘤鉴别。许多病例也有右心室壁增厚，通常累及流出道前壁。左室间隔上部，主动脉瓣下区心内膜常明显增厚，甚至厚达数毫米，与其对应的二尖瓣前叶也有增厚。心肌排列有奇特的显微形态表现，心肌细胞失去长方外形，也不按尾 - 尾相接方式联系，而绕纤维胶原中心无序地排列，心肌细胞间亦有纤维间隔（图 7-6），心肌细胞内的肌原纤维排列也失去同向性。有的肌间夹杂纤维，脂肪替代，这也反映出本病的心壁发育异常特性。肥厚型心肌病的这种心肌细胞区域性排列紊乱虽较特殊，但非特有，偶尔亦见于正常心肌。心肌的超微结构有的除显示细胞肥大外，有的在同一细胞内出现肌原纤维从 Z 带呈辐射状排列。肌间外径 $200 \sim 400 \mu m$ 的动脉内、中膜平滑肌增生，排列无序，管腔狭窄，呈结构不良表现。

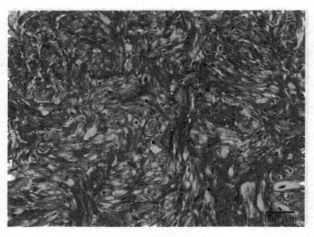

图 7 - 6　肥厚型心肌病
上图心壁增厚区心肌细胞失去长方外形，也不按尾 - 尾相
接方式联系，而绕纤维胶原中心无序地排列

3. 限制型心肌病（restrictive cardiomyopathy，RCM）　以单侧或双侧心室充盈受限和容量下降为特征，但收缩功能和室壁厚度正常或接近正常。能导致心室充盈受限和容量下降的主要有三类病症：①左心室心肌为原发性病损，心内膜、心室腔容积和收缩功能正常，而充盈明显受限，左心房充盈压和肺动脉压随右心室肥厚的发展而升高，这类又称为肌源性限制型心肌病；②因心内膜病损而致的舒张受限，如心内膜纤维弹力增生症；③因心内膜心肌炎、血栓机化等导致的心内膜增厚，使舒张和充盈受限，如心内膜心肌纤维化等。这类病症可为特发性的，也可伴发于其他疾病（如淀粉样变、嗜伊红细胞增多的心内膜心肌疾病等），其中又可分为伴有嗜伊红细胞增多症和无嗜伊红细胞增多症两类，前者主要包括心内膜心肌纤维化和 Loffer 心内膜心肌炎，后者只因灶性或弥漫心肌间质纤维化（图 7 - 7），而使充盈功能受限，但无明显心内膜纤维化。这类疾病中有些病因已经清楚而归入特异性心肌病系列中，按世界卫生组织及国际心脏病学会联合会（WHO/ISFC）工作组的建议，目前只有心内膜心肌纤维化和 Loffer 心内膜心肌炎还在"原发型心肌病"系列中。

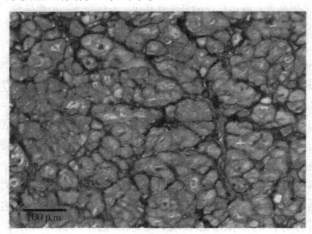

图 7 - 7　限制型心肌病
心肌细胞间纤维增多，形成网络状，心肌被纤维分隔成大
小不一的团，其间无炎细胞浸润。胶原纤维染色

心内膜心肌纤维化（endomyocardial fibrosis，EMF）病因至今不明，主要发生在潮湿热带地区，多见于非洲、拉丁美洲、东南亚和印度等，我国云南、广东、广西和浙江等地也有散发病例。心内膜心肌纤维化心脏外形和重量变化不大，双侧心内膜纤维化、明显增厚，尤以左心室更突出。心内膜纤维化主

要位于心尖部，但可向心底部蔓延，乳头肌、肉柱被埋在其中，二尖瓣后叶常与心壁粘连。纤维化组织致密，常有玻璃样变、钙化。纤维化常延伸至邻近的心肌层，并有淋巴细胞。早期有嗜伊红细胞浸润。Loffer 心内膜心肌炎多见于温带地区，它的晚期病理形态与心内膜心肌纤维化有许多相似之处，但早期本病有明显的嗜伊红细胞浸润和附壁血栓形成。

4. 致心律失常性心肌病（arrhythmogenic cardiomyopathy，ACM）　指心室肌逐渐被纤维脂肪组织取代，因此很长一段时间本病被称为"脂肪心"。早期表现为心壁出现区域性脂肪组织替代，晚期可累及整个右心室和部分左心室，但累及室间隔的相对较少。病变主要在右心室的称为致心律失常性右心室心肌病（arrhythmogenic right ventricular cardiomyopathy，ARVC），本病常有家族发病表现，与闰盘的桥粒蛋白异常有关，呈常染色体显性遗传，不完全外显，也有隐性型，常发生心律失常，尤其青年患者，易发生猝死。Thiene 根据病理组织形态表现把本病分为脂肪瘤型和纤维脂肪瘤型，前者表现为右室漏斗部或整个右心室扩张；后者表现为三尖瓣后叶下方的后壁、心尖部或（和）漏斗部呈瘤样膨出。

本病的实质是心室壁发育不良，故被称为右心室发育不良症（right ventricular dysplasia，RVD），不少患者在尸体解剖后才被认定，其主要表现为右心室扩张，心壁薄，心壁肌被纤维和脂肪组织取代。病损多见于右心室壁（图 7-8），尤其流出道部，纤维组织间有成团或散在心肌细胞，也可有淋巴细胞等慢性炎细胞浸润，部分病例出现心内膜和心外膜下纤维化。部分病例有附壁血栓。随着年龄增长，心壁脂肪和纤维组织也增多，尤以妇女突出。如出生时即有右心室壁心肌被纤维替代，称为 Uhl 病（Uhl disease），从病理学角度看它只是 ACM 的一类特型。因本病多发于右心室，故一般称其为致心律失常性右心室心肌病，其实左心室也常有累及，只是没有右心室突出。主要累及左心室的，有称其为"致心律失常性左心室室壁瘤"或"致心律失常性左心室发育不良（arrhythmogenic left ventricular dysplasia）"，是否归入本病尚有分歧，但从其病理实质看两者是相似的，都应归属于心肌病范畴。

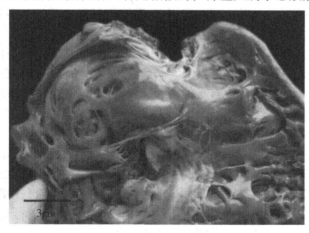

图 7-8　致心律失常性右心室心肌病
右室流出道的前壁心肌被大片脂肪组织替代。是 ARVC 的典型形态表现

5. 不定型的心肌病　包括一些不完全符合上述任何一组的心肌病（如纤维弹性组织增生症、心室肌致密化不全型心肌病、收缩功能不全，但心室仅略扩张者、线粒体病等）。

心室肌致密化不全型心肌病是一类型被认识不久的心肌病，主要表现为心壁内层的肌小梁有大范围或区域性增多，呈海绵状结构，间隙深陷，其间有时出现附壁血栓（图 7-9）。病变多见于左心室，部分同时累及右心室，但只累及右心室极少，病变位于心尖、侧壁和后壁者多，在心底部的极少。心脏的形成经历了从实心的心索到管状的心管，再经管壁的节段性外层增生、内层吸收，使心壁增厚、管腔扩大，完成心室等的一系列形态演变。在此过程中，心壁的内层吸收是通过细胞凋亡来实现的，如出现中断或吸收不全，就会有心壁内层的肌小梁过多，呈海绵样结构，构成本病的形态特征。心壁的变薄不是发育不全的必有表现，有少部分是心力衰竭的后果。

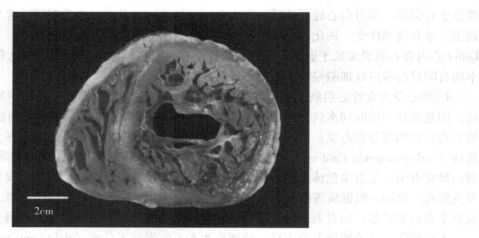

图 7 – 9   心室肌致密化不全型心肌病
心室壁致密化不全，致密的外层较薄，而内侧的小梁层增厚，小梁多

三、特异性心肌疾病

指伴有特异性心脏病或特异性系统性疾病的心肌疾病，如缺血性心肌病、瓣膜性心肌病、高血压性心肌病、炎症性心肌病、代谢性心肌病、全身系统疾病、肌萎缩、神经肌肉性疾病、过敏性和中毒性反应、围生期心肌病等，本病均有相应的系统性疾病。

1. 酒精性心肌病   多见于长期过量饮酒者，其心脏的病理形态表现类同于扩张型心肌病。

2. 围生期心肌病   是一种以左心室扩张、心力衰竭的扩张型心肌病，多发生在妊娠后 3 个月和产后 6 个月间。

3. 心内膜纤维弹力增生症（endocardial fibroelastosis，EFE）   是一类心内膜以纤维弹力增生导致的心内膜增厚的病变，既有原发的，也有继发的。其病理组织学特征表现为心内膜呈白色半透明状，纤维呈平行排列，无炎症表现。原发者常伴有其他先天病损，如主动脉瓣和二尖瓣狭窄、冠状动脉发育不全、左心室发育不良或扩张。另一类心内膜纤维弹力增生见于婴儿，有心脏扩张和心力衰竭，容易引起猝死。

4. 心脏淀粉样物沉积、血色病、弥漫性心肌细胞周围纤维增生等   常导致心脏的充盈功能受限，形态表现为心脏不大，心内膜不增厚，无附壁血栓，以前归入肌源性限制型心肌病。心脏淀粉样变病以心肌细胞外有淀粉样物沉积为特征（图 7 – 10）。淀粉样物是一种无定形、嗜伊红着色的蛋白复合物，与碘的反应和淀粉相似，故名淀粉样物。早期淀粉样物呈纤细的索条围绕心肌细胞或呈小灶分布于血管壁、心内膜或心肌间质、心脏传导系统、瓣膜、心外膜、心壁小动脉、静脉、毛细血管、脂肪组织、神经组织等均可受累。严重者心肌被大量淀粉样物分隔，心肌细胞萎缩。在 HE 染色切片上淀粉样物呈均质淡红色，能被刚果红染成橙红色，对甲基紫有异染性反应呈红色，用硫黄素 T 染色能产生黄色荧光。透射电镜见淀粉样物分布在心肌细胞周围，细丝状，不分支，直径 8 ~ 13nm。

5. 糖原沉积病   是常染色体隐性遗传病，表现为糖原降解酶障碍，使糖原在细胞内堆积。左右糖原在心脏堆积的是 Ⅱ、Ⅲ 和 Ⅳ 型糖原降解酶，其中 Ⅱ 型能引起糖原在心脏大量堆积，使室壁变厚，心腔变小，室间隔的厚度与室壁厚度不协调。组织学检查表明心肌内有大量糖原，肌原纤维稀少。Ⅱ 型糖原沉积病又称庞佩（Pompe）病，多见于婴儿，用骨骼肌活检组织检测，如 α 糖苷酶缺乏便可确定诊断。

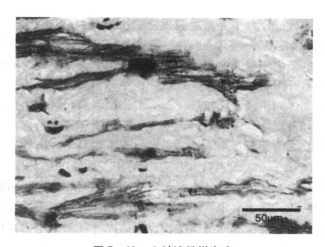

图 7-10 心脏淀粉样变病

心脏淀粉样变病的心肌细胞间有大量淀粉样物沉积，致使
心肌细胞分散分布在淀粉样物内

四、克山病

克山病是一种地方性心肌病（endemic cardiomyopathy），我国主要分布在从东北大兴安岭、小兴安岭向西南楚雄地区走行的宽带状地域内，其主要病变是心肌多发灶性变性、坏死和瘢痕形成。临床上根据心功能状态和发病的急缓分为急型、亚急型、慢型和潜在型。急型起病急剧。亚急型发病较急型稍慢，主要发生在小儿，尤以 2~5 岁多见。慢型可由急型、亚急型或潜在型转化而来，主要临床表现为慢性心力衰竭。潜在型是最轻型的克山病，心功能良好。

克山病的心脏形态表现为重量增加，心腔明显扩张，呈球形或扁桃形。心内膜散在斑块状增厚，肌小梁扁平，肉柱间的隐窝间常有附壁血栓。心肌病变呈灶性，沿冠状动脉分支走行以簇状和葡萄状分布或包围血管以套袖状分布。心肌的变性有颗粒变性、脂肪变性及空泡变性。坏死有凝固性坏死和液化性坏死，心肌坏死溶解后间质保留，呈网络状空架，并逐渐移行于瘢痕。变性坏死过程的炎症反应一般不明显，病灶局部可见心肌间质细胞、巨噬细胞、嗜酸性粒细胞及淋巴细胞。心内、外膜除邻近心肌急剧坏死处有限局性炎症反应外，无明显炎细胞浸润。电镜观察虽可见线粒体肿胀、增生，嵴和肌原纤维破坏等心肌变性改变，提示心肌的氧化、还原代谢系统有损伤，但无特异的形态表现。

克山病四个类型的病理特点是急型以变性坏死为主，心内膜下心肌细胞的肌原纤维大量断裂、凝聚和钙盐沉着；亚急型多见于小儿，一般以坏死后空架及早期疏松瘢痕为主，病变广泛，呈典型的围血管分布；慢型以陈旧瘢痕为主，新、老病变并存，伴有心肌细胞肥大；潜在型以心肌间散在纤维瘢痕为主。

克山病经多年来病区的生活条件改善和积极防治，现在新发和慢性病例已较少见，散发病例的病理形态改变与扩张型心肌病极难区别。

五、心肌病的鉴别诊断

心肌病目前采用的诊断名主要是按心脏的功能和形态来认定，不同型的心肌病实际上不是单一病因疾病，而是多病因的一类有相似表现的疾病，所以它的鉴别诊断首先要区分出特异性心肌病和传统意义上的原发性心肌病，前者病因比较明确，而后者较不明确，但其中有些疾病经过深入研究，病因逐渐清楚，例如扩张型心肌病有些是由病毒性心肌炎转化而来，克山病的病因虽也不明确，但有较大的地区性分布倾向。因此心肌病的诊断和鉴别诊断是个逐一排除过程，只有除外了特异性心肌病才考虑进入原发性心肌病的鉴别。

一般而言肥厚型心肌病的心壁致密层均有增厚，但要鉴别是真性肥厚，还是假性肥厚；扩张型心肌病的心壁外层变薄，有广泛变性或发育不完善的表现，肌小梁有的变细，扁平，但也有代偿性肥大的；限制型心肌病的心壁厚度在正常范围，但其心膜往往有弥漫性纤维化，或心肌间质纤维化；致密化不全的心壁厚度有略增厚或稍薄的，但心壁的致密层一般变性不明显，而小梁层则明显增厚的；致心律失常性右心室心肌病的心壁肌均有纤维脂肪替代区，灶性的也是分布范围较大的。

有些心肌病因伴有心肌变性而出现炎症反应，但一般来说心肌病的炎症反应程度轻于感染导致的心肌炎，且以慢性炎为主，尤其淋巴细胞，炎症区无明显心肌细胞坏死迹象。

在原发性心肌病系列中，一般病损是全心性的，但也有不少只呈区域性表现，如一些类型的肥厚型心肌病和心室发育不良症，淀粉样变、慢性高血压和年龄相关的室间隔肥厚、主动脉狭窄、高收缩状态、Ⅱ型糖原沉积病以及母亲患有糖尿病的新生儿等可以产生不对称性室间隔肥厚的疾患。有把心肌排列紊乱作为肥厚型心肌病的特征性形态表现，但这是相对的，在有些先天性心脏病的心肌不但有区域性的成组心肌细胞排列无序，甚至在显微和亚显微水平也有肌原纤维的无序化表现。

总之，心肌病的鉴别诊断最好要结合心脏的大体形态表现，对活检材料也要紧密结合临床资料，以判断心脏表现是原发的还是继发的，是炎症性的，还是非炎症性的，在此基础上再进行类型和病种诊断。

（李永真）

第三节　心脏瓣膜病

不同地区、不同时期心脏瓣膜病的病谱有所不同。先前心脏瓣膜病以风湿性和感染性瓣膜炎较多，但随着生活环境的改善，抗生素的应用以及人口年龄结构等的改变，近年来瓣膜的变性和老化性病损等有所增多，然而现阶段风湿性心脏瓣膜病仍是我国的常见病之一。

心脏瓣膜及其周围组织病变累及瓣膜的结构或功能者均属瓣膜病。主、肺动脉瓣的瓣上和瓣下狭窄虽不是瓣膜本身结构的病变，但其临床征象酷似瓣膜病，所以也归入心瓣膜病范畴来讨论。

一、心脏瓣膜病的病理诊断要素

相同病因心脏瓣膜病的好发部位和病理形态等方面的表现不全相同，因此心脏瓣膜病的病理诊断至少要考虑病损部位、病因以及瓣功能损伤的类别和严重程度等。

1. 病变部位　心脏有四组瓣膜，分别介于心房与心室和心室与大动脉之间，前者称为房室瓣（包括二尖瓣和三尖瓣），后者称为主、肺动脉瓣（包括主动脉瓣和肺动脉瓣）。病变只损害单独一个瓣膜者称为单瓣膜病，同时损害两个或两个以上瓣膜者称为联合瓣膜病或多瓣膜病。主动脉和肺动脉瓣由纤维结缔组织的瓣环和瓣叶组成，主要承受心脏舒张时的主、肺动脉内压力；房室瓣的组成除瓣环和瓣叶外，还有腱索及乳头肌，主要承受心脏收缩时的心室内压力。心瓣膜的受压不同，瓣膜的易损性亦不同，二尖瓣和主动脉瓣最易受损。在结构上主动脉瓣环和二尖瓣环的基部有直接的连接共同组成部分，这部分两瓣共用，故有些如变性、感染性病损常同时累及两瓣或从一瓣延伸至另一瓣。

2. 病变的性质　起始于心瓣膜本身的为原发病变，由其他部位的病损累及瓣膜者为继发病变。瓣膜发育异常、理化、生物因子、外伤性伤害以及肿瘤等都可成为瓣膜病的病因。因心脏或一些瓣膜的病变导致另一些瓣膜的血流动力学性或湍流性损伤是最常见的瓣膜继发病。一般，瓣膜的继发病变都以瓣缘的增厚和卷曲为特征，有的还伴有相应部位心壁的喷射（冲击）性心内膜增厚。

瓣膜病按病因和病变性质分类有多种，一般先把心瓣膜病分成风湿性和非风湿性两大类，然后再细分；也有先分成先天性和获得性两大类，然后再细分的。

3. 瓣膜的功能障碍类别　心瓣膜是保证心脏收缩时血液定向流动的阀门。瓣口的狭窄，使血流不畅；关闭时瓣叶不能完全对合，可致关闭不全血液反流。这是心瓣膜功能障碍的两种主要类型。瓣膜变形所致的血流动力学改变，对心脏和肺的影响取决于病变的部位、性质和程度等。瓣口狭窄的结果是心脏排血受阻，致使狭窄口远端供血不足，出现晕厥、心绞痛或呼吸困难等临床表现；而狭窄口的近端有血流淤滞，造成肺瘀血，或肝、脾瘀血等。瓣口狭窄时心脏的代偿表现为等容型功能增高，心脏能适应的最大负荷取决于心肌可发展的最大张力，心脏功能不全仅发生在心肌的功能储备完全动用以后。瓣膜关闭不全的结果是舒张时血流从瓣口反流，使进入心腔的血量增加，其代偿以等张型功能增高为主，它以心脏收缩功能相对轻微增加为特征，心脏可能适应的最大负荷并不取决于心脏的膨胀性，而取决于心肌张力的发展，故心力衰竭发生在心肌储备力完全动用以前，是心肌储备无力动用的结果。

据上述影响心脏瓣膜病的诸因素分析，可知心瓣膜病的诊断最好要综合病损部位、病因以及瓣功能损伤的类别和严重程度等来确定。有些瓣膜病，在某些阶段，单纯根据病损组织的病理形态较难确定病因，尤其一些外检病例，单从病理形态很难确定病因，只能给出像慢性瓣膜炎、瓣组织黏液性变之类的纯形态学诊断时，更要参考详细的临床材料才能做出接近实际的病因分析。有鉴于此，瓣膜病的病理诊断一定要密切结合临床表现、大体和显微镜形态等来综合确定。

二、不同病因心脏瓣膜病的病理特征

心脏瓣膜病的病因，有的已经确定，有的至今仍不明确。对病因尚不明确的，目前还暂仍统称其为原发性或特发性心瓣膜病，已知病因的有以下几大类。

1. 发育异常　这是心脏发育过程中，心内膜垫发育不完善或畸变造成的瓣膜病。瓣膜缺陷或畸形程度不一，有的比较单一，有的累及一个以上瓣膜，甚至并发房、室间隔缺损或大动脉的畸形。伴有瓣膜畸形的心脏病有的组成不同的综合征，如法洛四联征、卢滕巴赫综合征等。

2. 外源性理化和生物因子　外源性理化因子主要是环境因素，它对心血管系统的作用是多方面的，不同的因素对心脏的影响随种类、强度和个体差异的不同而异，表现形式亦不同。当前，特别值得重视的是地球化学因素、环境物理因素和环境化学因素、毒物以及药物等。这些因素一般不单独地作用于心瓣膜，而大多是毒害心肌或全身，再影响心瓣膜。细菌、病毒以及真菌等生物因子对心瓣膜的作用一般以感染性心内膜炎形式是伤害心脏，但也有比较集中伤害瓣膜的。感染性心内膜炎对瓣膜结构的破坏较为突出，受病损瓣被腐蚀，常有瓣叶穿孔、腱索断裂等。

3. 代谢障碍和组织变性　心脏、大血管的代谢障碍和组织变性或心瓣膜的代谢障碍和组织变性均可造成瓣膜病损。代谢障碍和组织变性可以是只限于瓣膜的，也可以全心性的，甚至是全身性的。主要限于瓣膜的代谢障碍和组织变性的有瓣膜的钙化性硬化、黏液瘤样变性等；主要损害源于心脏的有心肌病、心肌的缺血性损伤等。瓣叶和腱索本身虽不是依靠血管来提供营养，但缺血性损伤能伤害乳头肌，从而再影响瓣功能，而像系统性红斑狼疮等全身性疾病，瓣膜病变只是全身表现的一部分。

4. 外伤　外伤造成的瓣膜损伤多见于心脏的穿透性损伤和车祸等。车祸时，心腔或大血管腔内血压突然增高，在"水锤"作用下使瓣叶撕裂、穿孔或腱索断裂。如瓣叶或腱索原有变性基础，更易损伤。

5. 肿瘤和肿瘤样病变　心脏的原发肿瘤很少，原发于瓣膜的肿瘤更少。肿瘤对瓣膜的影响，主要使瓣口狭窄和关闭不全。除肿瘤外，像无菌性内膜炎的赘生物，有肿瘤病变相似的功能表现。这些病变的病理形态鉴别虽不难，但临床鉴别有时较难。

从上述各类已知病因的瓣膜病中，瓣膜发育异常的都归属于先天性瓣膜病，其他归属于获得性瓣膜病。

（一）先天性心瓣膜病

从心内膜垫和其他瓣膜始基组织演化成瓣膜的过程中，任一阶段发育障碍造成的瓣膜结构变异，导致瓣膜功能异常的均可成为先天性心瓣膜病。常见的类型有：

1. 分叶变异　主动脉瓣和肺动脉的瓣叶均由三个半月瓣组成，在分隔形成阶段，如对合点发生向左或向右偏移，就可造成分叶变异，出现二叶化或四叶化的主动脉瓣和肺动脉瓣。瓣叶大小可基本相似，也有较大差别。单个瓣叶可仍为半月状，亦可伴有其他畸变。初生时瓣叶厚度可与正常无异，但其后可增厚，瓣叶变硬，甚至钙化。如瓣叶分隔不全，可出现单叶瓣，甚至呈中间有孔的膜状间隔，瓣孔可偏心，如孔在中心，瓣呈穹窿状。瓣膜的分叶不全，在形态上要与瓣叶间的融合或粘连相区别，分叶不全者瓣间只有单瓣组织的嵴状分隔，而融合或粘连则是相邻两瓣间组织的结构性合一，这有时要用组织切片来区别。后者形成的二叶化瓣称为假性二叶化。二尖瓣或三尖瓣的分叶变异多数伴随于乳头肌或心内膜垫组织的其他发育异常，如二尖瓣的分叶不全，且其腱索都集中于单一的乳头肌上，就形成"降落伞型二尖瓣"，如并发房、室间隔缺损可伴有乳头肌和腱束骑跨等变异。瓣的分叶不全常致狭窄，过多分叶常致关闭不全。

2. 融合变异　心内膜垫和其他瓣膜始基组织的融合不全常致瓣叶出现裂隙或孔隙。瓣叶的裂隙位于瓣缘，就其深度如超过瓣叶的关闭线，会有关闭不全表现，如裂口深达基部，就成为完全性瓣叶裂；出现在主、肺动脉瓣叶联合附近关闭线以上的孔隙，一般不会有关闭不全表现，但随年龄的增长，瓣叶会因纤维增多，变硬而使关闭线上移时，使原来不显临床表现的轻度瓣叶裂或孔出现关闭不全。

3. 生长过度　瓣叶或瓣环组织的生长过度较为少见，其表现都为瓣的关闭不全。在主动脉瓣，瓣叶缘的总长度因远大于主动脉的周径，瓣叶下垂，三个瓣叶的下垂程度不一定相同，一般其瓣叶缘因长期受血流冲击而变厚。瓣环的过大，会使瓣的关闭重合面减少，瓣叶和腱索的张力加大，久而久之可使瓣关闭不全。先天性的瓣叶或瓣环的生长过度要与瓣的变性导致的瓣环扩张、瓣叶增大相区别，前者一般不伴有变性，尤其黏液性变。

4. 瓣膜装置间各结构间的匹配异常　健全的瓣膜功能除有赖于瓣膜装置各结构成分的正常外，还有赖于瓣膜装置各结构成分间的合理搭配，如各结构间的配合失调，便可引起关闭不全。对二尖瓣而言，两组乳头肌上的主腱索分别连接前、后联合，其余分别分布到相邻居的瓣叶。如这种分布关系的失常，或腱索分布不均，便可造成牵拉力方向改变，引起关闭不全。它的临床表现有的起初关闭不全表现可能不突出，但随年龄的增长，临床表现明显起来。这样的病例，经病理证实的阜外心血管病医院已有过3例。

（二）获得性瓣膜病

1. 风湿性瓣膜病　急性风湿性瓣膜病与慢性风湿性瓣膜病的临床和病理表现不同。在病理方面急性风湿性瓣膜病最具特征性，风湿性瓣膜炎只是心内膜炎的一部分，其表现先是瓣叶肿胀增厚，透明性丧失，继而沿瓣叶的关闭线出现呈串珠状排列，直径1～2mm的小结节状赘生物，排列整齐、密集，附着牢固，结节内除纤维素物外，还有单核细胞、阿绍夫细胞、淋巴细胞等，基部有小血管，一般可见阿绍夫小体，但无细菌菌落。赘生物多位于房室瓣的心房面，半月瓣的心室面。急性风湿性瓣膜炎，最后以炎症病灶的纤维化为结局。较轻的病变愈合后，可能只有瓣膜的轻度增厚（尤以瓣膜关闭线处较明显）和腱索的轻度增粗，一般无瓣膜变形。

急性期，除瓣膜炎外或多或少伴有心内膜炎和心肌炎，使心肌细胞肿胀、间质水肿，此时心脏的伤害不全是瓣膜病本身，更主要的是心肌的非特异性改变。

如病变反复进行，瓣叶会因纤维增生而增厚，使瓣叶变硬，瓣膜联合部瓣叶间粘连，瓣叶因纤维收缩而变形，进而纤维化组织可发生钙化，演变成慢性风湿性瓣膜病。钙化和纤维化组织表面如有溃破，还可有纤维素沉着。瓣膜炎时腱索、乳头肌常同时累及，纤维化时瓣叶与腱索常融合成一体，称为"腱索瓣叶化"，较重的甚至有瓣叶与乳头肌直接相连接（图7-11）。慢性期本身虽无特征性病变，但由于急性风湿病变的反复出现，因此在未静止时，同一病例可见新老不一的不同阶段病变，这可作为病理诊断的重要参考。

慢性风湿性瓣膜病的叶间粘连，瓣叶硬化收缩，造成狭窄，但重度硬化使关闭时瓣叶不能完全对合，则可在狭窄的基础上伴有关闭不全；慢性风湿性瓣膜病也有叶间无明显粘连，而以瓣叶硬化表现为主的关闭不全者。至于慢性风湿性瓣膜病为什么有的病损以狭窄为主；有的以关闭不全为主，有研究认为与急性瓣膜炎阶段伴随心肌炎的严重程度有关，如心肌炎较明显，心脏扩张，转为慢性后，瓣膜病易表现为以关闭不全为主。

风湿性瓣膜病损最多见于二尖瓣，其次为二尖瓣并发主动脉瓣。三尖瓣和肺动脉瓣本身很少单独受累。据北京协和医院的107例风湿性心脏病的尸检材料，单独二尖瓣的病损率为46.73%；两个瓣并存（二尖瓣并发主动脉瓣或二尖瓣并发三尖瓣）的病损率为39.25%；三个瓣并存（二尖瓣、三尖瓣、主动脉瓣或二尖瓣、主动脉瓣、肺动脉瓣）的病损率为 14.02%。主动脉瓣的病损率为 8.6%，其中无一例主动脉瓣单独病损者。阜外心血管病医院 123 例风湿性心脏病的尸检材料中，单独二尖瓣的病损率为 36.29%，两个瓣膜并存的病损率为 41.46%，三个瓣膜并存的病损率为 20.33%，四个瓣膜并存的病损率为 1.63%，亦无单独主动脉瓣病损者。主动脉瓣单独病损者，文献上虽有报道，但为数较少，多数与二尖瓣病损并存。慢性风湿性炎的病损瓣膜除有纤维性增厚外，还可并发钙化和血栓形成等。

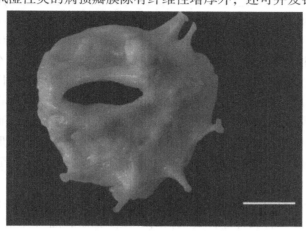

图 7-11 慢性风湿性二尖瓣炎的心室面，瓣叶和腱索呈弥漫性纤维增生，并相互融合，瓣口狭窄，乳头肌与瓣叶相接

2. 感染性心内膜炎 感染性心内膜炎是由某种致病菌感染所致的心内膜炎的统称。由于致病菌的毒力及患者的抗病能力不同，病程长短不一，其临床和病理表现可以不同。因感染导致的心瓣膜病中最常见的有细菌引起的细菌性心内膜炎、真菌引起的真菌性心内膜炎。感染性心内膜炎最易累及瓣膜，病变虽不只限于瓣膜，但瓣膜病变对心脏功能的影响极大。已有病损的瓣膜和人工瓣的易感性远大于完全正常的瓣膜，如先天性瓣膜病、慢性风湿性瓣膜病较易并发感染性心内膜炎。解剖学研究表明，心内膜炎患者只有 15% 感染前心瓣膜是正常的，而有 41% 并发于慢性风湿性心脏病，29% 并发于先天性心脏病。其他异常，依次为二叶化瓣、主动脉瓣关闭不全、室间隔缺损、马方综合征和主动脉瓣分叶不全等。瓣膜的感染性病变对瓣膜结构的破坏作用远大于其他任何一类心瓣膜病，病变对瓣叶的腐蚀可引起穿孔，对腱索可引起断裂，也有腐蚀瓣叶，先生成瓣膜膨胀瘤再穿孔的。瓣膜上的赘生物，体积远大于风湿性赘生物，形状不规则，赘生物内有细菌菌落，赘生物质脆，极易脱离落，发生脏器的败血性栓塞和心肌多发小脓肿。感染性心内膜炎的另一个特点是病损易向瓣膜附近组织扩展，如主动脉瓣上的病变可直接蔓延到二尖瓣等。病损的慢性化和愈合后瓣膜出现纤维性增厚和瘢痕化。

感染性心瓣膜病的临床主要表现为关闭不全，究其原因，一为巨大赘生物和瓣叶膨胀瘤的形成，使瓣不能严密关闭；另一为瓣叶的穿孔；少部分因心脏过度扩张引起。但也有因瓣膜的巨大赘生物或膨胀瘤的形成，使血流不畅而造成狭窄的，瓣膜炎后的狭窄多半是瓣膜瘢痕化的结果。

心血管系统感染引起的瓣膜病，除病原菌的直接损伤外，还有像梅毒螺旋体导致的主动脉伤害，尤其根部的损害，因滋养动脉炎，使动脉壁变性，主动脉瓣环扩张，瓣叶分离，造成关闭不全。

细菌性心内膜炎是最常见的感染性心内膜炎，国内报道常由溶血性链球菌、金黄色葡萄球菌、脑膜炎双球菌等引起。此外，白色葡萄球菌、流感杆菌及大肠杆菌致病者偶有发现。至于亚急性细菌性心内膜炎的致病菌，据上海和北京的分析，以草绿链球菌占首位，白色葡萄球菌和金黄色葡萄球菌也很常见，其他为产碱杆菌等。

细菌性心内膜炎急性者称为急性细菌性心内膜炎，如病变已出现修复反应，则称为亚急性细菌性心内膜炎。由于抗生素的广泛应用，急性细菌性心内膜炎已较前少见。不同病原微生物引起的感染性心内膜炎的鉴别，对急性期病损一般不难，在赘生物内找病原微生物是关键。值得注意的是有些心瓣膜炎的急性期临床症状较轻或未被诊出，就诊时已是瓣膜穿孔表现等，这时的病理鉴别也较困难，在除外先天性瓣叶残留孔后再与其他炎症性瓣膜病鉴别。下列瓣膜病虽较少见，但有不同的特征，是重要的鉴别参考价值。

布氏杆菌病性心内膜炎较为少见，因布氏杆菌毒力不强，病变与结核和其他肉芽肿相似，慢性病损多见于主动脉瓣，表现为瓣膜硬化。

大动脉炎是一种原因不明的慢性进行性全动脉炎，病损动脉壁有慢性炎细胞浸润、弹力纤维断裂和纤维组织增生，它的肉芽肿内可见上皮样细胞和朗汉斯巨细胞，但无结核菌。据阜外心血管病医院290例大动脉炎的研究，14.5%有主动脉瓣的关闭不全；8.3%有二尖瓣反流；肺动脉和三尖瓣的反流率分别为3.1%和4.5%，其中主动脉瓣是大动脉炎的直接损害，其他瓣膜可能是继发损害。

肉样瘤病（sarcoidosis）是一全身性慢性病，基本病变是心肌间质内非干酪样上皮样细胞肉芽肿。肉样瘤病的上皮样细胞肉芽肿与结核性肉芽肿十分相似，只是不发生干酪样坏死。病变愈合后成纤维瘢痕。与其他器官相比，伤害心脏是较少的，它对心脏的伤害可引起传导阻滞和心律失常，肉样瘤肉芽肿广泛替代心肌，可引起心力衰竭和功能性二尖瓣关闭不全。在左心室的乳头肌和室间隔上部肉眼可见大片白色坚硬的结节，愈合后的心脏肉样瘤在形态上很像陈旧性心肌梗死，甚至连心电图的表现也相似。肉样瘤病不常累及心内膜，由此引起瓣膜功能失调的极少。

有一种称为"无菌性心内膜炎"的病变，是纤维素和血小板构成的血栓附着在瓣膜，形似瓣膜赘生物，但不是细菌感染的表现。有认为这类赘生物的形成多见于肿瘤（尤常多见于黏液癌）患者的濒死期，一般不引起显著的临床症状。

自心脏瓣膜置换术开展以来，人工瓣膜的感染已成为人们瞩目的问题。置换瓣膜有猪主动脉瓣、牛心包等生物材料制成的生物瓣、金属材料制成的机械瓣。人工瓣的感染除瓣膜也有赘生物形成，生物瓣材料虽无生命，但亦可被破坏，病损亦可延及瓣周，造成瓣周漏等。

3. 变性及代谢障碍性瓣膜病 瓣膜的变性有年龄性和病理性两种。随着年龄增长，在压力和血流的作用下，瓣膜的胶原和弹力纤维均会增加，瓣叶的关闭缘增厚，也可有脂质沉着，这些都是年龄性改变，但瓣膜过度增厚和钙化，便成为病理性的老年性瓣膜钙化病。病理性变性可见于任何年龄，最常见的是瓣的黏液瘤样变性和钙化。

黏液瘤样变性多见于二尖瓣，名称尚未统一，有称其为黏液变性，黏液样变性，也有称其为黏液瘤样变性，其本质是一种胶原纤维变性和酸性黏多糖沉积，变性不仅累及瓣叶，瓣环和腱索也常同时变性，只是程度不同。病变瓣膜常呈乳白色，在心房面有大小不一的瘤样隆起，故常被叫作黏液瘤样变性，黏液瘤样变性可使二尖瓣环和瓣叶松弛，腱索的伸展可造成二尖瓣前、后叶关闭时不能对合，在临床出现的关闭不全，称为二尖瓣脱垂综合征。能引起二尖瓣脱垂的另一种疾病是马方综合征，两者瓣膜的组织形态很难区分，故有人认为两者可能有相同的发病机制。瓣膜的黏液瘤样变性与瘢痕组织的黏液性变不同，前者的结构层次完整，而瘢痕组织的纤维排列紊乱，这是两者间的主要鉴别点。

二尖瓣环钙化是较常见的一种老年性瓣膜环变性和钙化的病征，女性多于男性，瓣环的变性而使环扩大，环的钙化则使瓣环变硬，所以临床上有的出现收缩期杂音，而有的出现舒张期杂音；见于年轻人的二尖瓣环钙化多并发于慢性肾功能衰竭、有二尖瓣脱垂的马方综合征，或胡尔勒（Hurler）综合征。

主动脉瓣钙化病多见于65岁以上的老年人，瓣叶因纤维增多而变厚，钙化而变硬，造成主动脉瓣口狭窄。多数并发二尖瓣环的钙化。钙化结节都分布在瓣叶的主动脉面，瓣膜联合无粘连，这些都有别于风湿性瓣膜炎。

纯合子型家族高脂蛋白血症（Ⅱ型高脂蛋白血症）能引起主动脉瓣或主动脉瓣上狭窄。这型高脂蛋白血症对主动脉的损害升主动脉重于降主动脉，它的纤维粥样斑块能造成主动脉瓣上狭窄；瓣膜的细胞内脂质和胆固醇堆积以及瓣的纤维化可引起狭窄。

糖原沉积病和Ⅱ型庞佩（Pompe）病造成的心壁肥厚，尤其是左室前庭区域的堆积会引起主动脉瓣下狭窄。但糖原沉积本身不损害瓣膜。

淀粉样物是一种多成分的复合蛋白，淀粉样物沉积病有原发和继发之分。心肌细胞间的淀粉样物沉积可使心肌细胞萎缩，产生充血性心力衰竭或限制性心肌病。淀粉样物好在乳头肌部沉积，常引起房室瓣功能失调，造成关闭不全。瓣叶上较少有淀粉样物沉积，且少量沉积也不足于造成瓣膜的功能失调。

痛风是尿酸盐在组织内沉积引起的关节或其他组织的炎症性病变。因沉积在瓣膜造成瓣功能失调的病例虽有报道，但为数极少。

升主动脉夹层可由主动脉中层黏液变性等原因引起的主动脉中层裂开，出现裂隙（较大的常称为黏液湖），并与动脉腔相通，如不及时处理，中层裂隙可能极度扩大。夹层波及主动脉瓣，便可造成关闭不全。

4. 结缔组织病和自身免疫性疾病　是一类较少见的心瓣膜病，瓣膜的病损常常是全身病变组成部分。不同病损对瓣膜的损害机制和程度不全相同。

系统性红斑狼疮（systemic lupus erythematosus）为一全身性，非感染性，并与遗传因素有关的自身免疫性疾病。能侵犯皮肤、关节、心、肝、肾、神经系统、浆膜和血管。多见于青年妇女，对心脏主要引起心包炎、心内膜炎和心肌炎。系统性红斑狼疮的心包炎为渗出性，能完全吸收。心瓣膜炎的病变呈小结节状分布在瓣叶上，有称其为"非典型性疣状心内膜炎"，是急性红斑狼疮的表现。它不同于风湿性瓣膜炎的是病损不完全沿瓣膜关闭线分布，瓣膜的心房、心室面以及腱索均有分布，不一定伴有心肌病变。疣状物内可见嗜苏木素小体。系统性红斑狼疮的冠状动脉炎有内膜增厚，管腔狭窄，造成弥漫小灶性心肌坏死，可有心肌梗死和心脏扩张表现。

类风湿关节炎（rheumatoid arthritis）的瓣膜损害表现在瓣的基部纤维性增厚，并可见类风湿性肉芽肿。瓣膜病变多半只是类风湿关节炎一种并发损害。

强直性脊柱炎（ankylosing spondylitis）、巨细胞性主动脉炎、白塞病（Behcet disease）、复发性多软骨炎（relapsing polychondritis）、莱特尔（Reiter）综合征等并发瓣膜病损，尤其主动脉瓣的关闭不全均有报道，但为数极少。

5. 瓣膜装置的缺血性损伤　心脏瓣膜装置中除乳头肌外各部都无丰富的血液供应，因此，瓣膜装置的缺血性损伤主要是由心壁或乳头肌的缺血造成的，心脏缺血多在左心室，因此瓣膜装置的缺血性损伤，以二尖瓣为主，其他心瓣膜极为少见。缺血在心壁或乳头肌的不同，造成的二尖瓣损伤的机制不同，全心性缺血时，多因心脏扩张造成关闭不全，其中有"拱石"机制的参与；区域性缺血，都因乳头肌和乳头肌基部心肌收缩功能减弱引起。急性心肌梗死，或因此引起的左室乳头肌断裂均可造成急性二尖瓣脱垂，慢性左室乳头肌缺血可造成乳头肌硬化，乳头肌起始部及其附近心壁的急性心肌梗死或慢性缺血均可造成局部心肌收缩力减弱，尤其该部室壁瘤的形成，或因二尖瓣牵拉力的方向发生改变；或因心壁矛盾运动牵拉二尖瓣而出现关闭不全。乳头肌断裂造成的二尖瓣脱垂与腱索断裂造成的二尖瓣脱垂在临床表现方面有相似之处，但后者很少由缺血引起，而都由变性或腐蚀引起。乳头肌断裂处修复后表面会有内皮覆盖而变得光滑，但这种病例只见于部分乳头肌断裂者。乳头肌的顶端与腱索相连接处，心肌细胞间的纤维组织较多，有别于心肌纤维化，诊断时要注意区别。

6. 肿瘤　与其他器官相比，心脏的原发和继发肿瘤都是很少见的，由于缺乏很特征的临床表现，多数要靠影像学检查，而肿瘤的定型诊断仍有赖于病理组织学检查。肿瘤发生在瓣膜上的更少。阜外心血管病医院自1956年建院以来的54年间，已检出经病理证实的原发心包、心脏肿瘤865例，其中心腔和心壁肿瘤821例（其中黏液瘤691例，非黏液性肿瘤130例），心包肿瘤44例，是国内心脏原发性肿瘤检出最多的医院。现在看来心脏原发性肿瘤并不十分罕见。长在瓣叶上的只有5例，其中4例在二尖瓣上，其中包括海绵状血管瘤2例，黏液瘤和纤维弹力瘤各1例，另一例为肺动脉瓣的海绵状血管瘤，可见长在瓣膜上的肿瘤十分稀少。

心脏的黏液瘤长在瓣叶上的不多，绝大多数长在左心房内，以蒂附着在心房壁，瘤体能随心跳而活动，肿瘤靠近二尖瓣口时能产生酷似二尖瓣狭窄的临床表现。另外，黏液瘤组织稀疏，且易变性、坏死，极易脱落，造成体动脉和肺动脉系的栓塞。黏液瘤嵌顿在瓣膜口时，还可造成猝死。

心脏瓣膜上的纤维弹力瘤根据形态分为两类，一类生长在瓣膜的表面，呈乳头状，常称作瓣膜的乳头状纤维弹力瘤（papillary fibroelastoma），较老的文献上称其为 Lambl 赘生物（Lambl excrescence）或 Lambl 赘瘤。该瘤可长于任一心瓣膜，一般多在超声或尸检等时被偶然发现。乳头状纤维弹力瘤形如海葵,瘤的显微形态是乳头中心为胶原纤维,间有弹力纤维,外围黏液瘤样基质,表面有内皮细胞被覆。这种瘤有脱落引起栓塞的,故有认为它的行为不太良性。另一种纤维弹力瘤长在瓣环附近的心壁内,形态和行为方面都不同于乳头状纤维弹力瘤,是一种以胶原纤维为主,伴有弹力纤维的混合性肿瘤,不太大的肿瘤,一般不影响瓣膜的功能。阜外心血管病医院曾见一纤维弹力瘤位于右心室壁,并与三尖瓣环相连。此外,瓣叶和心内膜有时还可见一种乳头状纤维弹力瘤样增生物的病变,它与乳头状纤维弹力瘤有相似的显微形态表现,而其乳头的数量较少。

三、不同部位瓣膜病的常见类型

心脏的四个瓣膜不仅部位和结构不同,功能亦不全相同,各瓣的好发病种和同一病种在不同瓣膜部位的发生概率也不一样。

1. 二尖瓣　由瓣环、前后瓣叶、百余根腱索以及前后两组乳头肌组成,瓣位于左心房、室间,乳头肌附着在心室壁,因此左心房、室的功能对二尖瓣的病损亦有很大影响。按瓣膜病损的功能类型可区分为二尖瓣狭窄和二尖瓣关闭不全两大类。

二尖瓣狭窄在我国的年轻人群中较为常见,且大多数由慢性风湿性瓣膜炎和先天性二尖瓣发育异常造成。随着生活和医疗条件的改善,近年来风湿病的病例虽有减少,但风湿性瓣膜病仍居首位。

二尖瓣的狭窄主要因瓣膜炎过程中的瓣叶间粘连以及炎症修复后的瓣叶和腱索的纤维组织增生、收缩及钙化等使瓣变硬,失去弹性。根据病损程度和形态,我国一般把二尖瓣的狭窄病变分成隔膜型和漏斗型。

隔膜型的瓣膜主体基本正常,或病变较轻,瓣膜仍能活动。按其病损不同又分以下亚型:

(1)边缘粘连型:瓣膜缘粘连,瓣口狭窄,一般无关闭不全。

(2)瓣膜增厚型:除上型病损外,瓣膜有不同程度增厚,活动部分受限。可伴有轻度关闭不全。

(3)隔膜漏斗型:后瓣及其腱索显著纤维化,僵硬;前瓣略有增厚,但仍可活动,腱索粘连、缩短,瓣膜边缘与后瓣形成漏斗状。可伴有较显著的关闭不全。

漏斗型的前瓣和后瓣均有弥漫性纤维化,极度增厚,瓣的活动能力几乎消失。腱索和乳头肌间的距离显著缩短,甚至消失。整个瓣膜形如一个强直的漏斗,瓣口常呈新月形或鱼口状。常伴有显著的关闭不全。

先天发育异常造成的二尖瓣狭窄病例数远少于风湿性者。发育异常可以是瓣环、瓣叶以及腱索、乳头肌的发育不良或降落伞型二尖瓣一类异常。

二尖瓣狭窄伴有房间隔缺损者称为卢滕巴赫综合征。

除此以外,心内膜纤维弹力增生症,左心房黏液瘤脱入二尖瓣口等均可造成狭窄,但较少见。二尖瓣关闭不全可由多种病损引起,具体病种见表7-2。

表7-2　二尖瓣关闭不全的常见原因

二尖瓣环病损类
　　瓣环扩大:扩张型心肌病
　　瓣环钙化:环的原发性钙化或变性
　　左心室压力增高:高血压、主动脉瓣狭窄、肥厚型心肌病
　　糖尿病
　　马方综合征
　　慢性肾功能衰竭和高钙血症
二尖瓣瓣叶病损类
　　风湿性心脏病
　　二尖瓣脱垂:黏液瘤样变性
　　感染性心内膜炎
　　系统性红斑狼疮(Libman-Sacks病损)
　　创伤(包括经皮二尖瓣球囊扩张术)

　　急性风湿热

　　心房黏液瘤的影响

　　先天性瓣叶裂

二尖瓣腱索病损类

　　原发性腱索断裂

　　黏液瘤样变性和马方综合征

　　感染性心内膜炎

　　急性心肌梗死

　　急性风湿热

　　创伤（包括经皮二尖瓣球囊扩张术）

　　急性左心室扩张

乳头肌病损类

　　冠心病：急性可复性缺血、急性心肌梗死

　　其他少见原因：肉样瘤病、淀粉样物沉积病和肿瘤等浸润性疾病

　　　　　　　　　降落伞型二尖瓣等先天畸形

　　　　　　　　　高血压、心肌炎以及心肌病引起的

　　　　　　　　　乳头肌局灶性纤维化

　　　　　　　　　创伤

　　当前我国的二尖瓣关闭不全主要由感染性心内膜炎和瓣膜组织的变性造成。前者多见于年轻患者，后者较多见于老年患者。其他病损引起的二尖瓣关闭不全虽有报道，但例数不多。

　　感染性心内膜炎对瓣叶和腱索的侵蚀性很大，它导致的瓣叶穿孔、腱索断裂以及瓣膜膨胀瘤的形成均可使二尖瓣关闭不全。在二尖瓣上的感染性心内膜炎病变还可延及主动脉瓣。

　　瓣膜组织变性类中最多见的是黏液瘤样变性，病变可遍及瓣环、瓣叶和腱索，瓣膜组织的黏液瘤样变性使组织稀疏，脆弱，是造成二尖瓣脱垂的主要原因，病损还可致腱索断裂。

　　二尖瓣关闭不全另一个原因是心肌供血不足引起的乳头肌纤维化，功能不全，甚至梗死和乳头肌断裂等。

　　2. 主动脉瓣　由瓣环和三个半月瓣构成，主动脉瓣和二尖瓣间不但瓣环有共用，主动脉的左冠瓣与二尖瓣的基部间还直接相连，因此一些像变性和感染性病变常累及两瓣。主动脉瓣病以风湿性瓣膜炎、感染性心内膜炎、先天性发育异常以及瓣膜的变性疾病最为常见，据阜外心血管病医院1956—1986年的125例主动脉瓣病的尸检材料，风湿性占57.6%，非风湿性中以先天性瓣膜畸形和感染性心内膜炎最多；据1986年后的换瓣病例材料，风湿性瓣膜病的比例进一步减少，非风湿性瓣膜病则有增加。

　　主动脉瓣狭窄多数由风湿性瓣膜炎、老年性钙化症以及先天性主动脉瓣二叶化引起。

　　风湿性瓣膜炎所致主动脉瓣狭窄已如前述，它以三个半月瓣的联合部粘连为特征。单独累及主动脉瓣的风湿性瓣膜炎虽有报道，但绝大多数病例与二尖瓣的风湿性病变同时存在。只有主动脉瓣病变，而没有二尖瓣病变时，需要小心鉴别。当瓣膜粘连不均时，可造成假性二叶畸形，这时要与先天性二叶瓣畸形相鉴别。

　　先天性二叶瓣畸形的两个瓣叶的大小不一定均一。由于瓣孔狭小，血流受阻，瓣叶因受血流冲击引起纤维性增厚，甚至钙化。患者多数在中、青年时出现症状，但也有年龄高达70岁而无明显症状的病例。二叶瓣的较大瓣叶内有的可有不完全的纤维嵴状分隔，但只要组织结构损伤不明显，组织学上仍然可以和由三叶瓣融合而成的假性二叶化相区别。

　　老年性钙化症的瓣膜，瓣叶以纤维化和钙化为主。钙化结节常在瓣叶的窦侧。它与风湿性瓣膜的硬化和钙化的区别，其一是前者多见于60～70岁或以上的老年人，另一是前者瓣膜联合部的粘连一般不明显。

主动脉瓣关闭不全可由瓣环和瓣叶的多种病损引起，具体病种见表7-3。

表7-3　主动脉瓣关闭不全的常见原因

主动脉瓣变形类
　　风湿性心脏病
　　感染性心内膜炎
　　先天性主动脉瓣畸形（分叶不全、二叶瓣等）、室间隔缺损、瓣叶穿孔等
　　胸部严重创伤和主动脉瓣球囊扩张术等
　　系统性红斑狼疮和类风湿关节炎等结缔组织疾病
主动脉根部病变类
　　主动脉根部扩张
　　　原发性主动脉根部扩张
　　　继发于系统性高血压、黏液瘤样变性、结缔组织病和梅毒性主动脉炎
　　　马方综合征、先天性结缔组织发育不良（Ehlers-Danlos综合征）和成骨不良等的黏液瘤样变性
　　　强直性脊柱炎、类风湿关节炎、莱特尔（Reiter）综合征、有HLA-B27的肉样瘤病和巨细胞性主动脉炎等结缔组织病
　　创伤、高血压、马方综合征等引起的夹层动脉瘤
　　主动脉窦瘤破裂

　　主动脉瓣瓣叶损伤中以感染性瓣膜炎瓣叶穿孔、瓣叶脱垂和风湿性瓣膜病的瓣叶硬化最为常见；主动脉根部扩张中以梅毒性主动脉炎、主动脉根部动脉瘤、主动脉窦瘤（图7-12）以及黏液瘤样变性最为常见。

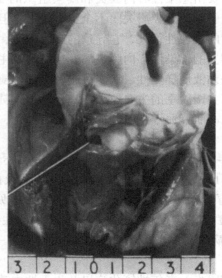

图7-12　主动脉窦部的扩大，形成瘤样膨出称为窦瘤或膨胀瘤，瘤的位置不同，破裂后可穿入心包、心房或心室，本例为主动脉窦瘤破入右心室的标本

　　高位室间隔缺损患者的主动脉瓣关闭不全，可因主动脉瓣基部失去支持，瓣叶下垂引起。

　　各类主动脉瓣关闭不全的病理形态鉴别，有时比较困难。除临床特征外，主要根据瓣叶的病变，瓣膜联合部是否有粘连，瓣环的扩张与否，以及升主动脉根部伴随病变的情况来综合判断。

　　3. 三尖瓣　三尖瓣的病损率远低于二尖瓣和主动脉瓣。病因多数是风湿性或先天性，但也有感染性心内膜炎或如类癌综合征等引起。

　　近几十年来，据国外报道，三尖瓣的感染性心内膜炎有增加趋势，患者多见于毒品成瘾人群，也有因安装起搏器、介入治疗、导管检查等引起的，致病菌以真菌和革兰阴性菌感染为多。

　　三尖瓣狭窄多见于风湿性瓣膜炎，其病理形态与二尖瓣的病变相似，但一般瓣膜增厚程度不很明显，瓣叶可有融合，腱索病变也较轻，瓣环病变不明显。三尖瓣先天性闭锁病例比较少见。

　　三尖瓣关闭不全较狭窄常见，多数是功能性的，且往往是心力衰竭和右心室扩张的结果。器质性的

关闭不全可由风湿性瓣膜炎、瓣叶破裂和腱索断裂等引起。类癌综合征时，有时也出现器质性关闭不全。

三尖瓣的先天性发育异常引起的关闭不全主要是三尖瓣下移征（Ebstein 畸形）。它的病理改变是右心房室环位置正常，部分或全部三尖瓣叶下移附着于右心室的内壁。常见的多为隔叶及后叶的下移，而前叶一般仍在正常位置。下移的瓣叶常有变形、部分缺损或粘连等改变，也有伴乳头肌和腱索的发育异常。下移瓣叶附着部分以上的心室壁变薄，且心房化使右心房扩大，而其余部分发生代偿性肥厚。下移后的三尖瓣功能主要由前瓣行使，房化的心室不能与心房同步活动，造成关闭不全和心房压力增高。少数病例并发动脉导管未闭、肺动脉瓣狭窄等畸形。

4. 肺动脉瓣　肺动脉瓣病以先天性发育异常较为多见，风湿性瓣膜炎远远少于二尖瓣和三尖瓣部，而且陈旧性病变远较急性病变少见，有肺动脉瓣急性瓣膜炎的多数伴有二尖瓣和主动脉瓣的陈旧性风湿病变或急性和陈旧性病变同时并存。

肺动脉瓣狭窄最多见的是二叶化和发育不良等先天性异常，有的还并发间隔缺损。类癌综合征常可致肺动脉瓣狭窄。

肺动脉瓣关闭不全通常继发于心力衰竭和右心室扩张，器质性的大部是先天性瓣叶发育缺陷或缺失。

（刘丹丹）

第八章

消化系统疾病

第一节　食管

一、先天性畸形

（一）食管闭锁、狭窄和瘘管

食管闭锁是新生儿常见的畸形，其发病率1/4 000～1/2 000新生儿。在胚胎发育过程中食管和气管最初是一个共同管，以后由头尾方向生长的另一个侧褶在中线融合形成一纵行隔，此隔将气管和食管分隔成两个管道。食管和气管发育和分隔过程中的异常就能造成种种畸形（图8-1）。最常见的是食管分成两段，上段末端成盲端，下段的上端形成瘘管与气管或右肺支气管主干相通。瘘管与气管相接处一般在气管分叉上0.5cm。较罕见的情况是气管食管没有分隔而保持一单个的共同管，或分隔后食管未发育而形成一纤维条索样完全闭锁的食管。图8-1中4型最常见，其次为3型。5型又称H形瘘管，6型又称K形瘘管。食管先天性原发性狭窄很少见，常发生在食管中段和下段。

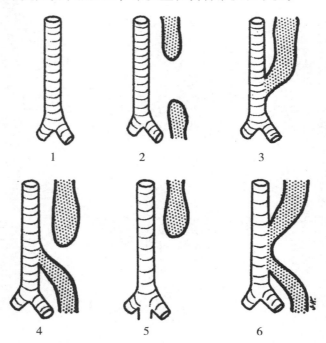

图8-1　各型食管及食管气管瘘，4型最常见

（二）食管重复、憩室和囊肿

这三种情况目前认为是同一先天性畸形不同程度的表现。食管重复是指不同长度的食管完全或部分重复，重复的食管可两端封闭，从而形成重复囊肿（duplication cyst）。重复囊肿可呈球形或管状，内壁被覆鳞状上皮、柱状上皮、立方上皮或纤毛上皮，囊壁含两层平滑肌。此型囊肿60%见于食管下1/3。支气管源性囊肿（bronchogenic cyst）位于食管前，这也是气管食管分隔不全的一种缺陷。支气管源性囊肿被覆呼吸道纤毛柱状上皮，囊壁内含软骨，70%位于食管下1/3。胃囊肿（gastric cyst）具有胃黏膜，可分泌盐酸，囊壁有两层平滑肌。包涵性囊肿（neurenteric cysts）被覆呼吸道上皮或鳞状上皮，囊壁不含软骨或完整的平滑肌层。神经肠囊肿（neurenteric cyst）不是从胃道发生而是由原始脊索发生并伴脊柱不融合。这种囊肿亦常被覆鳞状上皮、纤毛柱状上皮或胃上皮，位于食管背侧。

先天性憩室罕见，有一种是发生在食管与咽连接处（因该处肌层较薄弱）的咽食管憩室。

（三）组织异位（heterotopia）

胚胎发育过程中食管最早被覆的上皮是纤毛柱状上皮，因此在婴幼儿甚至成人食管的任何部位出现纤毛柱状上皮不能算是真正的异位。食管的胃黏膜异位很少是先天性的，多数是后天性化生即 Barrett 食管。食管中下段可出现皮脂腺异位。

二、肌肉运动性疾病及其他病变

（一）硬皮病

食管硬皮病可以是全身硬皮病的一部分或局限于消化道的硬皮病累及食管。病变食管显示黏膜下层纤维化和非特异性炎症反应。纤维化也可累及肌层并取代平滑肌，小动脉显示弹力纤维变性和内膜纤维化。

电镜：毛细血管基底增厚和层化（lamination）。食管的纤维化主要是由于血管病变引起缺血所致。

（二）下段食管弥漫性肌肉肥大

下段食管弥漫性肌肉肥大亦称食管卷曲、螺旋状食管、食管巨大肌性肥大或弥漫性痉挛。成人型无症状，均为尸检时偶然发现。食管所有的肌层包括黏膜肌层均增厚，以环肌增厚最明显，管壁神经纤维和神经节细胞正常。管腔亦不狭窄。男性较多见。儿童型可累及小肠。

（三）后天性憩室

绝大多数食管憩室为后天性，分两类：①推出性憩室：是由于食管腔内压力增加，使食管壁从肌层薄弱处向外膨出，如食管与咽连接处食管壁肌层较薄弱，因此很易形成推出性憩室，称为 Zenker 憩室或咽食管憩室；②牵拉性憩室：是由于食管周围炎症纤维化或粘连的淋巴结牵拉食管壁所致。牵拉性憩室常见于气管分叉处或其下。

膈上憩室是一种推出性憩室。憩室含鳞状上皮黏膜、黏膜下层甚至肌层，常合并炎症。咽食管憩室和膈上憩室可癌变，咽食管憩室的癌变率为0.3%。

最近有报道一种弥漫性食管壁内憩室病（diffuse intramural esophageal diverticulosis）或称假性憩室病（pseudodi verticulosis）。患者有吞咽困难的症状，影像学和内镜下可见无数1～3mm烧瓶状憩室，有一针尖大的小口，这些憩室多见于食管上1/3，与食管长径平行排列。憩室被覆鳞状上皮。这些小憩室可能代表扩张的食管腺导管，腔内可充以黏稠的黏液或炎性渗出物。

（四）后天性裂孔疝

后天性裂孔疝有三类：①所谓的滑动性疝（sliding hernia）：由于横膈肌缺陷或食管－膈韧带的牵引使裂孔扩大，从而使胃及食管下1～2cm疝入胸腔。滑动性疝的发生与腹内压增加、肥胖和脊柱后凸等因素有关，有的有家族倾向。②食管旁疝（paraesophageal hernia）：部分胃和肠可沿食管疝入胸腔。③损伤性疝：由于横膈裂口（破裂）所致。

（五）食管失弛缓症

食管失弛缓症（achalasia）亦称贲门痉挛（cardiospasm），是由于贲门生理性括约肌不能松弛，食管下段痉挛收缩，近段食管扩张，失去正常的蠕动节律。此病多见于60岁以上男性，患者主诉为吞咽困难、疼痛和食物反流。食物反流可导致呼吸道感染。病变主要是肌肉神经丛内神经节细胞减少或完全阙如，有髓鞘的神经纤维脱鞘和断裂，小的神经纤维大量丢失。平滑肌本身无改变。黏膜、黏膜下层和肌层有不同程度的炎性反应。黏膜上皮可发生化生甚至不典型增生（异型增生）。

食管失弛缓症与巨结肠症（Hirschsprung病）有相似之处。其不同点在于食管失弛缓症是神经节细胞的减少或阙如，发生在近段扩张的食管壁，而巨结肠症则发生在远端收缩的肠壁。长期的失弛缓症可发生癌变，但发生率极低。

（六）食管蹼和环

有些吞咽困难的患者在影像学下可观察到食管蹼（web）或环（rings）形成。位于上段食管蹼的妇女常伴缺铁性贫血和萎缩性舌炎，为Plummer–Vinson综合征或Pater–son–Kelly综合征的组成部分，蹼亦可位于食管下端，蹼是薄层纤维组织。它的上面和下面均被覆鳞状上皮。食管环发生在胃食管交界处，使管腔呈环形狭窄但不堵塞管腔，环可由横行的黏膜褶构成或由环形增厚的肌层形成，被覆鳞状上皮黏膜或贲门黏膜。

（七）食管管型

偶尔整个食管鳞状上皮可完整脱落而呕吐出来形成管型。这常常是由于吞饮极热的流质饮食或自然脱落，可伴有食管壁内破裂。

（八）食管静脉曲张

门脉高压时食管下段和食管–胃交界处静脉曲张呈串珠状结节状，灰蓝色。黏膜和黏膜下层静脉高度扩张，使表面上皮或黏膜破裂，可导致致命性大出血。静脉血滞留和缺氧使黏膜上皮变性坏死，更加重了破裂的危险性。上腔静脉被纵隔肿瘤阻塞时食管上段和中段静脉曲张。

（九）糖原性棘皮症（glycogenic acanthosis）

食管黏膜面有散在白色隆起、不连续的、圆形、表面光滑的斑，直径<3cm，蒂位于食管黏膜纵褶的表面。

光镜：鳞状上皮表面浅层细胞增生肥大和空泡性变，这些细胞含丰富的糖原。此病变无临床意义。

三、食管炎

（一）急性食管炎

多种细菌、病毒和真菌均能引起急性食管炎。较常见的有单纯疱疹病毒（HSV）引起的食管炎、巨细胞病毒（CMV）性食管炎和念珠菌性食管炎。这些多见于免疫缺陷患者。HSV性食管炎初起时食管中下段黏膜多发性水疱，水疱破溃后形成溃疡伴有中性粒细胞和大量单核细胞浸润。受累的上皮细胞核肿胀，核染色质沿核膜分布，整个细胞核呈毛玻璃样，有多核的细胞形成。食管刷片如发现这种毛玻璃样细胞有很高的诊断价值。活检中如有大量单核细胞性渗出物可提示疱疹病毒感染。内镜下溃疡呈火山状。食管双重对比造影可见弥漫散在的浅溃疡。巨细胞病毒性食管炎可在病变处的内皮细胞、成纤维细胞和上皮细胞内找到CMV包涵体。念珠菌性食管炎可为疱疹性、消化性和恶性溃疡的继发感染或发生于免疫缺陷的儿童和成人。食管中下段多见，病变处为多发性脐形出血性斑块。

光镜：溃疡处及周围黏膜中有真菌菌丝和芽孢，用PAS染色有助于诊断。

吞食高热饮食和腐蚀性液体如酚、煤酚皂溶液、酸及碱液等可造成腐蚀性食管炎（Corrosive esophagitis）。严重病例的黏膜可成片脱落，形成黏膜管型。食管显示弥漫性急性炎症和溃疡形成，愈合后可造成食管狭窄。一些片剂或胶囊药物如果没有顺利吞入胃内，可滞留在食管内而刺激食管黏膜，造成炎症和溃疡。

（二）放射性食管炎

胸部放疗可合并放射性食管炎并继发溃疡、纤维化和食管狭窄。

光镜：病变处血管扩张、内皮细胞肿胀、成纤维细胞肥大和奇形怪状。鳞状上皮除变性坏死形成溃疡外亦可出现异型增生。

（三）慢性食管炎

结核、结节病、梅毒和克罗恩病等都可累及食管，但均罕见。由克鲁斯锥虫（Trypanosoma Cruzi）引起的 Chagas 病除侵犯心肌外，亦可侵犯消化道，损伤肌内神经丛，使神经丛内神经节细胞显著减少（可减少90%），从而导致巨食管症（megaesophagus）。嗜酸性胃肠炎亦可累及食管。反流性食管炎时食管上皮内亦可出现大量嗜酸性粒细胞，所以单就食管活检不能鉴别这两种病变。

（四）反流性食管炎（reflux esophagitis）

正常情况下由于：①食管下端内括约肌的作用；②贲门与食管下端有一定的角度；③食管贲门交界处附着于横膈裂孔处等的作用防止了胃液反流至食管。但任何情况使上述机制减弱就可引起胃液的反流。例如食管裂孔疝患者胃底部分疝入胸腔，使正常贲门-食管角度消失，胃液遂反流至食管。引起胃液反流的原因还有幽门梗阻和腹内压增加（如妊娠），其他少见的原因有糖尿病性自主神经系统病和硬皮病等。反流性食管炎主要症状为反胃、胃灼热、胸骨后疼痛和吞咽困难。

食管鳞状上皮对酸性的胃液较敏感，在长期持续的胃液刺激下，食管下段黏膜发生改变。黏膜最初的反应是鳞状上皮基底细胞增生增厚，上皮内有嗜酸性粒细胞、中性粒细胞和（或）淋巴细胞特别是 T 淋巴细胞浸润，固有膜乳头变长，可伸到上皮的表层下。胃酸的刺激可进一步引起食管下段的消化性溃疡和纤维化或发生柱状上皮化生形成 Barrett 食管。柱状上皮化生的目的是抵抗胃酸的刺激和消化，因柱状上皮较能耐受胃酸的消化和能较快地修复。

正常食管鳞状上皮基底层厚度约占全层的15%，固有膜乳头伸入上皮达上皮厚度的65%。基底层厚超过15%，乳头深入上皮超过65%以及上皮内出现淋巴细胞、嗜酸性粒细胞和（或）中性粒细胞都是诊断反流性食管炎的要点。病变可呈灶性分布，以食管下端为重。严重的胃液反流所致的消化性溃疡，其形态与胃及十二指肠消化性溃疡同。溃疡边缘鳞状上皮可呈不同程度增生，溃疡底肉芽组织除大量炎细胞浸润外，有时可有核巨大而深染的成纤维细胞，这些增生的上皮和巨核成纤维细胞很容易误诊为恶性肿瘤，特别是活检材料。溃疡愈合可产生纤维化甚至食管狭窄。

（五）Barrett 食管

Barrett 食管曾被称为先天性短食管或下段被覆柱状上皮的食管，多数是由于反流性食管炎所引起的食管黏膜柱状上皮化生。近年 Takubo 等认为可能是一种发育异常。故他们发现87.5%的 Barrett 食管有双重黏膜肌层即固有膜下有浅黏膜肌层，其下为深固有膜，深固有膜下有一深黏膜肌层，深黏膜肌层的近端与食管正常的黏膜肌层相连，远端与胃的黏膜肌层相连。

Barrett 食管的柱状上皮黏膜可成片被覆食管下段或呈岛状散在于鳞状上皮黏膜内（图8-2），柱状上皮黏膜的组织学形态可像贲门黏膜、胃底胃体黏膜或肠化（常为不完全肠化）的胃黏膜，由于食管鳞状上皮和贲门柱状上皮交界为一齿状交叉线，所以要确诊 Barrett 食管所取的活检必须是在食管-贲门交界3~5cm以上的食管黏膜。内镜下 Barrett 食管黏膜呈红色天鹅绒状。Barrett 管为癌前病变。上述三种黏膜上皮均可发生异型增生（dysplasia）。异型增生的上皮像结肠腺瘤上皮，亦可分低级别和高级别两级，高级别异型增生为肯定的癌前病变，Barrett 食管患者发生腺癌的危险性高于正常人群30~60倍。

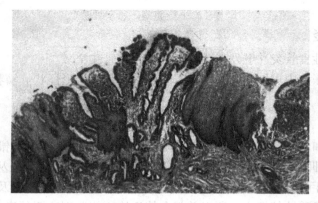

图 8-2　Barrett 食管

四、食管肿瘤

（一）食管癌

食管癌是常见的恶性肿瘤之一，遍及世界各地，但其地理分布极不平衡，国内国外都有一些集中高发区和相对高发区。我国是食管癌的高发国，国内高发区主要分布在太行山区、秦岭地区和闽粤交界地区等处。从中国东北经苏联中亚细亚到土耳其、伊朗北部为一带状高发地带。

我国食管癌好发年龄为 40~60 岁，国外报道为 50~70 岁。男性多见，男女比例从 2：1~20：1 不等，平均 4：1。患者的主要症状为哽噎、吞咽困难、胸骨后或剑突下痛，少数可伴高钙血症。

主要病因因素有：①饮食习惯和食物因素：高发区居民喜食高热、粗糙和质硬的食物，酗酒和吸烟亦有一定的影响；②亚硝胺和真菌毒素；③其他病因因素有土壤中微量元素如：钼、铁、锌、氟、硅等的缺乏以及可能存在的遗传因素等。

食管癌好发部位为食管中段，其次为食管下段，食管上段最少。国内高发区河南林县用脱落细胞学及影像学相结合检查的 3 633 例食管癌，上段 426 例（11.7%）、中段 2 301 例（63.3%）、下段 906 例（25%）。

早期食管癌的定义是指癌组织位于黏膜下层以上，同时不能有局部淋巴结转移。如癌局限于上皮内称为原位癌或上皮内癌，如癌已侵入肌层则为中期食管癌。晚期食管癌是指癌已侵透肌层达外膜或外膜外组织。

1. 大体　早期食管癌可看不出病变或仅黏膜粗糙、糜烂或呈斑块乳头状隆起，以糜烂和斑块状为多见。

中晚期食管癌的大体类型有：①髓样型：肿瘤在食管壁内浸润性生长，使管壁弥漫性增厚，表面可形成浅溃疡，切面增厚的食管壁灰白色、均匀、质软；②息肉蕈伞型：肿瘤形成卵圆形或扁平肿块，或呈蘑菇样肿物突入食管腔，表面都有浅溃疡；③溃疡型：肿瘤形成大小不一、深浅不等的溃疡，溃疡边缘隆起，底部凹凸不平；④缩窄型：癌组织浸润性生长处伴明显的纤维组织反应，使食管明显变硬，管腔狭窄（环形缩窄），切面肿瘤处食管壁增厚，灰白色，条纹状。以上各型中髓样型最多见，占 60% 左右，其次为息肉蕈伞型和溃疡型，缩窄型最少。WHO（2010 年）分类将上述②息肉蕈伞型分为 0~Ⅰ型；③溃疡型分为Ⅱ型（进展型）；①髓样型及④缩窄型分为Ⅳ型（进展型）。

2. 光镜　90% 的食管癌为不同分化程度的鳞癌。根据分化程度鳞癌可分为高分化、中分化和低分化，高分化鳞癌有明显的角化珠（癌珠）形成，癌细胞胞质丰富，核分裂少。低分化鳞癌癌细胞分化差，多数已无鳞状上皮的排列结构，癌细胞异型性明显，核分裂多见。中分化鳞癌的组织形态介于高分化和低分化鳞癌之间。

其他组织学类型的癌：①腺癌：占食管癌的 5%~10%，主要发生在 Barrett 食管（图 8-3），而且癌旁的 Barrett 食管黏膜上皮常伴不同程度的异型增生。腺癌的形态与胃肠道腺癌同。②疣状癌：呈粗大乳头状生长，鳞状上皮分化好，表面有角化不全和角化过度，底部呈膨胀性生长，浸润常不明显，这种癌可误诊为良性。③腺样囊性癌：形态与涎腺相应肿瘤相同。④基底细胞样鳞癌（basaloid squamous-carcinoma）：是一种恶性度较高的癌，好发于食管上段，老年男性多见，癌细胞形成实性或筛状小叶、小腺样结构，可有粉刺状坏死，同时可见通常的鳞癌区（图8-4）。⑤黏液表皮样癌：其恶性度较低，形态与涎腺的黏液表皮样癌同。⑥腺鳞癌：癌组织具有明确的鳞癌和腺癌成分，而且二者混合存在。⑦神经内分泌癌：包括类癌和小细胞未分化癌，食管类癌（神经内分泌肿瘤）极罕见，主要为小细胞神经内分泌癌。肿瘤较大，直径>4cm，可位于食管的任何部位，但以中段多见。组织学形态与肺内相应的癌同，瘤细胞可形成菊形团，有腺样或鳞状细胞分化，甚至有灶性黏液分泌。

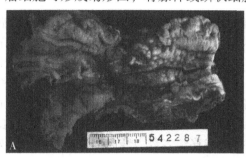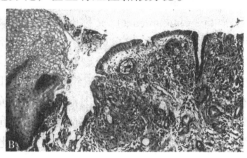

图8-3

A. Barrett 食管腺癌，大体形态；B. Barrett 食管腺癌，镜下形态

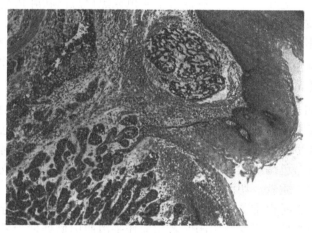

图8-4 基底细胞样鳞癌

3. 免疫组化　显示 Chromogranin A、CD56、synaptophys-in 等神经内分泌标记均阳性，并可有异位激素如 ACTH、calcitonin、VIP 和 5-HT 等分泌。

4. 电镜　神经内分泌颗粒直径 80~200nm。此癌恶性度高。

5. 癌前病变　食管癌癌前病变以往称为食管鳞状上皮不典型增生，现称为上皮内肿瘤（intraepithe-lial neoplasia）或称为异型增生（dysplasia）。上皮内肿瘤根据病变程度可分为低级别（LGIEN）和高级别（HGIEN），如上皮全层均有病变可称原位癌，30%的食管癌癌旁有原位癌。约1/4的鳞状上皮 HGI-EN 可发展成癌。HGIEN 和原位癌不是浸润性癌的向侧侧延伸，而是作为癌的原发起点，由此发展成浸润性癌。

6. 浸润转移

（1）直接浸润蔓延：食管上段癌可侵入喉、气管、甲状腺和颈部软组织。中段癌可侵犯纵隔大血管、支气管、肺、胸膜、心包和脊椎等。下段癌常累及贲门、横膈和肝左叶等处。直接蔓延以上段癌最多见（60%），下段癌最少（30%）。

（2）淋巴管转移：食管有丰富的淋巴管，所以淋巴结转移率高。根据食管淋巴引流，上段癌常转移至食管旁、喉后、锁骨上、颈深部和上纵隔淋巴结。中段癌转移至食管旁和肺门淋巴结。下段癌转移至食管旁、贲门周、胃左和腹腔淋巴结，亦可通过黏膜下淋巴管转移至胃黏膜下。

（3）血行转移：主要见于晚期患者，可转移至全身，但以肝、肺和肾上腺为多见。

7. 分子病理　TP53 基因（17p13）的突变和过表达在食管癌中检出率很高，TP53 被认为是食管癌发生、发展中重要的遗传事件（genetic event）。20% ~ 40% 食管鳞癌 cyclinD1（11q13）扩增，这种鳞癌常常保留有 Rb 基因的表达。

8. 预后　早期食管鳞癌手术后 5 年存活率可达 90%，中晚期癌手术后 5 年存活率仅 10% ~ 30%。

（二）食管癌肉瘤

食管癌肉瘤（carcinosarcoma）又称肉瘤样癌、鳞癌伴梭形细胞间质、假肉瘤、梭形细胞癌、息肉状癌、化生性癌等。此癌常长成息肉状。有一长短不等的蒂，突向食管腔。肿瘤由肉瘤成分和癌（鳞癌、腺癌或未分化癌）混合而成。肉瘤和癌的比例，不同病例不同。表面常为溃疡面或灶性被覆原位癌或鳞癌，肉瘤成分多数像恶性纤维组织细胞瘤并可向软骨、骨或横纹肌分化，有关此瘤的性质始终有不同意见。有认为此瘤基本上是癌伴肉瘤间质，因免疫组织化学显示肉瘤成分部分亦为 keratin 阳性，电镜下大部分肉瘤细胞具肌纤维母细胞或其他间充质细胞的超微结构，更重要的是此瘤有与食管癌完全不同的生物学特性：①肿瘤总是呈息肉状生长；②此瘤的转移灶多数为纯肉瘤成分；③预后好，5 年存活率达 50% 以上。

（三）恶性黑色素瘤

好发于食管中段和下段。老年人多见。肿瘤常呈灰色或黑色息肉状肿物突入食管腔。

1. 光镜　瘤细胞呈上皮样、梭形、二者混合或多形性，黑色素一般较多，所以诊断不困难。

2. 电镜　有多量黑色素小体。食管原发性恶性黑色素瘤周围黏膜鳞状上皮常显交界活性或有散在卫星状瘤结节。有些病例瘤周黏膜有灶性或弥漫性黑变（melanosis）。此瘤恶性度高，预后差。

（四）间充质肿瘤（mesenchymal tumor）

1. 平滑肌瘤　平滑肌瘤是食管最常见的非上皮性良性肿瘤，半数患者无症状，有症状者主诉为吞咽困难和胸部不适，下段较上段食管多见，通常为单发亦可多发，肿瘤形成息肉或巨块突入管腔，表面黏膜光滑或有溃疡形成，或呈哑铃状部分突入管腔，部分突至食管外；或呈扁平形主要是壁内生长的肿物。肿瘤切面界限清楚，灰白色编织状，常伴钙化，光镜所见与身体其他部位的平滑肌瘤同。食管平滑肌肉瘤少见，体积一般较大，质软。切面常有出血坏死。光镜下瘤细胞密集，核分裂可见或多见。分化好的平滑肌肉瘤与平滑肌瘤有时很难鉴别。由于消化道平滑肌肿瘤的生物学行为较发生于子宫者恶性度高，所以对于食管平滑肌肿瘤核分裂 >2/10HPF 者均应作平滑肌肉瘤处理为妥。

一种罕见的弥漫性平滑肌瘤病（diffuse leiomyomatosis）主要见于青少年，累及食管的一段，有时可累及食管和胃。病变处食管狭窄。

光镜：食管壁平滑肌弥漫增生，呈旋涡状。增生的平滑肌间夹杂多量纤维组织，神经和血管成分亦增生并有淋巴细胞和浆细胞浸润，使食管壁弥漫性增厚。这种病变可能是一种畸形而非肿瘤。

2. 胃肠道间质肿瘤（GIST）　食管 GIST 罕见，占食管间充质肿瘤的 10% ~ 20%，多数为食管远端腔内肿物，造成吞咽困难。多数 GIST 为梭形细胞肿瘤，呈肉瘤样结构，有一定量核分裂。有时可呈上皮样，形态及免疫组化与胃 GIST 相同。

（五）其他肿瘤和瘤样病变

1. 鳞状上皮乳头状瘤和腺瘤　两者均罕见。鳞状上皮乳头状瘤为外生性乳头状肿物。

光镜：鳞状上皮分化好，无异型性。由 HPV 引起的乳头状瘤可见凹空细胞（koilocyte）。腺瘤只见于 Barrett 食管。腺瘤的大体和光镜形态与发生于胃和肠的腺瘤同。

2. 纤维血管性息肉（fibrovascular polyps）　亦称纤维性息肉、炎性纤维性息肉或炎性假瘤。可发生于食管的任何部位，以食管上段多见。体积可很大，致使食管腔显著扩张。息肉有一长蒂附着于食管壁。

（1）大体：息肉呈分叶状，表面粉白色光滑，偶有浅溃疡形成。

（2）光镜：息肉由水肿的纤维结缔组织构成，其中含不等量的成熟脂肪组织和丰富的薄血管，息肉表面被覆有鳞状上皮。

3. 颗粒细胞肿瘤（granular cell tumor）　胃肠道发生的颗粒细胞肿瘤以食管最多见。肿瘤为单发或多发黏膜下肿物，表面有完整的鳞状上皮黏膜被覆，上皮可呈假上皮瘤样增生。瘤细胞胞质丰富，嗜酸性颗粒状。瘤细胞排列成索或巢。恶性颗粒细胞肿瘤很罕见。近年根据电镜和免疫组织化学研究的结果认为颗粒细胞肿瘤来自神经周细胞（perineural cell）。

4. 其他肿瘤　文献中报道的食管肿瘤还有毛细血管瘤、血管外皮瘤、神经纤维瘤、淋巴瘤、浆细胞瘤、横纹肌肉瘤、滑膜肉瘤、软骨肉瘤和骨肉瘤等。原发性食管的淋巴瘤极罕见，常常是邻近器官的累及。食管淋巴瘤最常见的类型为弥漫性大 B 细胞淋巴瘤及 MALToma。

（六）转移瘤

食管的转移瘤可由肺、甲状腺、喉和胃的肿瘤直接累及，或经淋巴管血管转移至食管，如来自睾丸、前列腺、子宫内膜、肾和胰腺的恶性肿瘤，各种白血病和淋巴瘤均可累及食管。

五、食管活检

食管内镜检查和活检对食管病变的诊断和治疗起很大的推动作用，如明确食管炎的病因（HSV、CMV、念珠菌或其他），确诊反流性食管炎和 Barrett 食管以及明确肿瘤的性质等。内镜活检在诊断鳞状上皮异型增生 Dysplasia／上皮内肿瘤 EIN 较其他手段如脱落细胞学、刷片等有更大的优越性。

（刘丹丹）

第二节　胃肿瘤及瘤样病变

一、胃腺瘤和息肉

1. 胃腺瘤（肿瘤性息肉）　多数位于胃窦，体积较大，单个，广基或有蒂（图 8 - 5），来自肠上皮化生的腺上皮。外形像结肠的腺管状腺瘤、绒毛状腺瘤或绒毛腺管状腺瘤。

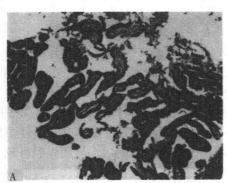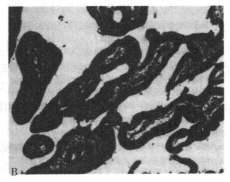

图 8 - 5　胃腺瘤

光镜：腺瘤上皮显示不同级别的异型增生（dysplasia），上皮内有散在的神经内分泌细胞。腺瘤可癌变，特别是高级别异型增生（H. G. dysplasia）和直径 > 2cm 者易发生癌变，但癌变率较低，仅 3.4%。

2. 增生性（再生性）息肉　来自增生的腺窝上皮。体积一般较小，直径 1cm 左右，常为多发，有蒂或广基，表面光滑，略呈分叶状。多发的增生性息肉常集中于胃体胃窦交界处。

光镜：息肉表面为增生肥大的腺窝上皮构成的大型腺管，中心部为增生的幽门腺或胃体腺，夹杂血管纤维平滑肌组织，深部腺体常呈囊性扩张。增生的腺体上皮无异型性。有些增生性息肉中心可见由表面上皮内褶成洋葱皮样结构。增生性息肉无癌变倾向。

3. 混合型息肉　即腺瘤和增生性息肉的混合型。

4. 胃底腺息肉　胃底胃体黏膜形成多发性广基息肉状隆起，直径一般 <5mm。息肉内有被覆胃底腺上皮即含有壁细胞和主细胞的囊肿，表面腺窝短或阙如。这种息肉表面被覆单层腺窝上皮。

5. 幽门腺息肉　由紧密排列的幽门腺构成，腺上皮立方或短柱状，表达幽门腺黏液（MUC6）。

6. 炎性纤维样息肉（inflammatory fibroid polyps）　又名嗜酸细胞肉芽肿性息肉（eosinophilic granu-lomatous polyps）。这种息肉少见，好发于胃窦部，直径很少超过 2cm，常呈广基的息肉样肿物突入胃腔，表面被覆胃黏膜并可有溃疡形成。

光镜：息肉由许多小血管和成纤维细胞呈旋涡状生长。这种细胞具有肌成纤维细胞的性质。息肉内有大量嗜酸性粒细胞和淋巴细胞质细胞浸润，炎性纤维样息肉的性质尚有争论，有人认为是神经源性，但多数认为是炎症性质。

7. 其他类型息肉和息肉病　有幼年型息肉（juvenilepolyps），黑斑息肉综合征的息肉（Peutz–Jeghers polyps）和息肉病（polyposis）等。

二、胃癌

胃癌是常见的恶性肿瘤之一，在消化道癌中占第一位。主要分布在亚洲、拉丁美洲和中欧，世界范围的高发国有日本、中国、新加坡、智利、哥斯达黎加、委内瑞拉、匈牙利、波兰、德国、冰岛、保加利亚、罗马尼亚和马耳他等。我国胃癌发病率很高，主要高发区在西北、东南沿海各省以及东北和西南局部地区。我国胃癌的发病从沿海向内地方向、从东到西和从北到南有逐渐降低的趋势。

胃癌的病因因素已知的有饮食因素、地理条件、种族因素、遗传因素、血型、真菌毒素和化学物质如亚硝胺等。其中饮食因素（如高盐饮食、油煎、熏制和粗糙食物等）、真菌毒素和亚硝胺吸引了大量研究人员的注意力。

（一）癌前状态和癌前病变

癌前状态（precancerous conditions）是指某种临床状态伴有很高的发生癌的危险性如恶性贫血、残胃和 Menetrier 病。癌前病变（precancerous lesions）是指一些很易发生癌的组织病理学异常如萎缩性胃炎伴肠化、胃黏膜上皮异型增生（dysplasia）、胃溃疡和胃腺瘤。

1. 残胃（gastric stump）　因良性病变作胃部分切除后 5 年以上的患者发生残胃癌的危险性要比一般人群高 2~6 倍，手术后到发生癌的间隔 20~30 年。大多数癌发生在吻合口附近，亦可发生在残胃的其他部分。残胃癌的发生与手术前胃内病变性质、手术方式等均无关。手术后切口附近的黏膜可发生炎症、萎缩性胃炎、腺体囊性扩张、炎性息肉或增生性息肉。7%~21% 伴不同程度的异型增生。

2. Menetrier 病和恶性贫血　这两种在我国均很少。国外报道二者均可合并胃癌。

3. 慢性胃溃疡（慢性消化性溃疡）　近年来应用影像学技术和纤维内镜动态地观察胃内病变已证实有溃疡病史者合并癌可从溃疡以外的黏膜发生而不一定来自溃疡本身。癌溃疡和良性溃疡一样可以愈合、瘢痕化和再反复发作，此外，癌组织较正常黏膜容易发生糜烂和溃疡，早期胃癌可较长时期存在而不进展等事实都说明胃溃疡在胃癌的组织发生中不是很重要的病变。目前一致认为胃溃疡可以癌变，但癌变率较低，不超过 5%。

4. H. pylori 感染　与胃癌的发生有一定的关系。

5. 胃腺瘤　少数直径 >2cm 的广基腺瘤特别是伴高级别异型增生者可癌变，但腺瘤的癌变率很低，加之胃腺瘤少见而胃癌很常见，二者发生率的差别也说明腺瘤并不是真正的胃癌癌前病变。

6. 萎缩性胃炎　作为癌前病变的依据主要是流行病学显示萎缩性胃炎与胃癌关系密切。国内外流行病学资料均表明胃癌高发区萎缩性胃炎的发病率也高，胃癌低发区萎缩性胃炎的发病率也低。临床随诊萎缩性胃炎 10~20 年后约 8% 病例有胃癌，但还没有动态地观察到从萎缩性胃炎发展成癌的资料。

长期被认为是癌前病变的肠上皮化生实质上是一种半生理现象，因为胃黏膜肠化随年龄增长而增多，目前认为含硫酸黏液的肠化即Ⅱb型肠化与胃癌的关系密切，不过到底是这型肠化发展成癌呢，还是在癌形成过程中发生肠化还有待进一步证实。

7. 异型增生和上皮内肿瘤（dysplasia，intraepithelial neoplasia）　　以往对胃黏膜上皮的不典型增生在 2010 年版 WHO 消化系统肿瘤分类中，已改用异型增生或上皮内肿瘤（dysplasia/intraepithelial neoplasia），而不典型增生只是指那些炎症修复或再生上皮的细胞异型改变。异型增生可分低级别（low grade）和高级别（high grade）2 类（图 8 - 6、图 8 - 7）。国内外资料均表明胃癌形成的潜力与细胞的异型增生的严重程度成正比。低级别异型增生黏膜腺体结构轻度异常，细胞轻至中度不典型性，核长形，位于基底部，核分裂轻中等量。高级别异型增生，核呈立方形，核浆比例失常，细胞和腺体结构明显异常，核分裂多见。黏膜内癌是指异型增生腺体或细胞侵入固有膜，浸润癌是指异型增生腺体或细胞已侵至固有膜外。

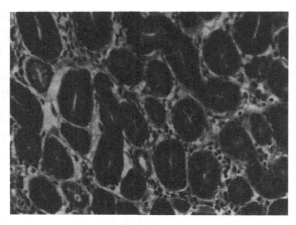

图 8 - 6　胃低级别异型增生/上皮内肿瘤

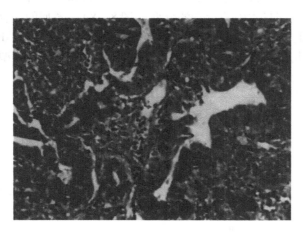

图 8 - 7　胃高级别异型增生/上皮内肿瘤

胃癌男性多见，胃的任何部位都能发生，好发部位依次为胃窦（包括幽门前区）、小弯、贲门、胃底和胃体。

Borrmann（1926 年）将胃癌大体分成 I ～ IV 型。I 型：肿瘤主要向腔内凸起形成巨块、息肉或结节，表面可有糜烂，癌呈膨胀性生长，切面与周围胃壁界限清楚；II 型：肿瘤向胃壁内生长，中心形成大溃疡，溃疡边缘隆起呈火山口状，呈膨胀性生长，切面与周围胃壁界限清楚；III 型：形态与 II 型相似但癌的底盘较溃疡大，呈浸润性生长，切面与周围胃壁界限不清；IV 型：肿瘤在胃壁内弥漫浸润性生长，切面与周围胃壁界限不清，表面可有糜烂或浅溃疡。此型如累及胃的大部或全部者即为皮革胃。1942 年 Stout 又描述了一型胃癌称为浅表扩散型胃癌（superficial spreading carcinoma），此型癌的特点是癌组织主要沿黏膜扩散，不形成突向腔内或侵入胃壁的瘤块，癌的面积明显大于浸润深度。大部分癌组织限于黏膜和黏膜下层，灶性地区亦可深入肌层甚至浆膜或浆膜外。目前国内采用的大体分型不外乎上述五种基本型的改良，如分为巨块型（包括息肉状、结节状、蕈伞状和盘状巨块）、溃疡型、溃疡浸润型、浸润型（根据浸润范围又分成弥漫浸润型和局部浸润型两型）、浅表扩散型、混合型和溃疡－癌（ulcer－cancer）。溃疡－癌是指在已存在的慢性胃溃疡基础上发生癌。诊断条件是：①慢性胃溃疡即U1－4，溃疡底部肌层完全破坏被瘢痕组织代替，溃疡边缘的黏膜肌层与肌层融合；②溃疡边缘的再生黏膜中（最好是仅在一侧黏膜内）有小的癌灶，溃疡底部绝对不应有癌。这种癌只有在它的早期才能诊断，到晚期时已与一般胃癌不能鉴别。

胃癌绝大部分为腺癌。胃癌的组织学分类种类繁多，主要根据腺体分化程度、间质的量和性质以及分泌黏液的量将胃腺癌分成许多种类型。国内常用的组织学分类：乳头状腺癌、腺癌或称管状腺癌（高分化、中分化、低分化）、黏液腺癌、印戒细胞癌、硬癌（间质有多量纤维组织）和未分化癌。

1965 年 Lauren 根据 1 344 例手术切除胃癌的组织结构、黏液分泌和生长方式将胃癌分成肠型胃癌和胃型（弥漫型）胃癌两大类：肠型胃癌来自肠化的上皮，癌细胞形成腺管或腺样结构，黏液分泌主要在腺腔内或细胞外。大体上 60% 为巨块型，25% 为溃疡型，15% 为弥漫型。胃型胃癌来自胃上皮，为黏附力差的小圆形细胞，单个分散在胃壁中，大多数细胞分泌黏液而且黏液在胞质内均匀分布，少量在细胞外。大体上 31% 为巨块型，26% 为溃疡型，43% 为浸润型。肠型和胃型胃癌不仅在形态上有区别，在患者年龄、性别和流行病学等方面都有明显的不同。肠型胃癌多见于老年人，男性多见。胃癌高发区多见。癌周胃黏膜常伴广泛的萎缩性胃炎，预后较好。胃型胃癌多见于青壮年，女性多见，胃癌低发区多见，癌周胃黏膜无或仅有小片萎缩性胃炎，预后差。Lauren 分析的 1 344 例中 53% 为肠型，33% 为胃型，另有 14% 不能分类。

（二）早期胃癌

早期胃癌是指位于黏膜下层以上的癌。不管其面积多大和有无淋巴结转移。诊断早期胃癌的关键是必须把病变部和其他周围的胃壁，甚至是全部胃标本作连续切块检查以保证所有的病型均在黏膜下层以上。早期胃癌的大体分型都按照日本内镜学会的分型（图 8－8）。各型的混合称为复合型如表面凹陷型的中心有溃疡就形成Ⅱc＋Ⅲ型。或表面凹陷型边缘又有表面隆起则成Ⅱc＋Ⅱa 型。复合型的命名是把优势的病变写在前面，中间用加号连接。国内外资料都表明早期胃癌以Ⅱc 型最多见，其次为Ⅱc＋Ⅲ、Ⅲ＋Ⅱc 型、Ⅱa 型和其他复合型，Ⅱb 型最少见。

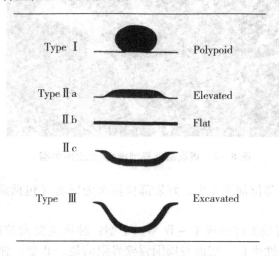

图 8－8　早期胃癌大体分型

早期胃癌的组织学类型与一般胃癌同。限于黏膜内的癌称黏膜内癌，浸润黏膜下层者称黏膜下层癌。最大径 <0.5cm 的癌称微小癌。

（三）少见的胃癌

1. 鳞癌和腺鳞癌　纯鳞癌极罕见。腺鳞癌含不同比例的腺癌和鳞癌成分。电镜下可见到一种既含黏液又含张力纤维的中间型细胞。

2. 腺癌伴神经内分泌细胞分化　由于免疫组织化学技术的广泛应用，已发现越来越多的胃腺癌中含有多少不等的神经内分泌细胞。

3. 肝样腺癌（hepatoid adenocarcinoma）　这种癌含腺癌和肝细胞样分化的癌细胞，a-FP阳性。常长成结节或巨块状。有广泛的静脉瘤栓。预后差。

4. 壁细胞癌（parietal cell carcinoma）　癌细胞有丰富的嗜酸性颗粒状胞质。

电镜：癌细胞质内有大量线粒体、管泡、细胞内小管和细胞内腔。

5. 胃绒癌　胃原发性绒癌多见于老年男性，文献报道的胃绒癌中半数为纯绒癌，形态与子宫绒癌同，半数为合并腺癌的混合型。

免疫组化：显示HCG阳性。

6. 其他　还有癌肉瘤、黏液表皮样癌、恶性Rhabdoid瘤等。

（四）胃癌的扩散

1. 局部蔓延种植　胃癌侵至浆膜外后可沿腹膜种植，在浆膜下淋巴管内播散，使淋巴管形成白色条纹称为癌性淋巴管炎（lymphangitis carcinomatosa）。癌细胞蔓延侵袭邻近脏器如食管、肝、胰、胆总管、横膈、脾、十二指肠和横结肠，癌细胞可经腹腔或腹膜淋巴管转移至双侧卵巢，称为Krukenberg瘤。

2. 淋巴管转移　胃癌转移至胃周和远处淋巴结的顺序为：①贲门、小弯、大弯、幽门上下和胃左动脉旁；②肝动脉旁、腹腔动脉旁和脾动脉旁；③肝及十二指肠韧带内淋巴结；④胰及十二指肠后；⑤肠系膜根部；⑥结肠中动脉旁；⑦腹主动脉旁；⑧胸腔和胸导管周围淋巴结；⑨左锁骨上（Virchow淋巴结）。

3. 血行转移　晚期胃癌可经血行转移至全身，常见部位为肝、肺、骨、肾上腺、肾、脑和皮肤等处。

预后：早期胃癌预后好，黏膜内癌的5年存活率91%～100%，黏膜下癌5年存活率80%～90%。侵及肌层的中期胃癌预后较侵至浆膜或浆膜外的晚期胃癌好，中期胃癌5年存活率29%～88%，平均70%。晚期胃癌5年存活率仅为20%～30%。影响预后的因素有浸润深度、淋巴结转移、癌间质反应（间质中有大量淋巴细胞、浆细胞或嗜酸性粒细胞者预后较好）、癌组织中Langerhans细胞量（有多量Langerhans细胞者预后较好）、组织学类型（肠型胃癌预后好）、大体类型（呈膨胀性生长的Borrmann Ⅰ和Ⅱ型预后好）和肿瘤大小。

三、遗传性弥漫性胃癌

遗传性弥漫性胃癌（hereditary diffuse gastric cancer，HDGC）是一种常染色体显性癌-易感综合征，特点是患者患有弥漫性印戒细胞胃癌和乳腺小叶癌。1998年Guilford等首次发现患者有E-cadherin（CDH1）基因种系（germline）突变。1999年国际胃癌联合会（Intemational GastricCancer Linkage Consortion，IGCLC）提出诊断HDGC的标准为：

（1）在第一代和第二代亲属中有2个或2个以上诊断为HDGC患者，至少有1人是在50岁以前确诊。

（2）第一代和第二代亲属中有3个以上证实为HDGC患者，不管诊断时患者年龄大小，而且女性有小叶癌的危险性增加。

（3）40岁以前确诊为HDGC，无家族史。

（4）诊断为HDGC及乳腺小叶癌家族者至少有1人在50岁之前确诊为乳腺小叶癌或HDGC。

（一）流行病学

绝大部分胃癌为散发性，但有1%～3%有遗传倾向性。胃癌发病率低的国家CDH1基因种系突变＞40%；而胃癌中易高发国家，CDH1基因种系突变约20%。

（二）部位

有症状者可与散发性皮革胃相似，无症状者CDH1基因携带者可不形成肿块而可以呈散在黏膜内印戒细胞癌斑块，并弥散及全胃。因此切缘应包括上至食管，下至十二指肠。内镜下 T1 和 T1a 期癌（早期癌）可 <1mm，位于正常黏膜表面上皮下，而且不会扭曲小凹和腺体结构。

（三）病理

早期 HDGC 具 CDH1 突变者胃内多发 T1a 灶，表面黏膜光滑，无淋巴结转移，癌灶位于黏膜内，表面光滑，肉眼看不出肿块。T1a 病灶从 1 个至数百个，大小 0.1～10mm，多数 <1mm。病灶在黏膜腺顶部的癌细胞小，表面大，无症状。CDH1 突变者染色浅，肠化和幽门螺杆菌感染少见。Tis（原位）和 T1a（侵至固有膜）背景可有慢性胃炎、肉芽肿性炎和淋巴细胞性胃炎。

（四）癌前病变

1. TIS　印戒细胞位于基膜内，替代正常上皮细胞，一般核染色深而且极向不正常（图 8-9）。

2. Pagetoid 样扩散　T1a 的数量远远超过 TIS。CDH1 基因位于 16q22.1，有 16 个外显子，4.5kb mRNA，编码 E-cadherin。

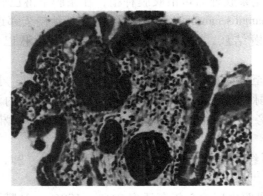

图 8-9　胃遗传性弥漫性胃癌（HDGC）/原位印戒细胞癌（TIS）

四、胃淋巴瘤

约 25%～50% 非霍奇金淋巴瘤发生于结外，其中胃肠道最多见。在亚洲、北美及欧洲国家，胃肠淋巴瘤约占所有非霍奇金淋巴瘤的 4%～20%，中东达 25%。胃肠淋巴瘤中以胃窦最常见（50%～75%），其次为小肠（10%～30%）和大肠（5%～10%）。胃淋巴瘤中主要为黏膜相关淋巴组织淋巴瘤（MALToma），其次为弥漫性大 B 细胞淋巴瘤（DLBCL）。

流行病学及实验室研究证明胃淋巴瘤的发生与幽门螺杆菌（Hp）密切相关。

1. 黏膜相关淋巴组织淋巴瘤（MALToma）　此瘤形态特点是弥漫小 B 细胞 [边缘带细胞（故 MALToma 又称结外边缘带细胞淋巴瘤）]，有滤泡形成以及瘤细胞侵犯上皮形成淋巴上皮性病变（图 8-10）。

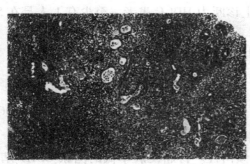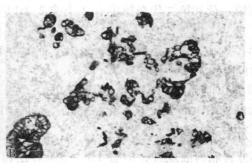

图 8-10　胃 MALToma
A. HE 低倍镜下形态；B. 淋巴上皮病变 AE1/AE3

免疫组织化学：CD20、CD79a、Bcl-2 及 IgM 均阳性；CD5、CD10、CD23 均阴性，CD43 +/-，CD11c +/-。

2. 弥漫性大 B 细胞淋巴瘤（DLBCL） 确定地应称为胃原发性弥漫性大 B 细胞淋巴瘤（primary gastric diffuselarge B cell lymphoma，PCDLBCL）。原发于胃的 DLBCL 可原发或由 MALToma 转化而来。组织学与其他部位 DLBCL 同，但 30% ~50% 含 MALToma 成分。区别转化的 DLBCL 和新生长的 DLBCL 没有临床意义。原发胃 DLBCL 由 ABC 或 GCB 发生。

免疫组织化学：CD19、CD20、CD22、CD79α 均阳性；而 CD10、Bcl-6 和 IRF4/mum1 表达率各家报道不同。

3. 套细胞淋巴瘤（mantle cell lymphoma） 除肠道多发性息肉状的套细胞淋巴瘤外，胃的套细胞淋巴瘤少见。

免疫组织化学：Cyclin-D1 阳性。

4. 胃还可以发生其他淋巴瘤 如 T 细胞白血病/淋巴瘤，Burkitt 淋巴瘤、霍奇金淋巴瘤等。

五、转移瘤

胃的转移瘤多数来自乳腺癌和黑色素瘤，但其他恶性肿瘤亦可转移至胃。

（刘丹丹）

第三节 小肠

一、先天性畸形

（一）小肠闭锁和狭窄

可发生在小肠的任何部位但多见于十二指肠或回肠。这种畸形可多发并合并其他器官的畸形。多数情况下仅累及一小段肠管。闭锁肠管形成一纤维条索，闭锁或狭窄上方的肠管扩张，肠壁肌层肥厚，下方肠管萎缩塌陷。

（二）小肠旋转不良（malrotation）

胚胎 5 周时小肠疝入胚胎外体腔并开始旋转。约 10 周时回到腹腔继续旋转直到转 270°。如肠发育时期旋转不良就能产生种种畸形：①脐部保存疝入的肠管称为腹部肠膨出（intestinal eventration）或脐膨出（exomphalos）；②盲肠、阑尾和升结肠左位，小肠位于右半腹腔；③盲肠未能下降到适当位置；④阑尾位于腹膜后。

（三）小肠重复

极少见。常累及一小段肠管，特别是回肠，偶尔亦可累及整个空肠和回肠。重复的肠管呈球形或管状，可有它们自己的系膜，但多数是与正常系膜相连。重复肠有正常的黏膜、黏膜下层和内环肌，纵行肌常不发育。可有胃腺异位并能继发感染或发生肿瘤。

（四）胰腺异位

最常发生的部位是十二指肠，特别是壶腹区。异位的胰腺导管和腺泡形成小结节位于黏膜下层或更深部，很少含胰岛。异位的胰腺可发生胰腺炎和肿瘤。

（五）胃黏膜异位

形成孤立的小结节或广基息肉，多见于十二指肠。异位黏膜为胃底胃体腺黏膜，含壁细胞和主细胞，可发生增生和肿瘤。

（六）憩室

多数憩室为后天性，常合并吸收不良。小肠最常见的先天性憩室为梅克尔憩室（Meckel diverticulum）。梅克尔憩室位于回肠的肠系膜对侧，约在回盲瓣上方 1m 处（婴儿约在 30cm 处）。憩室长 2 ~ 8cm，直径与所在肠的直径相同。梅克尔憩室是卵黄肠导管（vitelline – intestinal duct）近端的残留物，憩室的盲端游离，有时可有一纤维索连接脐部；有时憩室直接开口于脐，这时称为梅克尔瘘或回肠脐瘘。如卵黄肠导管的肠端闭锁而脐端开放则形成卵黄窦（vitelline sinus），可分泌少量黏液。另一些情况下导管的两端均闭锁，中段扩张，由于所分泌的黏液的积聚而形成卵黄囊肿（vitelline cyst），亦称肠囊瘤（enterocystomas）。偶尔从卵黄窦或囊肿可发生腺癌，这是脐部极罕见的腺癌来源之一，另一些可来自脐尿管残留物（urachal remnant）。梅克尔憩室含正常肠壁四层。黏膜多数为邻近小肠黏膜，亦可是十二指肠或结肠黏膜，黏膜内可有胃黏膜异位，故可发生消化性溃疡；亦可有胰腺异位。憩室可并发急性和慢性憩室炎、套叠、黏液囊肿和良恶性肿瘤。黏液囊肿破裂可导致腹膜假黏液瘤。

十二指肠憩室为单个，位于第二段，体积可很大而造成肠梗阻性黄疸、胰腺炎、瘘、出血和穿孔。有的憩室突入腔内形成息肉，但多数沿胚胎腹胰和背胰融合线突入胰腺。

空肠憩室多数在上段空肠，位于系膜缘，多发，壁薄。有些是先天性，多数是由于空肠肌层缺陷而形成的后天性憩室。憩室底部可有异位胰腺。憩室可并发出血、穿孔、感染和气囊肿等。

二、炎症

（一）十二指肠炎和慢性十二指肠溃疡

十二指肠炎的形态从单纯的淋巴细胞质细胞增多到绒毛萎缩变形。表面上皮内有中性粒细胞浸润，上皮细胞变性坏死形成糜烂。有时表面上皮呈合体细胞样或化生成胃黏膜样，有时可合并急性炎，黏膜侧的 Brunner 腺增多。十二指肠炎与十二指肠溃疡（消化性溃疡）可能有一定的关系，即在十二指肠炎的基础上加上酸的侵袭就发展成溃疡。近年对幽门螺杆菌的研究结果认为幽门螺杆菌与十二指肠炎有一定关系。正常十二指肠黏膜无幽门螺杆菌，此菌只在胃黏膜化生的十二指肠黏膜上繁殖。在有胃黏膜化生处常可见幽门螺杆菌和中性粒细胞浸润。十二指肠溃疡多见于球部，前壁较后壁多见．亦可发生在十二指肠第二段。直径一般 1cm 左右。主要并发症为穿孔和幽门梗阻。十二指肠溃疡无癌变倾向。

（二）急性蜂窝织炎性小肠炎

急性蜂窝织炎性小肠炎（acute phlegmonous enteritis）多见于空肠，侵犯十二指肠和回肠较少。由化脓菌特别是链球菌感染引起。病变的肠由于显著充血水肿而使肠壁明显增厚。

光镜：肠壁各层特别是黏膜层有大量中性粒细胞浸润甚至脓肿形成。黏膜可坏死脱落而形成浅溃疡，浆膜面有纤维素渗出，肠系膜亦可有脓肿形成。淋巴结显急性炎，此病常为重症肝病的并发症。

（三）耶尔森小肠结肠炎

耶尔森小肠结肠炎（Yersinla enterocolitis）小肠病变类似伤寒。耶尔森菌主要侵犯肠相关的淋巴组织（GALT）。肠壁 B 细胞增生，灶性中性粒细胞浸润，中心坏死。形成溃疡，溃疡长圆形，底部淋巴组织增生。亦可有小的鹅口疮样溃疡。耶尔森菌可引起小肠结肠炎、急性阑尾炎和（或）肠系膜淋巴结炎，感染的淋巴结滤泡发生中心坏死，周围有中性粒细胞浸润。

（四）急性非特异性末段回肠炎和非特异性肠系膜淋巴结炎

多数患者是儿童，临床症状像急性阑尾炎，但剖腹探查无急性阑尾炎，仅末段回肠充血水肿，肠系膜和回盲部淋巴结肿大。

光镜：淋巴结和末段回肠均为非特异性炎症，有时末段回肠炎较重而导致局限性腹膜炎和纤维素性粘连，病因不明。

（五）伤寒和副伤寒

是一种急性传染病，主要累及末段回肠的淋巴组织。伤寒病原菌为伤寒杆菌（Salm – onella typhi）。感染后第一周末患者血内出现特异的凝集抗体，其滴定度在第三周末达最高峰，临床以此诊断伤寒，称为 widal 反应，由于抗体的出现，经集合淋巴结再吸收的伤寒杆菌在局部发生抗原抗体反应。从而导致黏膜坏死和溃疡。

按病程小肠病变可分为：

1. 髓样肿胀期　末段回肠的孤立淋巴结和集合淋巴结明显肿胀形成圆形或卵圆形结节，质软，灰红色，表面呈脑回状。

光镜：肠壁充血水肿。黏膜淋巴组织和肠壁各层有大量单核细胞浸润，部分单核细胞吞噬有红细胞、淋巴细胞、细胞碎片和伤寒杆菌，这种单核细胞称为伤寒细胞，伤寒细胞聚集成堆称为伤寒小结。除单核细胞外各层尚有淋巴细胞和浆细胞浸润，中性粒细胞极少。

2. 坏死期　黏膜淋巴组织表面的黏膜坏死。

3. 溃疡期　溃疡呈圆形或卵圆形，卵圆形溃疡的长径与肠的长轴平行。

光镜：溃疡底的表层为渗出物和坏死组织，其下为薄层肉芽组织。溃疡底和附近的肠壁中有大量伤寒细胞、淋巴细胞和浆细胞浸润。伤寒的肠溃疡一般较浅，仅及黏膜下层；有时也可深达肌层或浆膜，从而引起肠穿孔或腐蚀血管引起大出血。

4. 愈合期　溃疡由周围黏膜上皮修复愈合，愈合时很少形成瘢痕，因此伤寒性肠狭窄少见。

并发症：常见并发症为出血和穿孔，亦是伤寒患者死亡的主要原因。其他有急性伤寒性胆囊炎、肠麻痹、肝脾大、心肌炎、腹壁肌肉 Zenker 变性、急性支气管炎、脑膜炎、肾炎、睾丸炎、关节炎和骨炎等，临床恢复后伤寒菌仍可留在胆道（特别是胆囊）和肾内，继续由粪便和尿内排出。这种患者就成为带菌者。

副伤寒由 Salmonella paratyphi 引起，病变与伤寒同但较轻，限于回肠的一个小区域内，并发症少。

（六）嗜酸性肠炎（eosinophilic enteritis）

有时胃肠同时累及称为嗜酸性胃肠病（eoslnophilicgastroenteropathy）。小肠的一段或数段肠壁弥漫性增厚、水肿和大量嗜酸性粒细胞浸润。腹膜有纤维素渗出。肠系膜淋巴结肿大，常伴有外周血嗜酸性粒细胞增多。原因不明，可能是对某些食物或寄生虫过敏，因70%患者有个人或家族过敏史。

（七）肠结核

发达国家肠结核已很少见，但第三世界国家仍较多见。

1. 大体　可分为溃疡型和增殖型：①溃疡型肠结核：病变起始于黏膜淋巴小结，使之坏死形成溃疡。病变沿肠壁淋巴管向四周扩散，溃疡逐渐增大，因肠壁淋巴管围绕肠管走行，所以结核性溃疡为环形，其长径与肠长轴垂直，边缘参差不齐如鼠咬状。溃疡底的浆膜面可见白色粟粒状结核结节。肠系膜淋巴结肿大，有干酪样坏死。②增殖型肠结核：肠壁纤维组织增生而增厚。黏膜面有多数炎性息肉形成，亦可伴黏膜大小不等的溃疡，疾病后期由于肠壁增生的纤维组织收缩可形成肠狭窄。狭窄呈环形，可单发或多发。

2. 光镜　肠壁各层均可见有干酪样坏死或无干酪样坏死的结核结节。结核结节边缘有较厚的淋巴细胞套，结核结节常相互融合成片。肠壁各层纤维组织增生，黏膜下层闭锁或变窄。肌层破坏有瘢痕形成。黏膜下层和肌层神经纤维增生，黏膜可有幽门腺化生，经抗结核治疗后，肠壁结核可萎缩、玻璃样变甚至消失。局部淋巴结的结核病灶不会因抗结核治疗而完全消失。

3. 并发症　急性结核性溃疡易穿孔而导致结核性腹膜炎。增殖性肠结核的主要并发症是肠狭窄所引起的肠梗阻。

（八）克罗恩病

1932年克罗恩及其同事报道此病时作为只发生在末段回肠的一种炎症。以后越来越多的临床和病理实践证明克罗恩病（Crohn's disease）可发生在消化道的任何部位，从口腔到肛门以及消化道外的部位如皮肤和关节，有时消化道病变不明显而主要病变在消化道外。好发部位为末段回肠和回盲部。Morson 等分析消化道克罗恩病的分布：小肠66%，大肠17%，同时累及大小肠者17%。北京协和医院资料：小肠15%，大肠7.5%，同时累及回肠、回盲部及大肠者77.5%。

克罗恩病的病因至今不明，曾研究过的发病因素有遗传、饮食和生活习惯、种族、环境、损伤、精神因子、生物因子（细菌、原虫、病毒、真菌等）和免疫缺陷等，但均未能充分证实。近期发现克罗恩病与 16 号染色体上 CARD15（NOD2）基因移码突变有关，最近发现与 1 号染色体 IL23R 基因的某些变异相关。

克罗恩病多见于北欧，斯堪的纳维亚国家、北美和英国、法国、意大利等，非洲、中东、亚洲和南美少见。可发生在任何年龄组，有两个年龄高峰：20~40 岁和 60~70 岁。男女发病率相近。克罗恩病为反复发作的慢性进行性炎症。

克罗恩病为非连续性节段性病变。

1. 大体　①黏膜溃疡：多数为匐行溃疡（serpiginousulcer），不连续，大小不等。形态不规则，边缘清楚，溃疡之间的黏膜正常。另一种为纵行溃疡（longitudinal ulcer），这种溃疡位于肠系膜附着侧的黏膜面。早期病变为鹅口疮样溃疡（aphthoid ulcer）。这是在黏膜淋巴小结上形成的小溃疡，从针尖大的出血性病灶到小而边缘清楚的浅溃疡，如手术切除缘附近有这种小溃疡则可成为以后复发的病理基础。早期病变可经过若干年发展成有临床和影像学特征的病变，但克罗恩病的早、晚期病变可在一段肠管内同时存在。②肠狭窄：狭窄区长短不一。单个或多发。最典型的狭窄是末段回肠的长管（hosepipe type）狭窄。这种狭窄的长度从数厘米到数十厘米。狭窄处肠壁弥漫性增厚，管腔狭窄，整段肠如救火用的水管。近年由于诊断技术的提高，这种典型的在疾病晚期才出现的长管状狭窄已很少见。③黏膜鹅卵石样改变（cobblestone appearance）：约 1/4 病例可见典型的黏膜鹅卵石样改变。这是由于黏膜裂缝（crevices）和裂隙（fissures）之间的黏膜下层高度充血水肿而使黏膜隆起所致。④炎性息肉：形态与慢性增殖性肠结核和溃疡性结肠炎的炎性息肉同。有些克罗恩病的肠黏膜面可布满大小不等的炎性息肉。⑤肿块形成：克罗恩病肠的浆膜和肠系膜都有炎症和纤维组织增生，常引起肠襻之间和与邻近脏器粘连，增厚的肠襻因粘连扭曲而形成"肿块"，特别是回盲部更常见，这种肿块常使临床和影像学误诊为肿瘤。

以上病变可单独或混合存在，病变的大体特点为跳跃式不连续病变（skip lesions）。病灶之间的肠壁正常，肠浆膜由于炎症纤维化而与肠周脂肪组织粘连，从而使手术切除的肠标本看起来像脂肪组织增生。肠周脂肪组织由于粘连而增多亦见于慢性肠结核。肠周淋巴结多数肿大。

克罗恩病的光镜下特点为不连续的全壁炎、裂隙状溃疡、黏膜下层高度增宽、淋巴细胞聚集和结节病样肉芽肿形成。①全壁炎（transmural inflammation）：病变处肠壁全层有淋巴细胞和浆细胞浸润。②裂隙状溃疡（fissuring ulcer）：为刀切样纵行裂隙，深入肠壁，有时可达浆膜，这是克罗恩病常并发肠瘘的病理基础。裂隙状溃疡有时可呈分支状，溃疡的内壁为炎性渗出物和肉芽组织（图 8-11）。裂隙状溃疡的横切面即成壁内脓肿（intramural abscess）。裂隙状溃疡虽然也可见于急性溃疡性结肠炎和肠结核，但前者浅，后者数量很少，所以裂隙状溃疡对克罗恩病有诊断价值。③淋巴细胞聚集（lymphoid aggregation）：肠壁各层特别是黏膜下层和浆膜层有大量淋巴细胞，形成结节并有生发中心。④黏膜下层高度增宽：这是由于黏膜下层高度水肿、淋巴管血管扩张、神经纤维及纤维组织增生等使黏膜下层高度增厚，其厚度可数倍于正常。⑤结节病样肉芽肿（sar-coid-like granuloma）。即非干酪样坏死性肉芽肿。50%~70% 的克罗恩病肠壁可找到这种肉芽肿。结节病样肉芽肿与结核结节的区别在于无干酪样坏死、体积小而孤立、周围淋巴细胞套薄而不显（图 8-12）。肉芽肿的巨细胞胞质内常可找到 Schaumann 小体。小肠和大肠克罗恩病肉芽肿少而直肠肛门克罗恩病肉芽肿较多，病程长者肉芽肿少。因此肉芽肿是克罗恩病的早期改变。直肠或肛门病变常常可能是最早发现的克罗恩病变的部位。肛门直肠活检或其他部位活检诊断克罗恩病需要找到肉芽肿才具有诊断意义。

其他病变有幽门腺化生、神经纤维瘤样增生、血管炎、黏膜下层和浆膜纤维化、肠系膜炎等。肠周淋巴结显非特异性炎，约 1/4 可找到结节病样肉芽肿。

2. 并发症

（1）肠梗阻：由于肠壁纤维化肠狭窄而导致肠梗阻，多数为亚急性梗阻，急性梗阻少见。

（2）肠瘘：有 3 种：肠襻之间的内瘘、肠皮肤瘘和肛门瘘。10%~20% 克罗恩病患者发生内瘘，最常见的是回肠-回肠瘘和回肠-结肠瘘。有时病变肠襻与盆腔腹膜粘连形成慢性盆腔脓肿，脓肿破入直肠而形成回肠-直肠瘘，偶尔亦可见回肠-膀胱瘘或回肠-阴道瘘。肠皮肤瘘最容易发生的部位是腹部手术切口或手术瘢痕处。肛门瘘可发生在肠病变出现之前、之后或同时。有时因为出现肛门瘘而找出潜在的肠克罗恩病，肛门病变区水肿、灰蓝色。镜下可找到结节病样肉芽肿，无结核杆菌。

（3）吸收不良：由于肠黏膜广泛炎症和溃疡，从而造成对脂肪、维生素 B_{12} 和蛋白质吸收不良。

（4）癌变：克罗恩病小肠癌变的发生率较正常对照高 6~20 倍。大肠克罗恩病癌变率较正常对照高 20 倍。小肠癌较多发生在远段，年轻人多见。大肠癌则近段较多，多发，亦是年轻人多见，食管和胃克罗恩病亦可癌变但极罕见。

（5）其他少见的并发症：有关节强直性脊椎炎、多关节炎、眼炎、肝硬化、淀粉样变性和皮肤病变。皮肤病变中常见的是会阴皮肤溃疡。这种溃疡能扩展延伸到腹股沟并累及外生殖器，所以称之为扩展性溃疡（spreading ulcers），多见于肛门手术后。扩展性溃疡只是在结肠直肠有广泛病变时才出现。此外，在结肠造瘘口和回肠造瘘口周围皮肤，当克罗恩病复发时亦可出现溃疡，但手术治疗后即消失。远离消化道的皮肤如阴茎、乳房下、前腹壁褶痕处、外阴和腋窝等处亦能出现溃疡，这种溃疡称为转移性皮肤溃疡。诊断克罗恩病皮肤病变必须找到结节病样肉芽肿。其他合并的皮肤病变还有坏疽性脓皮病、结节性红斑和全身性湿疹等。

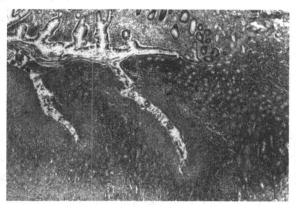

图 8-11 克罗恩病裂隙状溃疡

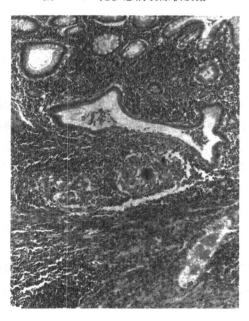

图 8-12 克罗恩病肉芽肿

3. 鉴别诊断 克罗恩病主要与溃疡性结肠炎、缺血性肠病和肠结核相鉴别。①溃疡性结肠炎：为连续性病变。从直肠到回盲部，仅 10% 累及末段回肠。溃疡浅，通常限于黏膜及黏膜下层。有明显的隐窝脓肿。无结节病样肉芽肿。②缺血性肠病：亦为连续性病变，病变肠壁肉芽组织和瘢痕组织多，有多量含铁血黄素沉着。③肠结核：肠结核的黏膜下层变狭窄或闭锁，肌层破坏有瘢痕形成，肠壁有干酪样坏死的结核结节，结核杆菌阳性。结核结节大、融合、周围淋巴细胞套明显。局部淋巴结有干酪样坏死。

4. 病程和预后 克罗恩病是一种慢性进行性炎症，可反复发作和缓解，病程可持续许多年，有些病例肠病变仅导致轻度临床症状，引起患者就医的却是并发症如肠梗阻、内瘘、肛门瘘或吸收不良等。另一些病例临床症状重，近期并有发作，但手术切除的肠仅有已消退的病变。克罗恩病复发率高，但病死率不高。

三、小肠缺血和梗死

任何原因影响肠血液循环如肠套叠、肠绞窄、肠扭转和肠系膜血管血栓形成或栓子栓塞都能引起肠梗死。梗死为出血性。早期时病变肠高度充血，呈暗黑色至紫红色，浆膜下和黏膜下有大小不等的出血斑。随着病变的发展，肠壁因充血、出血和水肿而增厚。黏膜坏死形成溃疡，肠壁全层出血，肠腔内含血性液甚至血液。浆膜有纤维素性或纤维素脓性渗出物，使浆膜变混浊和颗粒状。

肠系膜血管急性堵塞时发生肠梗死，慢性或不完全堵塞时肠壁呈慢性缺血状态。缺血肠外观色泽可正常或有斑点状紫红色区，肠腔稍扩张，黏膜出血坏死，形成匐行或纵行溃疡。

光镜：早期病变呈斑点状分布，有时仅累及绒毛顶端。黏膜下层显著充血水肿及出血。血管内有纤维素性血栓形成。严重病例肌层亦可出血。后期肠壁纤维组织增生。

四、小肠吸收不良

食物在胃内受胃酸－胃蛋白酶的作用分解成巨分子营养物，这些营养物进入小肠在胆汁和多种胰酶的作用下分解成氨基酸、单糖和脂肪酸等。这些小分子营养物被小肠黏膜吸收入血液，运送到全身各脏器和组织。小肠黏膜的绒毛使吸收面积很大，而吸收细胞腔面的微绒毛又使吸收面积进一步扩大。食物的消化分解成营养物、营养物的吸收以及营养物的运送这三个环节中任何一个发生障碍就能产生吸收不良综合征。临床特点是脂肪泻（steatorrhea）、食欲减退、消瘦和贫血等。

（一）乳糜泻

乳糜泻（celiac sprue）又名麦胶诱发的小肠病（gluten induced enteropathy）。此病系对麦胶过敏。临床有严重的脂肪泻。乳糜泻的特点：①对所有营养物均吸收不良；②小肠黏膜有典型的病变；③用不含麦胶的食物后临床有明显改善。

小肠黏膜呈不同程度萎缩，变扁平，绒毛部分或大部分萎缩，大大减少了吸收营养物质的面积。立体显微镜下黏膜绒毛呈桥形、脑回状或扁干镶嵌状。完全萎缩的小肠黏膜形如大肠黏膜。

1. 光镜 绒毛变短变宽，隐窝底部核分裂增多，Paneth 细胞可增多。固有膜淋巴细胞和浆细胞增多，表面上皮细胞变矮甚至立方形。核形态与排列均不规则。上皮内淋巴细胞明显增多，严重者上皮内淋巴细胞数可与上皮细胞数相等或超过。上皮下有一胶原纤维带形成。病变以空肠上段和十二指肠为重，越往远端病变越轻。儿童和成人病变相同。

2. 电镜 肠细胞的微绒毛显著变形缩短。线粒体大小形态异常，嵴变形，核糖体丰富，肌层有脂褐素沉着。

大量临床随访资料证实乳糜泻易合并恶性肿瘤，特别是淋巴瘤（多数为外周 T 细胞淋巴瘤）和消化道癌（食管、胃和结肠癌）。从乳糜泻发病到发生恶性肿瘤的时间可长达 20～30 年，其他并发症有慢性非特异性溃疡性十二指肠空肠炎。

（二）热带口炎性腹泻

热带口炎性腹泻（tropical sprue）流行于南亚、东南亚、非洲和加勒比海地区，其他热带和亚热带地区亦有散在发病。儿童与成人均能发病，临床特点是脂肪泻和叶酸缺乏性贫血。小肠病变较乳糜泻轻。绒毛部分萎缩，固有膜有多量淋巴细胞和浆细胞浸润。

热带口炎性腹泻原因不明。对不含麦胶的饮食治疗无效，对抗生素有一定的疗效，因此有人认为是一种细菌感染，也有些患者对叶酸和维生素 B_{12} 有明显疗效。

（三）Whipple 病

1907 年 Whipple 最早描述，是一种较少见的病。多见于中老年男性，男女之比为 8∶1。临床特点为游走性多关节炎、间歇性慢性腹泻和脂肪泻、吸收不良。病变累及小肠（特别是近端小肠）、肠系膜和主动脉旁淋巴结和全身其他脏器。

1. 光镜　小肠黏膜固有膜内有大量巨噬细胞，许多巨噬细胞胞质内含颗粒状物。这种颗粒状物脂肪染色阴性，但 PAS 染色阳性。

2. 电镜　巨噬细胞胞质内 PAS 阳性颗粒状物内有杆菌样小体（bacilliform bodies）。患者经抗生素治疗后这种杆菌样小体消失。小肠黏膜绒毛由于大量巨噬细胞浸润而变钝增粗，病变的小肠黏膜外观像熊毛毡样。上皮细胞扁平，胞质空泡状，小肠壁增厚。浆膜和肠系膜混浊增厚；浆膜面可见细网状的淋巴管网。除小肠外消化道的其他部位、腹腔淋巴结、肝、脾、肾、心、肺、肾上腺、中枢神经系统和横纹肌均可有上述巨噬细胞浸润。心瓣膜可发生非细菌性心内膜炎。

（四）无 β 脂蛋白血症

无 β 脂蛋白血症（a beta – LipoproLeinemla 或 acanthocyto – SiS）是一种常染色体隐性基因遗传病。由于不能合成一种蛋白质 – ape – LP – ser，所以肠细胞内三酰甘油不能运送到固有膜淋巴管内。空肠黏膜绒毛形态相对正常，绒毛上 2/3 的肠细胞（enterocytes）胞质呈空泡状，空泡中为中性脂肪。

（五）小肠淋巴管扩张症（intestinal lymphangiectasias）

小肠固有膜淋巴管扩张，使富含蛋白的液体进入细胞外空间和肠腔，造成蛋白丢失性肠病。

（六）芥蓝虫病

芥蓝虫病（Giardiasis）由芥蓝虫（Giardia lamblia）感染引起。芥蓝虫感染全世界均有散发。患者有腹泻，可持续数日至数月，亦有患者无临床症状。芥蓝虫病是患低 γ 球蛋白血症（hypogammaglobulinemia）伴肠症状者的最常见原因。十二指肠活检可找到虫体。芥蓝虫常位于黏膜表面或绒毛之间，亦可深入到黏膜内。黏膜绒毛萎缩，上皮扁平，但程度较轻。

五、肿瘤和瘤样病变

小肠各种类型的肿瘤均少见。小肠肿瘤约占消化道肿瘤的 10%，而其中 60% 为良性，消化道良性肿瘤中 25% 发生在小肠，而恶性肿瘤仅 5% 发生在小肠。

（一）腺瘤和息肉

小肠的腺瘤和息肉均少见。

1. 十二指肠腺腺瘤（Brunner's gland adenomas）　此瘤罕见。好发于十二指肠第一和第二段交界处的十二指肠后壁。单发，呈息肉状，有蒂。大小不等，直径 0.5～6cm。

光镜：为大量增生而分化成熟的 Brunner 腺，其间间以平滑肌纤维，使腺瘤呈小叶状结构。腺上皮无异型性。Brunner 腺腺瘤男性多见。各种年龄都能发生，可引起黑便或十二指肠梗阻。

2. 炎性纤维样息肉　息肉直径 2～13cm，平均 4.4cm，广基，灰色或蓝色。表面黏膜常有溃疡形成，镜下形态与胃内相应息肉相同。常引起肠套叠。

3. Peutz – Jeghers 息肉（P – J 息肉）　Peutz – Jeghers 综合征包括三个部分：①胃肠道 P – J 息肉；②常染色体显性遗传；③皮肤黏膜黑色素沉着。P – J 综合征又称皮肤黏膜黑斑息肉病。男女发病率相等，多见于儿童和青少年。临床特点是唇和口腔黏膜有过多黑色素沉着，有时手指、足趾皮肤也有黑色素沉着。息肉最多见于小肠，特别是空肠，其次为胃和大肠。多数患者的息肉为多发性，但少数亦可仅有一个息肉，息肉直径从数毫米到 5cm，小者无蒂，大者有蒂。外形如大肠腺瘤。

光镜：由黏膜肌层的肌纤维增生形成树枝样结构，其上被覆其所在部位消化道正常黏膜上皮、腺体和固有膜。黏膜与平滑肌核心保持正常的黏膜与黏膜肌层的关系。所以一般认为 P - J 息肉是一种错构瘤，但有少数报道 P - J 息肉发生癌变并转移至局部淋巴结。P - J 息肉可合并消化道其他部位的癌、卵巢环管状性索肿瘤、宫颈高分化腺癌（恶性腺瘤）、卵巢黏液性肿瘤和乳腺癌等。

4. 腺瘤　小肠腺瘤可单发或多发，十二指肠和空肠较回肠多见，形态与大肠腺瘤同。腺瘤的癌变率与腺瘤大小、类型和上皮异型增生的程度有关。大腺瘤、绒毛状腺瘤和伴重度异型增生者易癌变，十二指肠和壶腹区腺瘤易癌变，特别是壶腹区绒毛状腺瘤的癌变率可高达 86%。

（二）小肠癌

小肠癌的发病率在消化道癌中不足 1%，为什么小肠癌的发病率如此低，原因不清楚。小肠癌的好发部位为十二指肠，上段空肠和下段回肠这些部位的癌与腺瘤恶变、乳糜泻和克罗恩病可能有关。十二指肠癌占小肠癌的 1/4，其中以壶腹区癌多见。

1. 大体　小肠癌常长成环形引起肠腔狭窄，少数可长成乳头、息肉或结节状。组织学类型绝大多数为不同分化程度的腺癌。其他少见类型有小细胞癌与腺癌混合型和分化不良型癌（肉瘤样癌）。除转移至淋巴结外可种植至腹膜。5 年存活率约 20%。

2. 免疫组化　小肠癌 50% CK7（+），40% CK20（+）。

（三）神经内分泌肿瘤

1. 空肠回肠主要 NETG1　即类癌，分泌 5 - HT，多见于老年人，年龄高峰 60 ~ 70 岁。好发部位为回肠下段，70% 回肠，11% 空肠，3% 发生在梅克尔憩室亦能发生类癌。肿瘤多数为单发，偶尔可多发。生长缓慢，确诊时常常已转移至局部淋巴结和肝。肿瘤所分泌的 5 - HT（5 - 羟色胺）的作用常在发生肝转移后才充分表现出来，可能是因为肿瘤长至足够大能分泌相当浓度的 5 - 羟色胺时才能引起临床症状，所以类癌综合征（carcinoid syndrome）被视作长期亚临床病程的终末表现。

NETG1（类癌）体积一般较小，13% <1cm，47% <2cm。25% ~30% 为多发，位于黏膜深部或黏膜下层向肠壁深部生长；或形成有蒂息肉突向肠腔，表面黏膜坏死而形成溃疡。如局部淋巴结已发生转移，则转移灶常较原发灶大。肿瘤质实，经甲醛固定后常呈亮黄色，而手术时原发瘤和继发瘤均为白色。

（1）光镜：典型的 NETG1（类癌）为大小一致的多角形细胞或柱状细胞，细胞排列成实性巢或条索，亦可呈管状或腺泡样（图 8 - 13）。细胞巢边缘的细胞为柱状，呈栅栏状排列，形如基底细胞癌。苏木精 - 伊红切片有时可见胞质中红色颗粒。银反应为亲银性（argentaffin），银颗粒位于核下部与基膜之间。瘤细胞可浸润神经鞘或侵犯淋巴管和血管。肿瘤周围常可见肥大的平滑肌纤维，如瘤组织不及时固定可使 5 - 羟色胺氧化或弥散到细胞外，这样使银反应呈阴性。间质纤维组织增生。判断恶性（NEC）主要是肿瘤侵入肌层和（或）有转移，常见为淋巴结及肝转移。

（2）免疫组化：除一般神经内分泌细胞标记如 chro - mogranin A、CDX2、synaptophysin 等阳性外，可分泌 5 - 羟色胺和多种肽类激素。

（3）电镜：神经分泌颗粒核心电子密度高，形态不规则，大小不一，直径约 300nm。

（4）临床症状：主要在 NET 发生转移后出现症状"所谓类癌综合征"，表现为哮喘样发作、四肢抽搐、休克、右心功能不全等。颜面潮红很像绝经后的面部潮红。这种潮红特别鲜艳，其诱因常为感情冲动、进食、饮热的饮料或饮酒。一旦潮红持续长时间后受累处皮肤发生永久性改变即毛细血管持续性扩张，局部发绀和明显的血管扩张，继之玫瑰疹样改变，最后呈糙皮病样（pellagra - like）。颜面潮红的机制尚不清楚。心脏病变主要累及肺动脉瓣和三尖瓣，瓣膜狭窄或闭锁不全。常常是肺动脉瓣狭窄而三尖瓣闭锁不全，瓣叶的纤维化导致像愈合的风湿性心内膜样改变。右心房心内膜可有纤维化或弹力纤维增生斑，右心室病变较轻。心内膜病变早期为局灶性黏多糖减少和散在肥大细胞、淋巴细胞、浆细胞浸润，后期纤维组织增生。个别病例亦可累及左心。

2. 十二指肠类癌（NET）　好发部位依次为十二指肠第二段，第一段、第三段。年龄 22 ~ 84 岁，平均 55 岁。男女发病率差别不大。十二指肠类癌（NET）是很特殊的一种类癌，常合并 von Reckling-hausen 病、Zollinger – Ellison 综合征和多发性内分泌肿瘤（MEN）。肿瘤大体形态与空肠回肠类癌相似，但肿瘤为灰白色而不是亮黄色，而且肿瘤体积较小（<2cm），13% 为多发性。

（1）光镜：瘤细胞主要排列成花带状或腺样。银反应大多数为嗜银性（argyrophilic）。于壶腹区的类癌常有沙粒体形成。

（2）免疫组化：除一般神经内分泌细胞标记阳性外可分泌多种肽类激素如生长抑素、胃泌素、降钙素、胰多肽和胰岛素等。

（3）电镜：分泌颗粒根据所分泌的激素而异。

十二指肠和壶腹底部还可发生杯状细胞类癌（腺类癌）和小细胞神经内分泌癌。杯状细胞类癌又称腺类癌或黏液类癌，其形态特点是散在成簇的杯状细胞内夹杂有内分泌细胞，常常呈嗜银反应阳性。

3. 其他神经内分泌肿瘤 小肠还可发生引起临床 Zollinger – Ellison 综合征的胃泌素瘤，分泌 Soma-tostatin 的生长抑素瘤，分泌 VIP 的 VIP 瘤和分泌胰高血糖素的高血糖素瘤，甚至罕见的胰岛素瘤。肿瘤为灰白色而不是亮黄色，形态与上述类癌相似，根据临床症状和免疫组织化学可确定其性质。

转移和扩散：神经内分泌肿瘤很难从形态判断其良恶性，主要依靠有无转移来决定。恶性类癌可经腹膜扩散到腹腔。经血行转移到肝，偶尔可转移至肺、皮肤和骨等。Finn 等报道一例回肠类癌转移至卵巢腺癌。

4. 神经节细胞性副神经节瘤（gangliocytic paraganglioma） 亦称副神经节神经瘤（paraganglioneu-roma），此瘤多见于十二指肠第二段（壶腹的近端），偶尔见于空肠或回肠，瘤体小、有蒂。位于黏膜下，表面黏膜可破溃出血。

（1）光镜：像类癌样的瘤细胞排列成巢或小梁，其中有散在的神经节细胞和梭形的 Schwann 细胞和（或）支持细胞（sustentacular cell）。间质可含淀粉样物质。

（2）免疫组化：类癌样瘤细胞为胰多肽和（或）生长抑素阳性，神经节细胞为 NSE 或其他神经标记阳性，Schwann 细胞和支持细胞为 S – 100 阳性，此瘤为良性。

（四）小肠间充质肿瘤

1. GIST 十二指肠及小肠 GIST 主要发生于成人，临床表现与胃 GIST 相似，但急性并发症常见：为肠梗阻、肿瘤破裂。小肠 GIST 的恶性率 35% ~ 40%，二倍于胃 GIST，而且腹腔内扩散亦较胃 GIST 多见。

小肠 GIST 可呈小的肠壁内结节到巨大肿瘤，主要部分向壁外突出形成有蒂或哑铃状肿物。大肿瘤可囊性变和出血。

镜下多见的为梭形细胞，低危性肿瘤常含细胞外疏元球，即所谓的 "skenoid tubes"，核异型性少见，核分裂象低。上皮型 GIST 常合并高核分裂，反映其高危性质。

（1）IHC：CD117 即 Dog – 1 几乎总是阳性，部分肿瘤可呈现 SMA 和（或）S – 100 阳性，但 CD34 阳性率低。

（2）分子病理：小肠 GIST 的 kit 激活性突变是其特点，像胃 GIST 那样，缺失可见，但插入罕见。Kit 外显子 9 中 Ay502 – 503 重复，是小肠 GIST 独有。

与预后密切相关的因素是肿瘤的大小和核分裂数（per 50HPF）。

2. 平滑肌瘤 小肠平滑肌瘤和平滑肌肉瘤不如胃和直肠多见。三段小肠平滑肌瘤的分布：十二指肠 10%，空肠 37%，回肠 53%。起初是壁内肿瘤，以后突向肠腔。表面黏膜光滑，中心有溃疡，可引起便血。镜下形态与胃平滑肌瘤同。

3. 透明细胞肉瘤 多见于小肠，亦可发生于胃及结肠。青年人多见。肿瘤形成壁内肿物（2~5cm 或更大），表面可有溃疡。常转移至淋巴结及肝。镜下为成片圆形至轻度梭形胞质透明细胞，可有破骨细胞样多核巨细胞。

IHC：S – 100 （+） HMB45 和 Melan – A 均阴性。

4. 其他肉瘤 有血管肉瘤、炎性肌纤维母细胞瘤、纤维瘤病（desmoid）。

（五）小肠淋巴瘤

1. B 细胞淋巴瘤 小肠 B 细胞淋巴瘤较胃 B 细胞淋巴瘤为少见。其中最常见的是弥漫大 B 细胞淋巴瘤（DL – BCL）及 MALToma，其次为免疫增生性小肠病（immunoproliferative small intestinal disease，IPSID）、滤泡性淋巴瘤、套细胞淋巴瘤和 Burkitt 淋巴瘤。临床表现取决于淋巴瘤类型，如 indolent 淋巴瘤仅有腹痛、消瘦和肠梗阻，而恶性度高的淋巴瘤为 Burkitt 淋巴瘤，可出现腹腔巨大肿块伴肠穿孔。IPSID 常表现为腹痛、慢性严重的间歇性腹泻、消瘦，腹泻常为脂肪泻和蛋白丢失性肠病，直肠出血少见。Bur – kitt 淋巴瘤常见于末端回肠或回盲部而导致肠套叠。

（1）病理：DLBCL、FL、Burkitt 病理形态与相应的结内淋巴瘤相同，小肠 MALToma 与胃 MALToma 相同，但淋巴上皮病变不如胃 MALToma 明显。

免疫增生性小肠病（IPSID）是小肠独有的 MALToma，主要发生于中东和地中海区域。IPSID 包括重链病（aH – CD），IPSID/aHCD 是小肠 MALToma 的同义词。此瘤中有大量浆细胞分化，IPSID 可分为 3 期：Stage A，淋巴浆细胞浸润限于黏膜及肠系膜淋巴结，此期对抗生素治疗有效；Stage B，黏膜结节状浸润，并可至黏膜肌层以下，细胞有轻度异型性，此期抗生素已无效；Stage C，有大的肿块形成，瘤细胞转化成 DLBCL，有许多免疫母细胞和浆母细胞，细胞异型性明显，核分裂增加。

免疫组化显示 α 重链而无轻链合成，分泌 IgA 型，小淋巴细胞表达 CD19、LCD20 和 CD138。

套细胞淋巴瘤（mantle cell lymphoma）胃肠道套细胞淋巴瘤常表现为多发性息肉，称为多发性淋巴瘤样息肉（MLP），息肉大小 0.5 ~ 2cm（图 8 – 13）。免疫组化 Cyclin – D（+）、CD20（+）、CD19（+）。

其他 B 细胞淋巴瘤为小淋巴细胞淋巴瘤、淋巴浆细胞淋巴瘤等，也可发生于小肠。

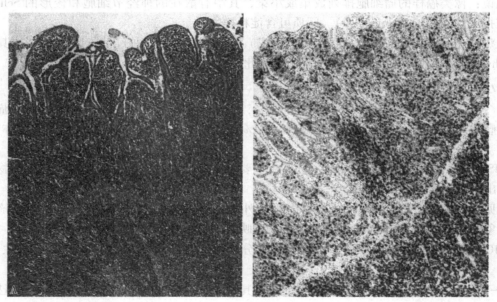

图 8 – 13　小肠 B 细胞淋巴瘤
A. HE；B. CD20

2. T 细胞淋巴瘤 来自上皮内 T 淋巴细胞，分两型：①肠病相关 T 细胞淋巴瘤（enteropathy – type intestinal T celllymphoma，EATL）；②CD56⁺（NCAMl）肠 T 细胞淋巴瘤。

（1）肠病相关性小肠 T 细胞淋巴瘤：亦称 I 型 EATL，占小肠 T 细胞淋巴瘤的 80% ~ 90%，肠病主要指乳糜泻，因此多见于北欧，东方极少见。好发部位为空肠及近段回肠、十二指肠、胃、结肠，GI 以外部位亦可发生，但极罕见。临床主要症状为乳糜泻，可出现急腹症症状伴肠穿孔或肠梗阻，或仅显肠溃疡（溃疡性空肠炎）。

1）病理：病变肠显多发性累及，多发溃疡或黏膜肿物，可呈大的外生性肿瘤，多灶性病变之间的肠黏膜可正常或皱襞（fold）增厚。

瘤细胞形态变异大，大多病变为中至大转化的淋巴样细胞，其次为异型性明显，并有多核瘤巨细胞。像分化不良大细胞淋巴瘤，瘤组织中有多量炎细胞，为组织细胞、嗜酸性粒细胞。部分肠腺（隐窝）上皮内有瘤细胞浸润（图 8 – 14）。

2）IHC：CD56（－）为此型淋巴瘤特点，CD3、CD7、CD103、TIA1、Granzyme B、performn 均可阳性，部分肿瘤 CD30 阳性。

（2）单型性 CD56⁺（NCAMl）小肠细胞淋巴瘤（亦称Ⅱ型 EATL）：占小肠淋巴瘤10% ~20%，合并乳糜泻者少，病因不清。病变部位与Ⅰ型同，但可累及下段 GI，至回盲部甚至结肠。

1）病理：由小至中圆形和形态单一的瘤细胞构成，弥漫浸润小肠隐窝（肠腺）上皮和肠全壁，部分近肠型可显绒毛萎缩和隐窝增生伴上皮内淋巴细胞浸润。

2）IHC：CD56（＋）为此型特点，CD3、CD8、TCRαβ 均阳性，但 EBV（－），有别于鼻型 NK/T 细胞淋巴瘤。

小肠 T 细胞淋巴瘤预后均差，由于肠穿孔、腹膜炎以及早期出现肺转移。

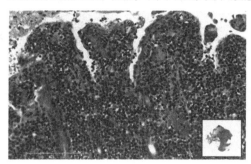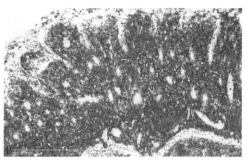

图 8 – 14　小肠 T 细胞淋巴瘤

A. HE；B. CD3

（六）转移瘤

主要来自黑色素瘤、肺癌、乳腺癌和绒癌等。

六、其他病变

（一）肠气囊肿

婴儿和成人都能发生肠气囊肿（gas cysts, pneumatosis intestinalis）。男性多见。年龄 30 ~ 50 岁。空肠最常累及，但胃及大肠亦能发生，病变弥漫分布或仅累及一段或数段不相连的肠管。气囊肿直径自数毫米至数厘米。多数位于黏膜下层，但亦可在浆膜下，偶尔亦见于肠壁邻近的肠系膜内或淋巴结中。黏膜下层的气囊肿很少超过1cm，突入肠腔形成息肉状隆起。浆膜下和肠系膜的气囊肿可较大，气囊肿之间互不交通。偶尔黏膜下层气囊肿表面的黏膜可溃烂出血，浆膜下和肠系膜气囊肿可破入腹腔引起气腹。多数情况下气囊肿不引起症状，常为影像学或内镜、剖腹探查甚至尸检时偶然发现。气囊肿内气体 80% 为氮。少部分为氧、二氧化碳、氢和甲烷。

光镜：气囊肿为薄壁囊肿，无上皮。囊内壁被以扁平细胞、组织细胞和多核巨细胞。

（二）子宫内膜异位

小肠的子宫内膜异位较大肠少见。好发于回肠。主要位于浆膜，亦可见于肌层和黏膜下层。异位的子宫内膜应包括腺体和间质，病灶周围的肠壁常有纤维组织增生，由此而引起肠粘连、肠扭转和导致肠梗死。

（三）棕色肠综合征

棕色肠综合征（brown bowel syndrome）小肠（有时亦累及胃）外观棕色，这是由于肌层、黏膜肌层甚至小动脉壁肌层的平滑肌细胞内含有金黄色的颗粒。这种颗粒直径 1~2μm，可能是一种脂褐素的混合物。色素沉着处无炎症反应。这是一种由于维生素 E 缺乏的线粒体性肌病。

七、小肠活检

无论是用内镜、Crosby 小囊或其他工具取出的小肠活检，一部分组织用扫描电镜观察，另一部分应贴在滤纸上（黏膜面向上）放在生理盐水中经立体显微镜观察绒毛的形态后，连同滤纸固定，常规制片。切片中绒毛和隐窝应垂直于黏膜肌层上，这样才能正确地测量绒毛高度和隐窝高度。绒毛高度（villous height，VH）与隐窝高度（crypt height，CH）的比例是诊断营养不良（吸收不良）性疾病的必要依据。正常人小肠 CH：VH = 0.43 + 0.1，热带地区人的绒毛高度和隐窝高度均较低，CH：VH = 0.45 + 0.13。乳糜泻患者的绒毛萎缩，黏膜变平，但隐窝上皮增生。严重者绒毛完全萎缩，黏膜表面呈脑回或镶嵌状。小肠黏膜内浸润细胞的性质对一些病的诊断也很重要，如 Whipple 病时绒毛变形，固有膜内有多量巨噬细胞浸润，IgA 缺乏时固有膜浆细胞减少等。

十二指肠和壶腹区腺瘤容易癌变。活检组织有时只有表面的腺瘤，这种病例应要求内镜医师再取腺瘤基底部组织检查，以明确有无病变。

（刘丹丹）

第九章

泌尿系统疾病

第一节　前列腺癌组织学亚型

下面是前列腺癌的组织学亚型，通常与典型的腺泡癌伴发，但由于活检组织有限，取到的肿瘤组织中可能仅有变异的形态学特征。

一、萎缩型（atrophic variant）

显微镜下，大多数前列腺癌具有丰富的胞质。萎缩型前列腺癌是一种少见的变异型，由于缺乏胞质，很像良性萎缩（图9-1，图9-2）。虽然通常的前列腺癌在治疗后出现细胞质萎缩，但萎缩型前列腺癌常无上述治疗史。此型前列腺癌的诊断需要依靠以下特征：

（1）萎缩型前列腺癌可表现出真正的浸润性生长，可在大的良性腺体之间见到个别小的萎缩型腺体，相反良性萎缩呈小叶状构型。一些良性萎缩病例的特征性表现为中心是扩张的萎缩腺体，周围可见丛状、较小的腺体围绕，这种病变称为"萎缩后增生（PAH）"。虽然在穿刺活检标本中，良性萎缩的腺体可呈类似浸润性表现，但在较大的良性腺体间不会见到个别浸润性生长的良性萎缩性腺体，因此其并非真正的浸润。

（2）某些良性萎缩可伴有纤维组织增生，而萎缩型前列腺癌没有这种促纤维组织增生的基质反应。

（3）萎缩型前列腺癌的细胞具有明显的非典型性，据此亦可与良性萎缩相鉴别。良性萎缩时细胞核可增大，可有明显的核仁，但某些萎缩型前列腺癌可有巨大的嗜酸性核仁，而良性萎缩时没有。

（4）当邻近组织同时有（无）萎缩性表现的典型前列腺癌时，有助于确定萎缩型前列腺癌的性质。

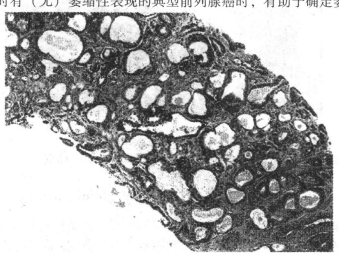

图 9 - 1　前列腺癌 - 萎缩型
穿刺标本中大多数腺体腺腔扩张，被覆扁平萎缩的上皮

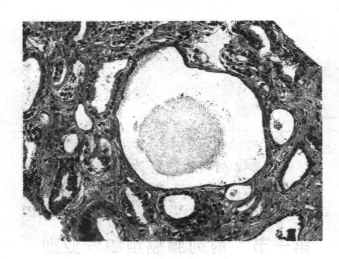

图9-2 前列腺癌-萎缩型
核仁突出，基底细胞层消失

二、假增生型（pseudohyperplastic variant）

假增生型前列腺癌与良性前列腺腺体的相似之处在于其肿瘤性腺体是大腺体，且具有分支和乳头状内折（图9-3）。识别此型前列腺癌所依靠的形态学特征是大量紧密挤压在一起的腺体和具有较典型恶性特征的细胞核。假增生型前列腺癌的一个亚型由大量的、几乎是背靠背的大腺体构成，腔面边缘平坦，胞质丰富。和其大小相似的良性腺体则具有乳头状内折或呈萎缩性表现。此种前列腺癌的腺体中某些具有非典型细胞，据此可与良性腺体相鉴别。用免疫组化方法证明基底细胞阙如对确诊假增生型前列腺癌很有帮助。虽然假增生型前列腺癌形态学表现与良性腺体类似，但其可与典型的中等级别的前列腺癌并存，并可呈侵袭性生长状态，如侵犯至前列腺外。

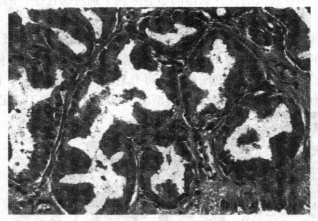

图9-3 假增生型腺癌
腺体大，有乳头状内折，似良性腺体，但细胞有明显的不典型性

三、泡沫状腺体型（foamy gland variant）

泡沫状腺体型前列腺癌是前列腺腺泡癌的一种变异型，其特征是具有丰富的泡沫状胞质，核浆比很小（图9-4）。虽然其胞质类似于黄色瘤胞质，但其胞质内不含脂质，而是空泡。此型前列腺癌常不具有核增大、核仁明显等前列腺腺癌的一些较典型的细胞学表现，因此常难以诊断为癌，尤其是在活检标本中更难诊断。此型前列腺癌的一个特征性表现是细胞核小而浓染。细胞核呈圆形，其圆形程度胜于良性前列腺腺上皮细胞的细胞核。此型前列腺癌的确诊，除依靠其独特的细胞质表现外，还可根据其组织

结构特点诊断，包括密集聚集的腺体和（或）浸润性生长，且经常在腺腔内可见深粉染的分泌物，Al-cian蓝和胶体铁染色呈阳性反应。大多数病例中，可见泡沫状腺体型前列腺癌与典型的前列腺癌并存。在这些病例中，虽然泡沫状腺体型前列腺癌具有良性细胞学特征，但其中的典型前列腺腺癌成分往往分级不低。因此，泡沫状腺体型前列腺癌最适合归类于中级别的前列腺癌。

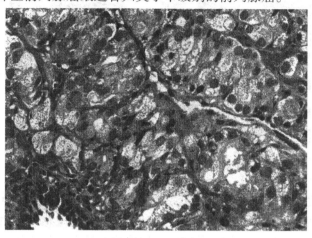

图9-4　泡沫状腺体型前列腺癌
肿瘤细胞丰富的泡沫状胞质

四、胶样及印戒细胞型（colloid & signetring variant）

按照其他器官的黏液腺癌的诊断标准，当切除的肿瘤中＞25%的组织有细胞外黏液湖时，即可诊断为前列腺的黏液腺癌。在活检标本中，有大量细胞外黏液的癌应诊断为具有黏液性特征的癌，而不宜诊断为胶样癌，原因是活检标本不能反映肿瘤的整体情况。前列腺的黏液腺癌（胶样癌）是前列腺癌中最少见的类型之一。在黏液性区域中，癌组织结构大多呈筛状（图9-5）。与膀胱腺癌相比，前列腺的黏液腺癌很少有黏蛋白阳性的印戒细胞。某些前列腺癌具有印戒细胞特征，但其空泡中不含胞质内黏蛋白。这些含空泡的细胞可出现于单个浸润的细胞、单个腺体及片状排列的细胞中（图9-6）。现报道的仅有少数前列腺癌病例具有黏蛋白阳性的印戒细胞。病理医师应根据形态学及免疫组化特征，必要时结合临床情况，除外其他非前列腺源性的黏液性肿瘤。更少见的情况是源于前列腺尿道的腺性化生并侵入前列腺的原位及浸润性黏液腺癌。组织学上，这些肿瘤的生长方式与膀胱的黏液腺癌相同，由黏液湖构成，黏液湖周围是含有杯状细胞的高柱状上皮细胞，细胞具有不同程度的核异型性，其中某些病例有含黏蛋白的印戒细胞。这些肿瘤的PSA及PAP免疫组化染色呈阴性。黏液性前列腺癌的生物学行为呈侵袭性。

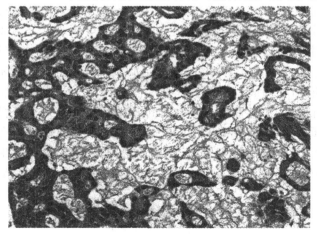

图9-5　根治术标本的前列腺胶样癌，部分腺体融合

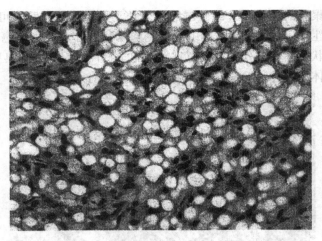

图 9 - 6　前列腺癌 - 印戒细胞型

　　由于胞质内黏液或脂质空泡而使细胞具有印戒细胞样外观在 12 例患者中，7 例死于肿瘤（平均随访 5 年），5 例带瘤生存（平均随访 3 年）。虽然此类肿瘤对激素的敏感性不如非黏液性前列腺腺癌，但激素撤退疗法对其中一部分肿瘤仍然有效。黏液性前列腺腺癌易发生骨转移，当病情进展时，血清 PSA 水平升高。

五、嗜酸细胞型（oncocytic variant）

　　少数情况下，前列腺腺癌由胞质中含有嗜酸性颗粒的大细胞构成。肿瘤细胞的细胞核呈圆形或卵圆形，浓染，且 PSA 免疫组化染色呈强阳性。电镜下可见大量线粒体。有个别病例报道，其 Gleason 评分高，血清 PSA 水平高于正常，且转移瘤与原发肿瘤的形态学特征相似。

六、淋巴上皮瘤样型（lymphoepithelioma - like variant）

　　此型为未分化癌，其特点是恶性肿瘤细胞呈合胞体样，伴有大量淋巴细胞浸润，其恶性细胞 PSA 染色阳性，并可伴有腺泡腺癌。原位杂交法检测 EB 病毒呈阴性。此型前列腺癌的临床意义不能肯定。

七、肉瘤样型，癌肉瘤（sarcocarcinoma variant，carcinosarcoma）

　　文献中关于此型肿瘤的命名及组织来源存在许多争议。某些文献作者认为，癌肉瘤和肉瘤样癌是两种不同的疾病，原因是癌肉瘤中可见到特异的间叶性成分。然而，由于癌肉瘤与肉瘤样癌的临床病理特征相似，且二者均预后很差，因此，二者应被认为是同一种疾病。前列腺的肉瘤样癌是一种罕见的肿瘤，由恶性的上皮性成分和恶性的梭形细胞和（或）恶性间叶性成分构成（图 9 - 7）。肉瘤样癌可在最初送检的病理标本中检出，也可出现于有前列腺腺癌病史者接受放疗和（或）激素治疗之后。其大体特征常与肉瘤相似。镜下，肉瘤样癌的腺性成分 Gleason 评分可高低不等。其肉瘤样成分常由非特异性的恶性增生的梭形细胞构成；而其特异性的间叶性成分包括骨肉瘤、软骨肉瘤、横纹肌肉瘤、平滑肌肉瘤、脂肪肉瘤、血管肉瘤或多种类型的异源性分化成分。肉瘤样癌应与少见的化生性癌相鉴别，后者的基质中具有骨或软骨化生，化生的组织呈良性表现。免疫组化染色，上皮性成分呈 PSA 和（或）AE1／AE3 阳性，梭形细胞成分软组织肿瘤的标志物呈阳性，有时也表达细胞角蛋白。大多数病例，血清 PSA 水平在正常范围。此型肿瘤在诊断时已有淋巴结和远隔器官转移者常见。其 5 年生存率 ＜ 40% 。

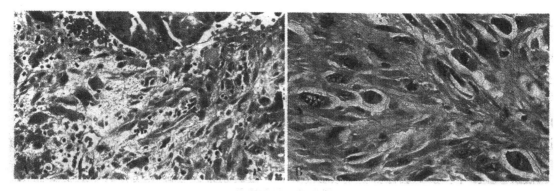

图 9 - 7　肉瘤样癌

A. 肉瘤样癌：注意上皮（图上部中间处）及间质两种分化；B. 高倍镜下，前列腺肉瘤样癌的梭形细胞成分

八、导管腺癌（ductal adenocarcinoma）

（一）概述

导管腺癌是前列腺腺癌的一种亚型，由大的、被覆假复层高柱状上皮细胞的腺体构成，占前列腺腺癌的 0.8% ~5%。过去曾用过几种名称现已不再使用。子宫内膜癌最初用于描述此病变是因为其形态类似于子宫内膜。以前认为，导管腺癌源于被称为前列腺囊的 Mullerian 结构。而随后的有关睾丸切除术后反应的研究、超微结构研究、组织化学暨免疫组化研究均证实该肿瘤来源于前列腺。因此，不应使用子宫内膜癌或子宫内膜样癌的名称。前列腺导管癌（prostatic duct carcinoma）一词应慎用，因为该名词亦可指侵犯前列腺导管的尿路上皮癌。

纯粹的导管腺癌占所有前列腺癌的 0.2% ~0.8%，通常可见其与腺泡成分混合存在于前列腺外周区，也可位于围绕前列腺尿道的中央区。在同一前列腺中，可同时见到位于中央区及外周区的导管腺癌成分。位于中央区的导管腺癌亦可与位于外周区的腺泡腺癌并存。

位于中央区和尿道周围区的导管腺癌可引起血尿、尿急并最终导致尿潴留。这些病例，直肠检查可无异常。发生于前列腺外周区的导管腺癌可导致前列腺增大或前列腺硬结。尽管导管腺癌 PSA 免疫组化染色呈强阳性，但其血清 PSA 水平变化不一。

1. 诊断方法　尤其是仅位于中央区的导管腺癌患者，其血清 PSA 水平可正常。对于大多数病例，为确定诊断或解除尿路梗阻而行经尿道前列腺切除的标本即足以明确导管腺癌的诊断。另外，在前列腺切除的标本中可发现偶发的导管腺癌。

2. 大体/尿道镜检查　发生于中央区的导管腺癌表现为精阜周围突向尿道的外生性息肉或乳头状肿物。外周区导管腺癌的典型表现是灰白、质硬，与腺泡腺癌相似。

3. 组织病理学　导管腺癌的特点是肿瘤细胞呈高柱状，胞质丰富，嗜双色性。细胞呈单层或假复层排列，与子宫内膜癌相似（图 9 - 8 ~图 9 - 10）。导管腺癌的细胞常呈嗜双色性，有时胞质透明。某些病例可见许多核分裂象，细胞呈显著的非典型性。另外一些病例，细胞仅有轻度非典型性，以至于难以诊断（尤其在穿刺活检标本中）。位于外周区的导管腺癌常可见筛状型、腺型及实性型混合存在，此特征与腺泡腺癌相似。虽然导管腺癌不适于典型的分级标准，但其中大部分等同于 Gleason 4 级前列腺癌。某些病例中可见粉刺样坏死，此时可将其等同于 Gleason 5 级前列腺癌。与通常的腺泡腺癌不同，某些导管腺癌可伴有显著的纤维反应，此时常可见吞噬含铁血黄素的巨噬细胞。

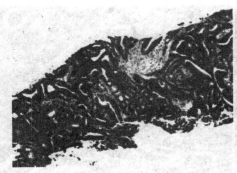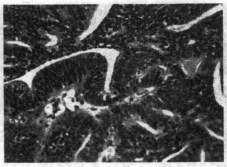

图 9 – 8　导管腺癌

A. 穿刺标本中的导管腺癌；B. 高倍镜下显示被覆假复层高柱状上皮

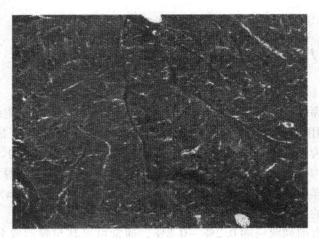

图 9 – 9　导管腺癌

明显的分层，类似于子宫内膜癌

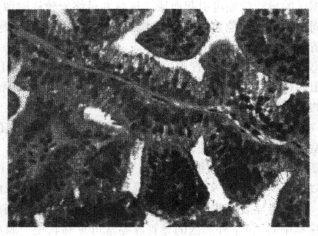

图 9 – 10　导管腺癌

高倍镜下显示高柱状细胞，胞质淡染或透明，核大，卵圆形

（二）导管腺癌的组织类型

导管腺癌可有多种组织形式，且常混合存在。

1. 乳头状型（papillary pattern）　　可见于位于中央区及外周区的导管腺癌，而位于中央区的肿瘤更常见（图 9 – 11）。

2. 筛状型（cribriform pattern）　　较常见于位于外周区的导管腺癌，但在位于中央区的导管腺癌中

亦可见到。筛状型导管腺癌由大的背靠背的腺体构成，腺体内有桥状结构，使腺腔呈裂隙状（图9 –
12，图9 – 13）。

　　3. 单个腺体型（individual gland pattern）　以单个腺体结构为特征。

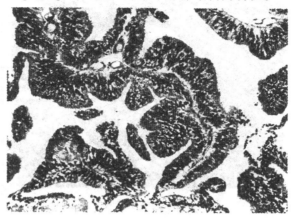

图9 – 11　乳头状型导管腺癌

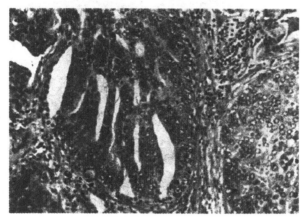

图9 – 12　筛状型导管腺癌
导管扩张，充满肿瘤细胞，呈筛状排列

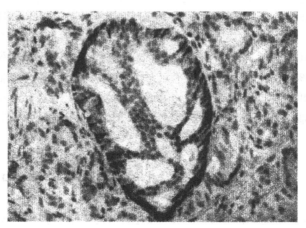

图9 – 13　导管腺癌
CK34β3E12 免疫组化染色显示基底细胞层轮廓

　　4. 实性型（solid pattern）　仅在与其他类型的导管腺癌并存时才能确定诊断（图9 –14）。实性的
肿瘤细胞巢之间可见不完整的纤维血管轴或薄层分隔。导管腺癌必须与尿路上皮癌、异位的前列腺组

织、良性前列腺息肉及乳头状增生型尿道炎相鉴别（图9-15）。筛状型高级别PIN是较难与导管腺癌进行鉴别的病变之一。部分导管腺癌患者可有原位导管癌。

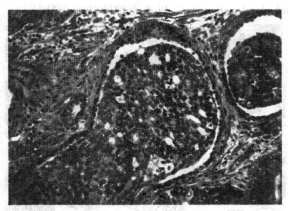

图9-14　实性型导管腺癌

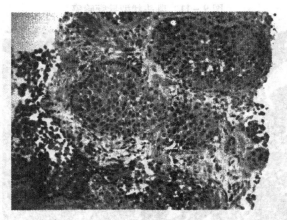

图9-15　尿路上皮癌侵犯前列腺导管

（三）导管腺癌的免疫表型

导管腺癌PSA及PAP免疫组化染色呈强阳性。基底细胞特异性高分子细胞角蛋白（CK34βE12）染色呈阴性，但残留的导管CK34βE12染色呈阳性。最近研究表明，用p63和HMWCK免疫组化检测基底细胞层，31.4%（16/51）的导管腺癌呈现断片状表达，77%的导管腺癌表达AMACR，与筛状型腺泡腺癌及非筛状型腺泡腺癌AMACR表达的阳性率无差异。大多数研究表明，导管腺癌具有侵袭性。在一些报道中，导管腺癌中25%~40%的病例在诊断时已有转移，此类患者5年生存率低，为15%~43%。患者的预后与肿瘤细胞的非典型程度和生长方式是否相关尚无定论。即使是活检标本中局限的导管腺癌也应有明确的治疗方案，即使与腺泡腺癌相比导管腺癌的激素反应性较低，但雄激素撤退疗法亦可缓解症状。

（刘丹丹）

第二节　免疫组化在前列腺癌病理诊断中的作用

前列腺癌的病理诊断基于光镜下形态学表现，如组织结构异常、核的异型性、明显的核仁、肿瘤上皮特征性的细胞外物质以及基底细胞消失，但这些组织学特征没有一项是绝对敏感和特异的。许多情况下低级别前列腺癌和诸多良性病变在形态学上无明显区别，尤其在穿刺或TURP所获得的小而变形的标本中，癌性与非癌性腺体的鉴别就更为困难。另外，基底细胞缺失是前列腺癌一个重要的诊断标准。但是基底细胞和间质成纤维细胞在形态上不易区分，而一些良性腺体的基底细胞也不明显，所以需要借助免疫组化来确定基底细胞是否存在。本文对前列腺癌免疫组化最新进展作一综述，包括新的基底细胞标志物 p63 和 Calcyclin、前列腺癌标志物 AMACR、泌尿上皮标志物，以及 AMACR 作为前列腺癌标志物的局限性、PSA 和 PSAP 结合 CK34βE12 在鉴别低分化前列腺癌和高级别泌尿上皮癌中的作用。

一、前列腺基底细胞标志

（一）高分子量细胞角蛋白

高分子量细胞角蛋白（HMWCK）是病理工作中常规应用的基底细胞标志。其中 CK34βE12 是最常用的一种。前列腺癌很少表达 HMWCK，尤其是 CK34βE12（图 9 - 16，图 9 - 17）。有研究显示，100例转移性前列腺癌中，仅有 2 例 CK34βE12 阳性，且仅限于几个细胞，而且是形似高级别肿瘤细胞而非基底细胞。更有大样本病例报道，在 3198 例前列腺癌穿刺活检标本中，仅有 36 例基底细胞 CK34βE12阳性。另外在一些前列腺癌亚类的诊断上，HMWCK 免疫组化也起到了重要作用。假增生型癌发生于大的非典型腺体或分支腺体，呈乳头状生长，组织结构类似于良性增生的腺体，容易误诊，尤其是针穿标本。CK34βE12 在 20 例假增生型癌组织中均表达阴性，解决了鉴别诊断的问题。泡沫样腺癌以丰富的泡沫状黄色瘤细胞样胞质为特征，核增大不明显，异型性轻微，无明显突出的核仁，易被误认为黄色瘤或反应性组织细胞增生 CK34βE12 免疫组化在 6 例泡沫样腺癌中全部表达阴性。假萎缩性腺癌胞质稀少，类似于良性萎缩，给病理诊断带来困难，HMWCK 免疫组化染色亦可有助于鉴别。

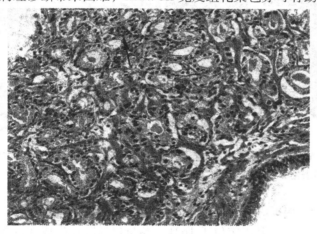

图 9 - 16　穿刺标本中的前列腺腺癌

（Gleason 3 + 4 = 7），另外可见两个良性腺体（箭头所指及右下），注意这两个腺体的基底细胞

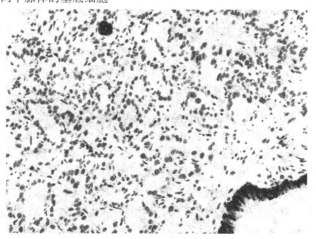

图 9 - 17　上图中的两个良性腺体

CK34βE12 免疫组化染色阳性，而癌性腺体呈阴性表达

CK34βE12 抗体免疫组化在显示基底细胞时，确定良性病变是最有用的。这种抗体的免疫组化染色不应作为恶性病变诊断的基础，特别是在小的有争议的局灶性病变。一是因为此抗体对甲醛固定敏感，随着固定时间的延长，免疫反应性逐渐消失。另外一些良性腺泡，尤其是小腺泡群周围的腺泡、前列腺萎缩后增生、非典型腺瘤样增生和高级别 PIN 的一些非癌变的腺泡基底细胞呈片状或不连续分布或完全缺失。因此在穿刺活检小标本中出现小腺泡群，如果 CK34βE12 标记阳性可基本排除前列腺癌，腺泡局灶性基底细胞层消失不能单独作为恶性诊断标准，必须结合细胞和（或）组织结构方面的特征做出诊断。

（二）p63

p63 是 p53 家族的一员，基因定位于 3q27 ~ 29，编码核蛋白。p63 在多种上皮性器官（包括前列腺）的基底细胞表达，其作用在于维持上皮组织一定数量的干细胞。在良性分泌细胞和前列腺癌 p63 免疫组化阴性（图 9 - 18），在正常和增生的前列腺基底细胞强阳性表达，在 91% 的萎缩腺泡和 46% 的高级别 PIN 呈局灶性表达。Parsons 等的研究显示，几乎所有 Gleason 评分 5 ~ 6 的前列腺癌阴性，20%的高级别（Gleason 评分 7 以上）弱阳性。

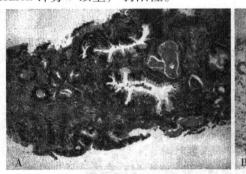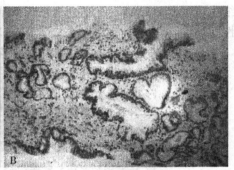

图 9 - 18　A. 局灶性前列腺癌围绕良性腺体；B. p63 表达于良性腺体的基底细胞核，而不表达于癌性腺体

（三）Calcyclin（S100A6，钙周期素）

Calcyclin 是一种钙结合蛋白，基因定位于 1q21，参与包括肿瘤生成在内的多种生物学过程。最近，Rehman 等检测了 66 例前列腺癌组织中 Calcyclin 的表达情况。发现在癌旁良性上皮中，Calcyclin 全部阳性表达，定位于基底细胞的胞质和胞核，而前列腺分泌细胞不表达。高级别 PIN 的阳性率为 30%（3/10），而前列腺癌组织，无论 Gleason 评分如何，均不表达。此外，在 5 例转移性前列腺癌中亦呈阴性表达。研究认为，Calcyclin 的表达缺失源自于 Calcyclin 基因启动子 CpG 位点超甲基化，发生在前列腺肿瘤发生的早期阶段，并持续于肿瘤的进展过程中。Calcyclin 在前列腺癌中的表达缺失率与 p63（≈95%）相似，因此 CaLcyclin 作为一种新的前列腺基底细胞标志物，有望成为 p63 和 34βE12 的辅助手段用于临床病理诊断。

二、前列腺癌特异性标志

用基底细胞标志物来诊断前列腺癌是基于癌细胞缺乏基底细胞，这就难免由于技术原因出现假阴性。另外，12% ~ 21% 的良性腺体、50% 的 AAH 以及 23% 的萎缩腺体缺乏基底细胞免疫标志，所以阴性的基底细胞标志诊断前列腺癌缺乏特异性。人们又致力于寻找前列腺癌特异性的标志物。Xu 等用 cDNA 削减文库结合高通量微阵列技术发现编码 α - 甲基酰基辅酶 A 消旋酶（α - Methyl - CoA racemase，AMACR）基因在前列腺癌组织中过表达，而在良性前列腺组织中不表达。其编码基因定位于人类染色体 5p13.2q11.1，在支链脂肪酸 β 氧化中起重要作用。后来开发了兔抗 AMACR（P504S）的单克隆抗体，这种抗体只和前列腺癌组织起反应，而和正常前列腺上皮细胞无反应（图 9 - 19）。前列腺癌 P504S 表达率为 82% ~ 100%，且与肿瘤分级无相关性。应用 AMACR 免疫组化，使 115 例诊断为非典型增生的前列腺活检标本中的 34 例（30%）修正为前列腺癌。但 AMACR 特异性不高，也可表达于 BPH、AAH 和萎缩的腺体，尤其是高级别 PIN，P504S 阳性表达率可达 90%，而且着色强度也有强有弱。所以 AMACR 免疫组化通常结合形态学特点和基底细胞标志物来确定前列腺癌的诊断。形态上难以鉴别癌或高级别 PIN，如果 AMACR 免疫组化染色强阳性，则支持后者之诊断。而且邻近癌的 PIN 比远离癌的 PIN 染色更强。用 AMACR 免疫组化鉴别 AAH 和前列腺癌时要谨慎，因为 18% ~ 30% 的 AAH 表达 AMACR，而且 AAH 经常表现为基底细胞层不连续，某些腺体完全缺失基底细胞标志。如果邻近良性腺体 AMACR 免疫组化阳性，那么诊断就倾向于 AAH。如果基底细胞阴性的腺体形态上和邻近腺体不能区分，而后者基底细胞标志物呈阳性表达的话，也不考虑为癌。AMACR 免疫组化可有效地将基底细胞增生与前列腺癌鉴别开来，而且联合应用 AMACR 和 p63 单抗更有利于前列腺癌与高级别 PIN 的鉴别。联合应用 AMACR 和基底细胞标志物免疫组化，可使 70%（86/123）有争议的穿刺标本得到正确诊断。由此看来，用包含 AM－ACR 和 p63 和（或）CK34βE12 的"鸡尾酒"抗体免疫组化来鉴定基底细胞存在与否，比用单一抗体更敏感。

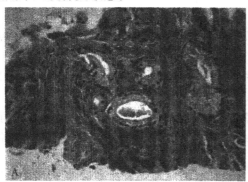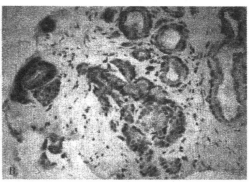

图 9 - 19　A. 局灶性前列腺癌；B. AMACR 在癌性腺体分泌细胞的细胞质内呈颗粒状表达

　　半数以上的肾源性肿瘤表达 AMACR，表达强度从中等到强阳性不等，而且这种形态上与前列腺癌相似的肿瘤通常不表达 HMWCK。研究显示，26% 的肾源性肿瘤为 AMACR + 和 HMWCK -，因此将两者鉴别开来至关重要。这种情况下，可借助 PSA 免疫组化染色来鉴别，因为肾源性肿瘤一般不表达 PSA。AMACR 在许多非前列腺恶性肿瘤，如结肠癌、卵巢癌、乳腺癌、膀胱癌、肺癌、肾癌、淋巴瘤和黑色素瘤过表达，所以 AMACR 应和基底细胞标志物结合应用鉴别前列腺非典型腺泡和前列腺癌，而不用于前列腺癌与非前列腺来源癌的鉴别。

三、前列腺与非前列腺来源的癌免疫组化鉴别

　　鉴别转移癌是否为前列腺来源很重要，因为前列腺癌对激素治疗很敏感，而且生存期明显长于其他组织来源的癌。鉴别前列腺癌与其他非前列腺来源的癌，免疫组化的选择要根据临床病理鉴别诊断。前列腺标志物如前列腺特异抗原（PSA）和前列腺特异性酸性磷酸酶（PSAP）常与其他肿瘤组织标志物联合应用，如结肠癌的癌胚抗原（CEA）、甲状腺癌的甲状腺转录因子－1（TTF－1）等。更多时候，位于膀胱颈部的肿瘤需要鉴别是否为前列腺癌或泌尿上皮癌，此时需要联合应用 PSA、PSAP 和泌尿上皮标志物。低分化的前列腺癌表达 PSA 和 PSAP 明显低于良性前列腺组织和低级别前列腺癌，多克隆 PSA 抗体敏感性明显高于单克隆抗体而且特异性也很高。通过对 310 例非前列腺肿瘤研究证实，这些肿瘤不与 PSA 抗体起反应。所以多克隆 PSA 抗体应该作为低分化前列腺癌一个监测手段。

　　尽管 PSA 和 PSAP 作为前列腺分化特异性标志物已经得到诸多实验证实，但也有报道两者也在非前列腺组织和肿瘤中表达，其中最常见的是乳腺癌和唾液腺肿瘤。所以分析 PSA 和 PSAP 免疫组化结果时，要结合临床病理所见综合考虑。

　　经尿道切除标本经常需要鉴别低分化前列腺癌和高级别泌尿上皮癌，因为后者常见腺样分化，而且侵犯至前列腺时会导致 PSA 升高。如果同时存在低级别乳头状泌尿上皮癌或原位癌，那么就支持高级

别泌尿上皮癌的诊断，但要排除两者并存的可能性。形态学上难以鉴别的病例则需要 PSA 和 PSAP 免疫组化来确定肿瘤是否为前列腺来源。但 PSA 和 PSAP 在低分化前列腺癌中的阴性表达率分别为 27% 和 19%，所以鉴别前列腺癌和泌尿上皮癌时应结合检测 CEA、CK7、CK20、血栓调节蛋白（thrombomodulin）、uroplakinⅢ 等泌尿上皮分化抗原。

CEA 是一种泌尿上皮阳性标志物，但多克隆抗 CEA 抗体是非特异性的，可与大约 3/4 的前列腺癌起反应，而单克隆抗 CEA 抗体是泌尿上皮特异性的，但敏感性不够。

CK7 和 CK20 表达于泌尿上皮癌，而在前列腺癌多呈局灶性表达，且少于总量的 5%。前列腺癌表达 CK7 和 CK20 的细胞比例随着 Gleason 评分的增加而增加，但不超过 50%。而 CK7 和 CK20 在泌尿上皮癌的阳性率分别为 82%～100% 和 22%～100%，并且浸润性泌尿上皮癌阳性率低于非浸润性癌，高级别癌低于低级别癌。如此看来，CK7 和 CK20 在低级别泌尿上皮癌和低级别前列腺癌的鉴别方面更为有效，而这种鉴别从形态学上或前列腺标志物免疫组化就可以做到。相反，CK7 和 CK20 在高级别泌尿上皮癌和低分化前列腺癌的鉴别方面敏感性不高，而低分化前列腺癌形态上更似泌尿上皮癌，且缺乏 PSA/PSAP 表达。

血栓调节蛋白是参与调节血管内凝血的一种表面糖蛋白，表达于多种肿瘤，如泌尿上皮癌、血管肉瘤、鳞状细胞癌、间皮瘤、肺癌和乳腺癌等，但在前列腺癌和肾癌中很少表达。可用于泌尿上皮癌与前列腺癌的鉴别。研究表明，原发性和转移性泌尿上皮肿瘤中，血栓调节蛋白的阳性率高达 91%，而前列腺癌全部为阴性，但在高级别泌尿上皮癌的阳性率仅为 49%。

UroplakinⅢ 是一种表达于泌尿上皮被覆细胞的跨膜蛋白，是一种泌尿上皮特异性分化的标志。但其敏感性却不高，在非浸润性泌尿上皮肿瘤中的阳性率为 80%～88%，而在浸润性泌尿上皮肿瘤中的阳性率仅为 39%～57%。

最近通过 cDNA 文库结合高通量微阵列筛选技术从前列腺癌组织中发现了一种新的前列腺组织标志物 P501S 或称为 prostein。这是一种位于高尔基复合体的由 553 个氨基酸残基构成的蛋白质，基因定位于染色体 1q32～42，一个与前列腺癌易感性有关的区域。免疫组化证实，P501S 表达于良性前列腺上皮或前列腺癌，表达率为 94%（111/118），且与前列腺癌 Gleason 分级无关。而在 4 635 例非前列腺组织（包括良性及恶性病变）中，P501S 全部为阴性表达（图 9 - 20）。可以与 PSA 结合使用来鉴别转移瘤的前列腺来源。

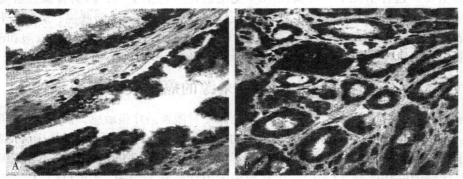

图 9 - 20　（A）Prostein 在良性前列腺组织和原发性前列腺腺癌；（B）中呈强阳性表达

由此可见，上述几种抗原均可作为泌尿上皮肿瘤的特异性标志，但遗憾的是，在高级别或浸润性泌尿上皮癌中敏感性不高，限制了它们的临床应用。与上述抗原相反，CK34βE12 却是泌尿上皮敏感的标志，在浸润性泌尿上皮癌中的阳性率为 65%～100%。并且发现阳性率的高低与不同的抗原修复方法有关，微波热修复的阳性率高于酶修复。浸润性泌尿上皮癌中 CK34βE12 的阳性率高于非浸润癌，分别为 92% 和 74%。所以，CK34βE12 可用于经尿道切除标本中高级别泌尿上皮癌和低分化前列腺癌的鉴别。因为 CK34βE12 也在鳞状上皮癌、乳腺癌和结肠癌中表达，所以在确定转移癌的组织来源上，不能作为泌尿上皮的一个特异性标志物。当膀胱颈部低分化前列腺癌 CK34βE12 呈阳性表达时，要考虑到前列腺癌鳞状上皮化生的可能，尤其是在激素和放射治疗后。

临床病理鉴别困难的 TURP 标本首选 PSA（最好是多抗）、PSAP 和 CK34βE12 来鉴别前列腺或泌尿上皮来源。PSA 和（或）PSAP 明显阳性且 CK34βE12 阴性或局灶阳性者，足以确诊前列腺癌；反之，CK34βE12 弥漫阳性且 PSA 和 PSAP 阴性者，可以诊断为泌尿上皮癌。如果三者均为阴性或阳性时，可进一步加做 CK7、CK20、单克隆 CEA、UroplakinⅢ 和血栓调节蛋白。UroplakinⅢ 和血栓调节蛋白阳性表达或 CK7、CK20 或 CEA 弥漫阳性，可确立泌尿上皮癌的诊断。

（刘丹丹）

第三节　肾小管疾病

肾小管对于尿浓缩以及多种物质的吸收和排泄有重要作用。是肾单位的重要组成部分。与肾小球和肾间质共同组成功能和结构的统一整体。

一、肾小管上皮细胞变性

由于肾小管具有特殊的吸收和分泌功能，因此，极易产生各种变性病变。混浊肿胀（cloudy swelling）是由于缺血、缺氧和中毒等原因导致的肾小管上皮细胞（以近端肾小管上皮最常见）较轻的可复性变化，光镜下可见细胞肿胀，胞质呈嗜酸性颗粒状，电镜可见内质网和线粒体扩张肿胀。吸收性蛋白滴状变性（protein resorption droplets）或玻璃滴状变性多见于大量蛋白尿时，近端肾小管异常回吸收造成的，光镜可见近端肾小管上皮细胞质内遍布嗜伊红的球状蛋白滴，电镜下可见多数溶酶体形成。细小空泡变性（fine vacuolar change）光镜见肾小管上皮细胞疏松肿胀，胞质内遍布微小空泡，呈泡沫状，可由糖原沉积、脂类物质沉积以及因高张多聚葡萄糖、甘露醇及蔗糖在短时间大量输入所致，电镜下可见细胞内糖原、脂滴、吞噬泡以及溶酶体增多。粗大空泡变性（coarse vacuolar change）光镜可表现为肾小管上皮细胞肿胀，胞质内有边界清晰的巨大空泡，电镜可见细胞基底内褶高度扩张，并有大型吞噬泡，见于水盐代谢紊乱，尤以低钾血症时常见。

二、肾小管萎缩

1. 光镜　上皮细胞体积缩小，基膜增厚。
2. 电镜　细胞核染色质浓缩，细胞器固缩及囊性变。

肾小管萎缩属于慢性病变，常见于肾小球损伤和硬化以及慢性肾间质病变的继发性变化，也见于肾小管上皮细胞变性后的改变。

三、急性肾小管坏死

1. 急性肾小管坏死（acute tubular necrosis）　是急性肾衰竭的重要原因之一。可由肾缺血和毒性物质直接作用而引起，而缺血和毒性物质损伤常同时或先后共同作用于肾小管，所以常以休克肾、挤压综合征、烧伤肾、肝肾综合征、中毒性肾病等命名，从而显示肾小管坏死的综合因素。

（1）缺血性肾小管坏死：肾小管上皮细胞的血液供应来自出球小动脉的毛细血管网，各种原因引起的血压下降或休克，使体内儿茶酚胺增加，肾素及血管紧张素分泌亢进，肾血流量减少，肾皮质血管收缩，血管内皮细胞肿胀，血管阻力增加，近髓质血管床开放，形成肾内血运短路，导致肾小管缺血，继而变性和坏死。

（2）中毒性肾小管坏死：各种毒性物质均可在肾小管内浓缩，与肾小管上皮细胞直接接触而呈现中毒性损伤，如汞、铅、砷、铋等重金属制剂，四氯化碳、氯仿、甲醇等有机溶媒，多黏菌素、新霉素、氨基糖苷类抗生素（庆大霉素等）、蕈毒、蛇毒、农药、含马兜铃酸的中草药或中成药（如关木通、龙胆泻肝丸等）等。

2. 肾小管坏死可以导致急性少尿和无尿　既有肾小球滤过率下降的因素，又有因肾小管上皮细坏死所导致的管型阻塞和尿液反漏回肾间质的因素。

（1）大体：双肾体积肿胀，皮质苍白，髓质高度瘀血。

（2）光镜：因缺血、休克引起的肾小管坏死可见近端肾小管管腔扩张，上皮扁平，各种变性及轻重不等的剥脱，远端肾小管及集合管内有细胞碎片浓缩形成的管型，多灶状肾小管基膜断裂，肾髓质高度瘀血，直小静脉可见大量红细胞及幼稚血细胞聚积。毒性物质导致的肾小管上皮细胞坏死较严重，呈现凝固性坏死及脱屑现象（图9-21）。急性少尿和无尿期过后，部分肾小管上皮细胞出现再生现象：细胞核增大，染色质浓缩，这时，患者进入多尿期。肾小球呈现瘀血现象。肾间质高度水肿，伴有少数淋巴细胞和单核细胞浸润。

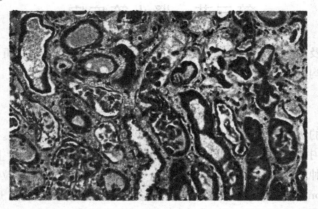

图9-21 急性肾小管坏死，肾小管上皮崩解，细胞碎片阻塞管腔（HE×200）

四、肾小管管型

肾小管管腔内的异常物质浓缩凝固形成的圆柱体，称管型（cast）。尿蛋白形成的蛋白管型、血尿形成的红细胞管型可见于各种肾小球疾病。特别浓稠的损伤肾小管上皮的特殊管型见于前述的骨髓瘤肾病或管型肾病。各种含盐类或矿物质的管型见于前述的代谢障碍性肾疾病。

（刘丹丹）

第四节 肾间质疾病和肾小管间质疾病

病变主要定位于肾间质的肾疾病总称肾间质疾病。病变主要位于肾小管的肾疾病称为肾小管疾病。肾小管和肾间质的结构与功能关系密切，两者的病变互为因果，相互影响，当因果关系不明确时，则笼统地称为肾小管间质肾病或肾小管间质肾炎。

一、感染性间质性肾炎

（一）肾盂肾炎

由大肠杆菌和其他杂菌上行性感染造成的肾盂肾炎（pyelonephritis）较常见。血行造成的细菌感染导致的肾盂肾炎较少见。根据病程和病理变化，分为急性肾盂肾炎和慢性肾盂肾炎。

1. 急性肾盂肾炎（acute pyelonephritis）

（1）大体：肾肿胀充血，有的可见散在的小脓肿，围以红色充血带。切面可见肾盂黏膜充血，附以脓苔。上行性感染导致的肾盂肾炎，病变分布不均匀，可呈单侧性或双侧性损伤，肾乳头及肾髓质病变较肾皮质病变严重，可见黄色条纹及脓肿。

（2）光镜：上行性感染导致的肾盂肾炎，肾盂黏膜呈脓性卡他性炎，髓质肾间质充血水肿，伴有大量中性粒细胞浸润，并伴有大小不等的脓肿，侵及肾小管时，管腔内充满大量中性粒细胞和脓球，呈现大体表现的黄色条纹状分布，病变严重时，向肾皮质发展。血行性感染导致的肾盂肾炎呈弥漫多发性小脓肿。

2. 慢性肾盂肾炎（chronic pyelonephritis） 可由于未及时治愈的急性肾盂肾炎转变而来，或因尿路梗阻等诱因未解除，反复发作迁延而成，病变由髓质向皮质逐渐蔓延。

（1）大体：肾表面凹凸不平，有不规则的凹陷性瘢痕，切面可见皮髓质界限不清，肾乳头萎缩变平，肾盏和肾盂因瘢痕收缩而变形，肾盂黏膜增厚、粗糙，若有尿路梗阻，则伴有肾盂积尿。

（2）光镜：病灶轻重不等，混杂有相对正常的肾组织，严重而陈旧的病灶内，肾组织破坏，有大量纤维组织增生，伴有淋巴细胞、单核细胞和浆细胞浸润，并可见陈旧的厚壁脓肿。间质小血管管壁增厚，管腔狭窄。肾小管萎缩，或呈囊性扩张，充以浓稠的蛋白性物质或管型，如甲状腺滤泡。肾小球周围纤维化，晚期则出现肾小球的缺血性硬化。肾盂黏膜增厚伴有慢性炎细胞浸润，上皮细胞可增生为乳头状结构，向下生长呈上皮细胞巢和囊状上皮巢，分布于增生的结缔组织中，称为囊腺性肾盂肾炎（pyelitis cystica）。

黄色肉芽肿性肾盂肾炎和软斑病是慢性肾盂肾炎的特殊类型，大体观察易与肾肿瘤相混。

（二）肾结核病

肾结核病是肺外血源性结核的好发部位。病变开始于皮髓质交界处，初为增生性结核结节，进而扩大而发展为干酪样坏死，破入肾盂后可形成结核性空洞。严重者可将肾组织完全破坏仅剩一被膜包绕的空壳。

二、肾脏结节病

肾脏结节病（sarcoidosis of the kidney）是一种原因不明的肉芽肿性疾病。

光镜下可见肾间质内多数上皮样细胞性结节，上皮样细胞排列紊乱，不见干酪样坏死，可混有少数多核巨细胞，胞质内可见 Schaumann 小体、星芒状小体、草酸盐结晶等，有散在的淋巴细胞和单核细胞，上述特点与结核结节截然不同。

三、过敏性间质性肾炎

很多种药物（包括 β 内酰胺类抗生素、非类固醇抗肾药物、利尿药物等）、病原体感染（流行性出血热等）、免疫复合物沉积（狼疮性肾炎、干燥综合征、抗基膜抗体等）均可通过过敏反应的途径导致过敏性间质性肾炎。以细胞性免疫为主。

1. 大体 双侧肾脏弥漫肿胀充血。

2. 光镜 肾间质水肿，淋巴细胞和单核细胞浸润，并混有多少不等嗜酸性粒细胞。病变分布弥漫。肾小管上皮细胞变性、灶状坏死，管腔扩张，并有白细胞管型及蛋白管型等（图 9-22）。发展为慢性过敏性肾小管间质肾炎时，则间质纤维化明显，肾小管萎缩更为严重，称为慢性肾小管间质肾病。此外，甲氧西林和噻嗪类利尿剂尚可引起间质肉芽肿性病变。

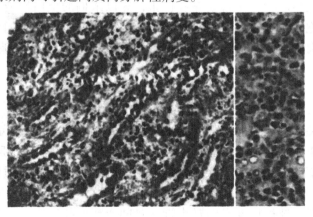

图 9-22 急性过敏性间质性肾炎，肾间质水肿，淋巴、单核和嗜酸性粒细胞浸润（HE. 左 ×200，右 ×400）

3. 免疫荧光 有时可见 IgG 及 C_3，沿肾小管基底膜沉积。

长期服用非那西汀、阿司匹林、咖啡因、可待因以及它们的衍生物和混合剂可以引起慢性肾小管间质肾病和肾乳头坏死，称为镇痛剂肾病（analgesic abuse nephropathy）。发病机制尚有争论，可能是这些镇痛药或其代谢产物从肾排出时，引起肾内小血管、肾小管及肾间质的慢性损伤所致。

四、马兜铃酸肾病

服用含马兜铃酸的药物导致的急性或慢性严重的肾损伤称马兜铃酸肾病（aristolochic acid nephropathy）。我国的一些中草药（如关木通、汉防己、广防己、青木香、天仙藤、寻骨风、朱砂莲等）和中成药（如龙胆泻肝丸、冠心苏合丸、耳聋丸、明目丸、清淋丸、排石冲剂等）含有较多的马兜铃酸。急性马兜铃酸肾病主要表现为肾小管坏死，较少见，显然与中药服用特点有关。慢性马兜铃酸肾病较常见，表现为肾小管弥漫萎缩和消失，肾间质弥漫的无细胞性纤维化，间质小动脉管壁增厚，肾小球缺血，形成典型的慢性肾小管间质肾病（图9－23）。

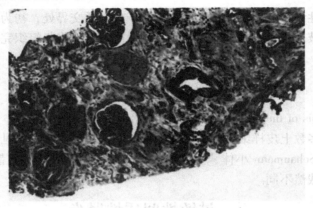

图9－23 马兜铃酸性慢性肾小管间质肾病（Masson × 100）

五、巴尔干肾病

巴尔干肾病（Balkan nephropathy）是发生于前南斯拉夫、保加利亚和罗马尼亚等地区的地方性肾病。病变与慢性马兜铃酸肾病相同，肾呈现肾间质的弥漫性淋巴细胞和单核细胞浸润，伴纤维化，肾小管萎缩及消失。由当地的含马兜铃酸的植物、水和土壤污染导致。

六、其他

有时光镜下可见灶状或多灶状肾小管萎缩和扩张，充以浓稠的蛋白性液体，间质内可见由组织细胞、多核巨细胞、淋巴细胞、浆细胞及成纤维细胞组成的肉芽肿性病变，无干酪样坏死，也无结核杆菌感染的证据，称非特异性肉芽肿性肾小管间质性肾炎。可能由于局部肾小管破裂，尿液外溢，导致异物性反应而形成。

七、肾小管间质肾病

由于肾小管和肾间质关系密切，肾间质病变必然波及肾小管，肾小管疾病也可继发肾间质病变。当病因和病变明确地显示肾小管损伤为主，是首发的，称肾小管疾病。若肾间质病变是首发的，称肾间质疾病。当两者的因果关系不明确，特别是疾病后期，则笼统地称肾小管间质肾病（tubulointerstitial nephropathy）。

肾小管间质肾病应与肾小球疾病继发的肾小管和肾间质病变相区别。前者肾间质和肾小管病变严重，而肾小球则无病变或仅有轻微病变，慢性阶段常出现肾小球缺血性改变和球周纤维化。后者则见肾小球弥漫的或局灶的严重病变乃至球性硬化，而肾小管和肾间质的病变相对较轻。

八、代谢异常引起的肾小管间质肾病

由于先天的或后天性代谢障碍，导致体内某些物质增多，并在肾内浓缩、沉积进而导致肾小管和肾间质的病变。尿酸肾病（痛风肾）、胱氨酸肾病、草酸盐肾病及高钙血症性肾病等均可见在肾小管内有相应的结晶物质沉积，甚至有微小结石形成，肾小管上皮细胞变性，肾间质水肿，逐渐出现肾小管萎缩。相似的结晶物质沉积于肾间质，导致化学性炎症反应，异物巨细胞形成及纤维化。

九、肾乳头坏死

肾乳头坏死（renal papillary necrosis）是一个特殊的临床病理综合征。见于镇痛剂肾病、伴有下尿路梗阻的肾盂肾炎、糖尿病肾病、酒精中毒患者、肾血管血栓形成、镰状细胞病以及血压过低和休克状态下的新生儿。

肾乳头坏死是一种缺血性坏死，与肾乳头的血液循环特点有关。肾乳头的血液供应主要来自肾髓质深部的直小动脉和肾盏的螺旋小动脉，上述各种肾病变均使肾髓质水肿、炎细胞浸润，肾间质的压力增高，肾盂周围的环形平滑肌和结缔组织相对的缩窄压迫，加以小动脉的损伤，最终导致肾乳头的缺血和坏死。

肾乳头坏死的早期阶段，大体无特殊异常，仅见肾乳头部较坚硬，呈灰白条纹状。光镜见肾间质水肿，髓袢和肾小管周围毛细血管的基底膜厚，并见肾乳头管上皮细胞、血管内皮细胞和肾间质细胞的局灶状坏死及微小的钙质沉积病灶。肾皮质无明显异常。病变中期的大体表现可见肾乳头皱缩并呈深褐色。光镜见肾乳头部和肾髓质深层的坏死性病灶扩大并相互融合，肾皮质出现灶状肾小管萎缩、间质纤维化及多灶状慢性炎细胞浸润。病变晚期的大体表现为肾体积缩小，重量减轻，肾乳头脱落和皱缩变平。光镜见大部分或部分肾乳头部凝固性坏死，常见钙化性病灶乃至骨化，肾皮质可见局灶状间质纤维化，肾小管萎缩及肾小球硬化。

（李金凤）

第十章

神经系统疾病

第一节 颅内神经鞘瘤

一、听神经鞘瘤

（一）概述

19世纪80年代，Cruveilhier描述了一位患听神经鞘瘤的少女的局部和全身症状发展情况。局部症状是由肿瘤的直接压迫所致，包括进行性听力丧失，三叉神经痛，面肌抽搐；全身症状是由颅内压增高引起，包括头痛、视觉缺失，嗅觉减退，味觉障碍。这些症状从19岁开始，一直伴随着她直到26岁死亡。Cruveilhier随后进行尸体解剖，对发现的一个较大听神经瘤进行了如下描述：源于内听道，质地坚韧的良性病变。该肿瘤已侵蚀颞骨、压迫周围神经，但未见真正的侵袭。这是首次详细描述小脑脑桥角（cerebello pontine angle，CPA）病变临床和病理特点的记载。

Cushing在20世纪初把注意力集中于CPA病变，并且首先采用积极措施成功地切除肿瘤。他强调对临床高度怀疑的病例，仔细地获取病史和完整的体格检查，以便早期发现肿瘤。然而当时的手术技巧不适于处理CPA病变，手术结果也相对较差。为了降低肿瘤全切除带来的高死亡率和致残率，他倡导分块和部分肿瘤切除。这样肯定能降低致残率，但一般肿瘤都会复发。

CPA肿瘤手术切除的现代时期始于20世纪60年代House的工作。House和Hitselberger倡导用手术显微镜，改进了CPA肿瘤的经迷路和颅中窝入路。利用这些技术，他们完成了肿瘤全切除，致残和死亡率明显改善。与此同时，在手术显微镜的帮助下，也对枕下入路手术进行了改进。而今，训练有素的颅底外科医生精通各种手术入路，对每个患者制定了相应的手术计划。在大宗病例报道中，死亡率已降至1%，致残率也逐渐降低。

CPA最常见的病变是听神经瘤，正确的命名应该是前庭神经施万细胞瘤。Brackman和Bartels于1980年报道1 354例大宗病例中，91%的肿瘤为前庭Schwann细胞瘤，3%为脑膜瘤，2%为原发性胆脂瘤，剩余的4%为其他病理学类型。MRI明显改善了肿瘤类型的术前评估。

现代神经外科医师面临的挑战是完成肿瘤全切的同时，最大限度地保留神经功能。以下将对听神经瘤的临床表现，诊断，治疗选择，以及显微手术技巧进行介绍。

（二）临床表现

1. 听力丧失　听神经瘤的临床表现各异。典型表现为患者逐渐出现进行性单侧或不对称性的高频感觉神经性听力丧失，常伴有耳鸣。听力丧失可能突发出现，也可以进行性发展多年。10%～22%的听神经瘤患者出现突发的感觉性听力丧失。详细追问病史，26%以上的患者称其在病程中的某一时刻出现过短暂性听力丧失。

随着影像学技术的改进，尤其MRI检查的诞生，听力正常的患者中听神经瘤的发现率正在增加。5%～15%听神经瘤患者的纯音听阈是正常的。许多肿瘤是偶然被发现的。有报道称10例听神经瘤患者其听阈均正常。听神经瘤患者最常见的主诉为伴有耳鸣的主观性听力丧失。眩晕、头昏，无任何耳蜗症状也经常遇到。听神经瘤在被确诊之前，听力丧失持续的时间约为 4 年。

听神经瘤患者的耳科学表现各不相同，不对称性听力丧失在听神经瘤患者中发生率相对较低。因此，必须采用经济而有效的方法，以便在病程的早期做出判断，使假阴性检查降低到最低限度。

2. 耳鸣 发生率为 53% ~ 70%，表现为高音调、持续性、单侧或不对称性。然而，随着听力的丧失，耳鸣也可能发生变化。耳鸣通常是轻到中度的，很少有功能完全丧失。除了局限于一只耳朵外，耳鸣不能作为潜在听神经瘤的特征。

3. 眩晕与平衡不稳 在听神经瘤患者中真正意义的眩晕比平衡不稳少见。如果出现时，平衡不稳趋向于轻到中度。平衡不稳很少能使人残废，除非巨大肿瘤对小脑和脑干造成压迫。眩晕的发生率为 18% ~ 58%。前庭功能失调的发生率与肿瘤大小有关。Selesnick 等证明眩晕在肿瘤较小的患者常见，而平衡不稳在肿瘤较大的患者多见。

4. 三叉神经功能障碍 三叉神经受累的表现为感觉减退、感觉异常或少见的感觉缺失，典型者发生于颜面中部。三叉神经受累的发生率非常高，约 50% 的患者有该神经受累的表现，体格检查 88% 有三叉神经功能障碍。三叉神经受累程度与肿瘤的大小成比例。

5. 头痛 头痛是听神经瘤患者另一常见的症状，头痛的发生率也与肿瘤的大小成比例。Selesnick 等报道肿瘤小于 1cm 的患者无头痛。肿瘤 1 ~ 3cm 的患者有 20% 诉头痛，大于 3cm 时有 43% 的人有头痛史。

6. 面神经功能障碍 面部麻痹是听神经瘤的迟发遗患。典型的表现为初始逐渐发作的面部无力，也有以面肌抽搐为首发表现的，大多位于颧支的分布区。面神经感觉纤维对压迫耐受较差，因此在早期即表现面部感觉减退。Hitselberger 报道听神经瘤患者 85% 存在感觉减退。面神经感觉纤维功能障碍的另一表现是乳突区疼痛，发生率约为 25%。

（三）诊断性检查

1. 听力图 典型的听力学表现为单侧或不对称性的感觉神经性听力丧失。53% ~ 66% 的患者表现为一种高频感觉神经性耳聋，其余患者大部分则表现为频率平浅或深凹的耳聋。U 波或耳聋的低音调模式很少见到。耳聋的程度很少能对肿瘤的大小起指示作用。虽然语言辨别率总的阳性预测价值仍然很低，但是语言辨别能力的恶化与音阈损害的程度是不相称的。约 70% 的听神经瘤患者只有正常 60% 的语言辨别能力或更糟。蹬骨反向有助于 CPA 肿瘤的诊断。听神经瘤患者 75% ~ 98% 存在蹬骨反向消失，听阈升高，或蹬骨反向衰退。尽管听反射检查对耳蜗后疾病具有相对高的敏感性，但因缺乏特异性，所以这种检查的价值是有限的。耳蜗后疾病最具特异性的蹬骨反射异常。表现为全部频率的反射消失。

2. 眼球震颤电描记图 眼球震颤电描记图（ENG）是显示耳蜗后病变患者前庭性疾病的一种敏感的方法。可确定前庭下或上神经是否是听神经瘤的起源位置。这种信息在处理管内肿瘤而进行听力保存时很有用。Caloric 试验（冷热试验）可以显示出水平半规管和上前庭神经的功能状态。正常的冷热水试验结果说明前庭下神经是肿瘤起源的部位。如 ENG 发现冷热试验正常，表明前庭下神经是肿瘤起源位置，有些外科医生偏爱枕下入路处理肿瘤，而反对经颅中窝入路，因为肿瘤的位置与面神经有关系。Odkvast 回顾了 78 例听神经瘤患者 ENG 结果。58% 的患者表现自发性眼球震颤，43% 有位置性眼球震颤，88% 眼球震颤不对称。

3. 脑干听觉反应 脑干听觉反应试验（ABR）是耳蜗后病变有效的筛选工具。对耳蜗后病变来说这是一种敏感试验，敏感性达 90% ~ 100%。ABR 是识别听神经瘤的一种很好的试验手段，但是对管内肿瘤或 CPA 脑膜瘤的作用甚微。

4. CPA 影像学 CT 处发现肿瘤外，薄层 CT 扫描还可见内听道扩大。MRI 在听神经瘤和脑膜瘤的鉴别诊断中是有帮助的。与听神经瘤的球形相对照，脑膜瘤典型表现为无蒂、紧靠岩尖并有较宽的接触面。脑膜瘤 MRI 可以表现为毗邻骨质肥厚（增生）和可能含有钙化区。脑膜瘤经常偏离内听道，并很少可能侵蚀内听道。硬脑膜尾征经常与脑膜瘤有关，但不是特定的，因为这种尾征也有发生于听神经瘤的报道。MRI 利用快速自旋回波原理的 T_2 加权明显改善了内听道和 CPA 的空间分辨力。这种技术已被倡导作为排除听神经瘤的首选方法，而不需增强。当 T_2 加权像可疑时，建议做增强轴位 T_1 加权。

5. 小结　有明确的单侧或不对称性感觉神经性耳聋，突发的感觉神经性耳聋，或无法解释的长期、单侧耳鸣病史的患者可直接用 MRI 进行评估。影像学包括强化、T_1 加权、T_2 加权、快速自旋回波。对保留有磁性金属物的患者不能行 MRI 检查时，可用 ABR 进行评估，如果 ABR 异常，可以增强 CT 扫描。如果高度怀疑或先行 CT 没有发现 CPA 肿瘤时，可行空气脑室造影。

（四）治疗

CPA 肿瘤治疗的选择包括手术切除，放疗，年龄过大或手术风险高的患者行连续 MRI 观察。

只有一侧听力的听神经瘤患者和高龄、寿命有限的患者或有明显心血管、肺或其他系统疾病的患者，可考虑连续 MRI 观察。因为这些患者，观察性等待的非手术治疗是另一种能获得生存的选择。

通过 51 例单侧听神经瘤患者的自然病程随访，平均 2.6 年 （0.5～11 年），39 人 （78%） 表现为肿瘤以每年小于 0.2cm 的速度缓慢生长。16 例研究期间无肿瘤继续生长。1 例肿瘤缓慢生长的患者，6 年内肿瘤大小无变化，但其后的 2 年多观察期发现肿瘤增大了 1 倍。这是唯一的例外，12 例 （24%） 最终需行显微外科或放射外科治疗。该研究表明不适于手术的患者中，75% 以上的患者可成功地给予警惕性观察处理。如果肿瘤缓慢生长的模式能够确定，MRI 扫描在诊断后 6～12 月各进行一次，以后每年一次。

听神经瘤立体定向放射治疗该疗法利用聚焦的放射线束杀死肿瘤细胞。放射外科能避免许多与听神经手术有关的并发症，如 CSF 漏，伤口感染，毗连结构损伤等。10%～32% 的患者发生面神经不全或完全麻痹，50% 存在有用听力的患者的术前听力得以保持，19%～34% 的患者有面部麻木，其他脑神经缺失症状不常见。3% 需行脑积水分流。放疗对神经组织、血管及肿瘤的作用是缓慢渐进性的，有必要延长随访期对长期结果进行评估。

（五）手术入路的选择

听神经瘤和其他 CPA 肿瘤手术入路的选择主要根据以下几方面：患耳残存听力，对侧耳听力状态，肿瘤的位置，肿瘤的大小，肿瘤的病理类型和患者的年龄。

首先要考虑的是患者听力。在选择听力保存手术入路（颅中窝或枕下乙状窦后入路）中，学者们常遵循 50：50 法则，即纯音听阈在 50dB 以上和语言分辨率在 50% 以上。由于有用听力定义的一致性缺乏和患者听力丧失不同水平主观评估的差异，导致了入路选择时应用有同听力定义的争议。以下情况不必考虑听力保存：患者对侧耳听力良好而患侧分辨率不足 50%，因为失真的缘故而使这类患者不必佩戴助听装置。另外，双耳听阈差别大于 30dB 时，患者不能保持对声音定位的能力。再者要考虑的是听力图上"翻-转"程度，这是一种增加声音强度降低分辨的现象，多见于耳蜗以后病变。因此，如果患者听力丧失 40dB 伴 60% 分辨率和听力图表现严重"翻-转"，一旦适当增加声音强度，他或她的分辨将显著恶化，患者将残留无法使用的听力。50：50 法则不适用于双耳听力不佳和神经纤维瘤病患者，后者常常是双侧患病，因此这两类患者应设法尽一切努力保留残存的耳蜗功能。

选择入路的第二个因素是肿瘤的定位。如果肿瘤伸展到内听道外 1/3 突入 CPA 并未超过 5mm，需要进行听力保存，多数作者选择颅中窝入路。乙状窦后入路能安全接近内听道的中 2/3 而不损伤迷路。Blevins 和 Jackler 证实用乙状窦后入路可达到典型的外科显露，要留下平均 3mm （1.1～5.3mm） 的未暴露区以避免迷路的损伤。如果肿瘤靠近内听道中部太近，颅中窝或乙状窦后入路均适用。伸入 CPA 超过 5mm 的肿瘤和必需保存听力的患者，可用乙状窦后入路。一些作者对伸入 CPA 大于 10mm 的肿瘤，提倡一种扩大的颅中窝入路。他们采用较为广泛的岩骨嵴切除和岩上窦切断，使 CPA 显露较为充分。Jackler 和 Pitts 指出：较大肿瘤采用这种入路对 CPA 下方的显露不够，需用力和延长对颞叶的牵拉，增加术后神经病学缺失的可能性。由此，当代作者们对突入 CPA 小于 5mm 的肿瘤限制使用该入路。

第三个要考虑的因素是肿瘤的大小。大的肿瘤可通过乙状窦后或经迷路入路接近病变。大于 2.5cm 的听神经瘤选择入路时不再尝试考虑听力保存，听力保存的预后是非常差的，除非仅为一侧听力。对有乳突腔感染、高颈静脉球或慢性中耳炎史的患者选择乙状窦后入路。乙状窦后入路也适用于明显向下扩展的大肿瘤。当然在存在这些因素时，可利用经迷路入路。经迷路的方法也用于肿瘤较小和不用抢救听力的患者。

听神经瘤占 CPA 肿瘤 85% ~95%。然而，当术前评估怀疑为其他起源的 CPA 肿瘤时，应该修改手术预案。听神经瘤大于 2cm 而能进行有用听力保存是罕见的，大的脑膜瘤和上皮样囊肿听力功能的保存有时反而能够成功。因此，除了听神经瘤外的肿瘤可用乙状窦后入路切除。

对听神经瘤处理有指导意义的另一因素是患者的年龄。因为颞叶硬脑膜薄弱的特性，年龄超过 60 岁的患者避免颅中窝入路。颅中窝入路可使年老患者增加颞叶损伤和术后 CSF 漏的危险。一般来说，除非连续的 MRI 显示肿瘤以一定速度明显长大，以至于危及患者预期的寿命，年老患者不用手术或立体定向放射外科进行治疗。对这些老年患者来说经迷路入路是较佳的操作。

立体定向放射外科的适应证仍存在争论。作者目前对该技术的适应证仅限于因基本医疗条件而不适宜手术的患者。随着新的原理的出现而改善肿瘤控制和减少脑神经受累以及长期随访数据的有效性，立体定向放射外科使用的适应证可明显扩大。

各种入路并发症发生的差异也影响对操作的选择。在并发症发生情况详尽讨论之后，才能确定手术入路。

（六）并发症

在利用显微外科技术进行听神经瘤切除被普及之前，手术死亡率是 10% ~20%。现代技术已使死亡率降低到 1% ~2%。严重并发症导致死亡的发生受肿瘤大小、患者年龄和基本医疗条件的影响。随着死亡率的明显下降，更多的注意力集中不同入路带来的不同致残率上。

面瘫是最常见的并发症之一。随着面神经监护的开始，这种有损面容的并发症的发生率已经明显下降。不同中心利用不同入路结果的比较，因缺乏术后面部功能评价的标准而难于推广应用。House - Brackman 分级系统是一个标准化评价方法，但该评分系统易受主观因素影响。面部功能为 House - Brackman 分级Ⅰ或Ⅱ级患者，术后 1 年降为 70% ~90%。这些统计学结果因该组大肿瘤的比例而很容易发生偏颇。现已证实经迷路手术能改善面神经的保留，因为面神经在肿瘤被解剖前能被辨认。然而，从经验来看，不同入路的长期面神经预后是没有显著区别的。

1. CSF 漏 文献报道中没有发现乙状窦后和经迷路入路之间 CSF 漏的发生率存在显著差别。然而，随着两种入路的倡导证实 CSF 漏降低，这种争论仍存在。乙状窦后和经迷路入路术后 CSF 漏的发生率为 7% ~21%。颅中窝入路时 CSF 漏明显减少，为 4% ~6%。2/3 的 CSF 漏可通过内科治疗和腰穿而终止，无须手术治疗。内科治疗包括卧床休息，床头升高 30°，使用大便软化剂。皮瓣下 CSF 积聚的患者可用敷料加压包扎。腰穿原则上要保留 5d。CSF 漏持续 7~10d 者，需再次探查并封闭漏口。经迷路和乙状窦后入路发生术后持久 CSF 漏需行手术封闭的发生率并无差异。

标准入路的各种改良有效地减少了术后 CSF 漏发生率。正如 Fish 在经耳入路操作中的描述，切除外耳道和鼓膜可良好暴露咽鼓管。切除中耳黏膜，内翻咽鼓管黏膜，可封闭咽鼓管口。这种手术改良能减少 CSF 漏的发生率。

术中通过对暴露的颞骨气房的仔细检查而降低 CSF 漏的发生。Symon 和 Pell 报道用纤维蛋白胶浸泡过的骨粉封闭气房可使 CSF 漏的发生率从 16% 降低到 5%。用离子化的骨水泥封闭气房以减少 CSF 漏也已有报道。不管骨蜡还是其他材料用以封闭暴露的气房，减少术后 CSF 漏的关键在于对打开的气房的识别。利用手术显微镜时因视角原因，在乙状窦后入路时未觉察到扩开了气房。利用 30°的内镜能改善对打开的气房的发现并及时封闭，从而减少术后 CSF 漏的发生率。

2. 头痛 听神经瘤乙状窦后入路术后常会出现持久、严重的头痛。Harner 等报道术后头痛在 3 个月时占 23%，1 年时占 16%，2 年时占 9%。引起术后头痛病理生理学因素之一是骨窗骨质的切除。骨窗骨质的缺损可使硬脑膜和肌肉之间粘连贴附于颅底。通过骨片或其他合成材料修补骨窗使术后头痛的发生率从 17% 减小到 4%。

（七）经迷路入路

60 年代初 House 将经迷路入路切除听神经瘤的方法加以发展和推广。因其具有诸多优点，该技术得以逐渐被公认接受。主要优点是易于接近 CPA 而不用牵拉小脑。经迷路手术在肿瘤解剖之前易于在恒定位置识别面神经。该入路可减小肿瘤复发的危险，而使残存肿瘤位于内听道的外侧方。利用咽鼓管剥离技术使 CSF 漏的危险小于乙状窦后入路。经迷路手术的最大优点之一是减轻术后头痛。该入路明显的缺点是必须以牺牲听力为代价。该入路其他的限制包括高颈静脉球患者而影响显露或有明显的乳突气房而受到限制。

1. 准备　患者仰卧于手术台，头偏离术者45°。头置于 Mayfield 头架同时颈部轻微伸展。耳郭上3cm，后6cm剃发。耳道四周注射含1：100 000 肾上腺素的1%利多卡因2mL。耳郭后也注射。两个肌电图针的单极电极插入口环状肌，另两个插入眼环状肌，第5个电极置于胸骨皮肤作为地线。电极用胶布粘牢。用常规聚维酮碘清洁整个耳郭后皮肤、耳郭、外耳道和耳郭前皮肤。

2. 操作步骤　做从乳突尖向上至耳郭上 1cm 处的弯曲形耳郭后切口。切口牵向耳郭后皱褶以后3cm。沿皮肤和皮下组织向下分离。耳郭后皮瓣牵向外耳道皮肤之上的方向。沿颞下线向后 2cm 切开骨膜。与之平行在颞下线下方 1.5cm 做第二条切口，将这两切口的后方作垂直切口相连，成为连附于外耳道向前带蒂的骨膜瓣。将骨膜瓣牵向外耳道上方。然后在中间与骨膜瓣相连的地方横断外耳道。切开外耳道前壁后，向外解剖腮腺与软骨管之间的平面。将耳郭翻转向前。外耳道外侧皮肤从软骨上切开并翻出外耳道。然后切除软骨，切除多余的外耳道皮肤，并用 3－0 的线缝合。第二封闭层用骨膜瓣，将它翻向外听道内侧，并缝合于外耳道内的前、下、上方开口。湿棉片覆盖骨膜瓣并用两个 Weitlander 牵开器牵开维持显露。

用大的磨钻行完全乳突切除，磨除乙状窦上和后方的部分骨质。朝着向下的方向提起骨性外耳道的皮肤和鼓膜。分开砧镫关节，切除砧骨、锤骨和鼓膜。砧骨用盐水纱布包好以备后用。完全磨除除乙状窦外的骨质，仅剩一薄层骨质盖于窦的外侧。于乙状窦前和窦后 2cm 显露硬脑膜。向上在岩上窦与横窦汇合处和向下靠近面后气房道处显露乙状窦。做成这个环状槽可使乙状窦向下陷，从而在以后的操作中，防止钻杆损伤而起保护屏障作用。这种技巧最先由 House 描述，这个保持性骨片现在被称为"Bill岛"（Bill Island）。剩余的乳突尖和面后气房道被切除。

用切割钻实施迷路切除，先从水平半规管开始，然后是后半规管，再后为前半规管。用粗金刚钻磨除第二个面神经膝处骨质。沿上、后、下方向用钻子磨开内听道上、下壁210°。向中间解剖内耳孔的上后和下后唇。识别颈静脉球并磨除外上壁骨质。在该区域耳蜗管是一个重要的标志。耳蜗管从颈静脉孔内上方的内侧壁开始一直到耳蜗毗邻于圆窗的基底转折处。在解剖水平，耳蜗管位于内耳孔的下方、颈静脉球的上方，第Ⅸ、Ⅹ、Ⅺ脑神经的上方和外侧，而后三组脑神经位于颈静脉孔。由此，耳蜗管内前和下方最小限度地切除骨质可以使这些神经的损伤减小到最低限度。直到完成全部的骨性解剖之前，应遗留一薄骨片盖于颅后窝脑膜、面神经迷路内部分和内听道之上，以防止其下结构的意外损伤。磨除内听道远端和外侧突起部分的骨质。骨性解剖的最后区域是面神经迷路内部分中的内听道外侧部的上方。面神经位于内听道外侧部的上方和上前庭神经的稍前方。这两个神经被骨性中隔分开，该中隔称垂直嵴或"Bill 杆"。在该点面神经进入面神经管的迷路部分，后者为最窄的部分。为降低迟发性术后面瘫，在迷路内的面神经部分需行减压。

侧窦与内耳孔之间覆盖硬脑膜的残留蛋壳样骨质用 Duckbill 剥离子去除。为便于去除骨片，可轻轻下压侧窦。如此操作可以改善钻孔的显露，增加 CPA 骨窗的前后径。向上去除侧窦前方颅后窝硬脑膜上的骨质直到岩上窦。颅中窝硬脑膜上方保留一完整的骨片。如需进一步向上显露，可去除保留的骨片并向上牵拉颞叶硬脑膜。掀起盖于内听道后 210°的全部残余骨质，使之与硬脑膜分开并去除之。全部创面和乳突腔用杆菌肽溶液灌洗，以减小术后感染的危险，并使骨沫对 CSF 污染程度减小到最低限度。

用 Jacobson 剪刀从乙状窦伸向内耳孔作一切口。用尖钩提起硬脑膜以减少损伤其下血管的危险。当剪开硬脑膜时注意其下表面，以免损伤硬脑膜下的血管结构。用双极电凝灼烧硬脑膜边缘。在内耳孔周围的硬脑膜很厚，须切断这些纤维。

面神经管在迷路内的位置相对恒定，易于识别。以神经探子在 0.05mA 处刺激神经有助于核实面神经的位置。操作中的刺激点也证实了面神经监护系统是在正常运行的。一旦面神经显露清楚，用一金属器械或镰形刀将上前庭神经和面神经锐性分开。将内听道里的肿瘤与面神经分开。当面神经被推向内耳孔前唇的前方时，典型表现为面神经展开于肿瘤之前。神经上的黏着物用圆刀或剪刀锐性分离。与神经相邻的出血用最小功率的双极电凝控制；棉片或肾上腺素浸泡的明胶海绵是与神经相连区出血的首选止血方法。用湿棉片覆盖小脑。一旦内听道内肿瘤与面神经分开，送肿瘤标本做冷冻切片病理检查。用肿瘤钳、双极电凝、吸引器分块切除小肿瘤的中心部分。对大肿瘤行包膜内分块切除，并使用超声吸引器。如大的肿瘤还需 CPA 的另外显露。可以通过向后牵拉小脑 1~2cm 完成。通过枕大池放出 CSF 和静脉内应用甘露醇的方法可使小脑受牵拉的机会降为最低。如 CPA 处硬脑膜切开后 CSF 流出不充分，可抬起小脑下方撕开枕大池的蛛网膜，以释放 CSF。

当大部分肿瘤囊内分块切除后，肿瘤囊壁就会与面神经和脑干分离。双极电凝灼烧来自颈内动脉至肿瘤囊壁的小穿通支并用显微剪剪断。将走形于囊外但未穿入的血管解剖游离。小脑下前动脉襻通常走行于Ⅶ、Ⅷ脑神经之间。辨认Ⅷ神经并在其出肿瘤的部位用双极电凝烧灼，用显微剪刀离断神经。切除的最后可看清楚Ⅴ、Ⅶ、Ⅷ、Ⅸ、Ⅹ、Ⅺ脑神经。

3. 关颅 切除中耳和原鼓室的黏膜。尽可能将咽鼓管黏膜翻向远端，取一小片颞肌插入咽鼓管填塞整个管口。剪下砧骨长的突起，楔入咽鼓管内。取一小片颞筋膜置于砧骨和咽鼓管之上。用与颅后窝硬脑膜瓣近似大小的一大块颞筋膜置于硬脑膜之上，覆盖面神经和内听道外侧。腹部脂肪移植并填塞整个乳突腔和中耳裂缝。

用 3 号线不漏水缝合乳突骨膜，4 号线缝合皮肤。乳突创面不用引流。加压包扎并保留 5d。腹部取脂肪的地方深层用 3 号线间断缝合，皮肤用 4 号线缝合。腹部切口用烟卷式引流管引流并加压包扎。

4. 术后护理 术后床头始终抬高 30°。在患者出院之前就要开始前庭康复技巧的理疗训练，有必要的话出院后还要继续。如患者术后有面瘫，要使眼保持湿润。晚上使用眼膏，清醒时每 2h 用眼药水。继续该方法，直到面瘫消失。

（八）经耳入路

如 Fisch 描述的，经耳入路的初步显露包括外耳道切断及双层封闭，鼓膜及听骨的切除，以及咽鼓管的封闭。Brodie 也将此用于经迷路手术以降低术后 CSF 漏的发生率。经耳入路是一种超过经迷路技术的扩大入路。在经耳部分之前已完成了整个经迷路过程。经耳入路另外的显露是钻穿耳蜗，磨除外听道前部。先用切割钻，然后用粗金刚钻去外道后和颈动脉前之间的骨质。切除颈静脉球上和颈动脉后的鼓室下骨质。切除面后气房小管的骨质，形成一围绕面神经下行部分的悬浮骨桥。在所有入路中，磨钻旋转的方向是离开面神经以防无意中的损伤。在全部骨性操作完成和杆菌肽溶液广泛灌注骨性腔之前不要切开硬脑膜。用显微骨刮刀或小圆刀切除覆盖内听道的薄层骨片。如经迷路所描述的，从乙状窦前延伸穿过内耳孔纤维组织后环切开硬脑膜。另外切除前方的内耳孔纤维环，切开内听道下前方的硬脑膜。用 4 号丝线带住硬脑膜边缘。

该技术可使内听道的显露达 30°。内听道上前壁是唯一保留的部分。进入内耳孔之前内听道前方的解剖可使向前伸展的面神经看得清楚。肿瘤解剖技术与经迷路手术描述的类似。区别在于增加了面神经的前部显露，更加看清了它在肿瘤囊壁上伸展走行。

切完肿瘤后，在脑干侧刺激面神经。如果用 0.05mA 电流刺激良好，对术后面部功能正常的预后是极好的。

关颅和经迷路相同。用一大块颞筋膜盖于硬脑膜暴露或缺损的地方。第二块小筋膜置于面神经之前硬脑膜缺损之上。咽鼓管黏膜内翻入咽鼓管后，在管口塞入一块肌肉，即用楔入的肌肉代替砧骨。用第三块筋膜盖在原鼓室上及咽鼓管口。把取下的腹部脂肪一分为二。第一块紧紧地楔入面神经的骨性管腔以消除乳突腔的内侧部。第二块脂肪置于第一块的外侧消灭腔的剩余部分。将乳突腔再一次稍多填入一些组织，使无效腔和 CSF 漏入腔内的机会减少到最低限度。皮肤分两层缝合并加压包扎 5d。

（九）乙状窦后入路

颅后窝乙状窦后入路是由 Cushing 推广的经典枕下入路的一种。Dandy 于 1941 年改良后死亡率和致残率明显下降。以前，该入路惯用坐位，和采用中线到乙状窦的大骨窗，必要时切除部分小脑。随着手术显微镜的应用和显微技术的改进，手术结果也有了改善，减少致残率的较小开颅。枕下入路增强了经内听道口接近管内肿瘤。某些患者的颞骨，迷路和内听道的解剖结构使得神经外科医生不得不进入迷路，以显露肿瘤外侧部分。否则，无法接近和完全切除内听道外侧部肿瘤，导致肿瘤复发。

1. 准备　乙状窦后入路的准备类似于经迷路手术。枕下入路第一重要步骤是手术定位，因为从后外侧角度看为一条倾斜线是 CPA 充分暴露必需的。患者 3/4 侧卧位或公园板凳位，头部固定。采取保护措施垫起大腿和上臂以防压迫性溃疡。下垂的腋下置一纱面卷。牢固地把患者固定于手术台，因为有可能要转向或远离术者的方向转动。这可用绷带缠绕肩、臂和腿来完成固定。从床肩到床脚用带子使肩膀轻微向下。Mayfield 头架两个钉子置于枕部，单一头钉放在前部，脊柱保持一条直线；头不向外侧扭转。在消毒前放好面和听功能监护器。

2. 操作步骤　位于耳郭后皱折之后 4 指宽处作 S 形切口，在枕骨下向上颈部延伸。皮下层切开之后，稍作分离将之分为二层以备后用。电凝颈部肌肉在颅骨的附着处并使之游离。在枕骨下面进行解剖；沿肌肉附着点将骨膜从乳突外侧和枕骨翻起。插入自持牵开器，一边在皮肤，另一边在肌层。

然后行颅骨切开，乙状窦为前界，横窦为上界，范围约 4cm×4cm。既可行颅骨切开也可行颅骨切除。如果用颅骨切开的方法做一个骨瓣，在切除乙状窦上的骨质时要注意钻头的使用。这需要对硬脑膜窦和导静脉仔细解剖，易于显露而达到少出血，在乙状窦的前外侧为乳突气房，操作结束时用骨蜡填塞。切除颅骨后打开硬脑膜。切开硬脑膜使之形成一蒂在前的硬脑膜瓣。硬脑膜瓣的角用丝线牵开。湿棉片置于小脑上并用扁平的脑压板轻柔地牵开小脑。通过切开枕大池或 CPA 池的蛛网膜来作颅后窝减压。吸除 CSF 直到有足够的操作空间。有些医生选择甘露醇降低压力；常为打开硬脑膜前静脉内应用 1g/kg 体重。分开小脑与硬脑膜之间的蛛网膜粘连，扁平脑压板前移进入 CPA。当很好地看清肿瘤（或Ⅷ神经丛）时，固定牵开器，用一大块盐水棉片保护小脑。

如肿瘤较小，有几处标志可以看到Ⅶ、Ⅷ脑神经出脑干进入内听道。肿瘤的上方可看见三叉神经及前方的展、滑车神经。在下方，Ⅸ、Ⅹ、Ⅺ脑神经进入颈静脉孔之前呈扇形，上覆蛛网膜鞘。大的肿瘤常使这些标志难以看清，在这些结构被识别以前需分块切除肿瘤。一旦岩骨后面和盖部显露充分，切开内听道上的硬脑膜，形成基底向上和向下的硬脑膜瓣，并牵开。

内听道显露之前，以内耳孔测量，肿瘤大于 1.5cm，用超声吸引分块切除肿瘤。肿瘤行囊内分块切除以防损伤周围结构。较小的肿瘤用双极电凝和杯状钳分块切除。在操作中取活检标本，并送冰冻组织学检查。

用 3mm 或 4mm 粗金刚钻切除骨质并大量吸引一冲洗。在听力保存的操作中，须避免进入后半规管和前庭。盖部（operculum）是一个重要标志，它是沿岩骨后面的一个骨性突起，在该处内淋巴（膜迷路）管进入骨质。保持在内淋巴管的内侧和前方并随之穿过内翻 J 形结构可以减少无意中进入前庭和后半规管的危险。随着骨性解剖的进行，要注意识别这些结构的"蓝线"。一般情况，内听道内侧部向上 7mm 的骨质可以安全地切除。迷路的解剖学和肿瘤向外扩展的程度可能妨碍听力的保存。通常在手术之前要在增强的 MRI 上对不必要的解剖和非常向外的肿瘤扩展做出评估。在患者没有有用听力或作为有效听力保护的非常差的预后因素的情况下，可以切除较为广泛的骨质。如果因解剖学关系不损伤迷路就无法接近肿瘤的外侧部分，听力可被牺牲。沿内听道整个长度磨除骨质，仅在硬脑膜上留一蛋壳厚度的骨质。最后用金刚钻仔细切除骨质的最后一层。然后用水大量冲洗清除全部骨渣。

在内听道的外侧部分，可识别"Bill 杆"，它是上前庭神经和面神经的分界。面神经的定位要通过刺激来认定。沿内听道边缘切开硬脑膜。把上前庭神经与迷路的附着处分开，并向内牵。然后沿着内听道的长度从外向内解剖肿瘤和前庭神经。这时可以明确面神经的位置。面神经一般向前移位，出内耳孔后伸展于肿瘤囊前壁的上方。

切完管内肿瘤后，分块切除脑桥小脑处的肿瘤。依肿瘤的范围，可用杯状钳、双极电凝或超声吸引行分块切除。切除肿瘤内容后，将瘤囊翻向内与其下的面神经和耳蜗神经分开。在分块切除的过程中，可识别Ⅶ、Ⅷ脑神经在脑干的起始，并将肿瘤与脑干分开。

3. 关颅　骨蜡仔细填塞打开的内听道和乳突气房以防 CSF 经乳突和中耳漏出。连续的骨蜡涂抹可减少 CSF 从缝隙渗入气房的危险。因为显露角度的关系，常常很难看见内听道周围骨的全貌，而检查出打开了的气房。因此，用 30°、2.7mm 的硬质内镜检查骨质的气房，以确保是否被封闭住。原来在岩尖表面覆盖内听道的硬脑膜凶手术造成缺损，用一片颞筋膜置于内听道之上。如果可能，用 4－0 线将基底朝前的大硬脑膜瓣作不透水缝合。将切下的骨瓣用尼龙缝线固定于骨窗。把保存于生理盐水中的碎骨片放在暴露的周边。用缝线穿过骨窗边缘的孔，把颈部肌肉与颅骨悬吊缝合使之重新附着于颅骨。皮肤（头皮）分三层缝合：帽状腱膜、皮下和皮肤。加压包括保留 48h。

4. 术后护理　术后处理与前述经迷路手术相同。

（十）颅中窝入路

经颅中窝进入内听道的方法最早由 Parry 于 1904 年描述。直到 20 世纪 60 年代，手术显微镜出现后，House 推广了这一听神经瘤切除入路。该入路对小的内听道内肿瘤比较理想。然而，因增强 MRI 发展以后，小的内听道肿瘤才被经常发现。由此，20 世纪 80 年代中期以来，颅中窝入路的使用明显增加。颅中窝入路最初用于为保存听力和内听道肿瘤向 CPA 扩展未超过 5mm 的病例。年老患者不适于该手术，因为老年人的硬脑膜薄弱，颞叶的牵拉很容易引起术后癫痫。该入路的相对禁忌证是起源于前庭下神经的肿瘤。肿瘤的位置可从 ENG 结果推断（详见诊断试验部分）。通过颅中窝很难处理下前庭神经肿瘤的原因是因为面神经在术者和肿瘤之间。这使得解剖肿瘤的同时，脑神经得以保存非常困难。

1. 准备　颅中窝入路，术者位于患者的头顶，脸朝手术台的长轴。患者取仰卧位，转头使患侧耳朝上。如嫌颈部过度扭曲，可用 3/4 侧卧位（已描述于枕下入路）。Mayfield 头架可提供稳定性和易接近性。两个钉子的一侧置于对侧枕部，一个钉子置于眶上缘。从同侧瞳孔中线到头顶延伸至枕骨髁的地方剃去头发。这样几乎一半头皮就被暴露了。放置面和听神经监护装置，开始消毒。甘露醇对降颅压是有用的，在开始开颅时静脉内应用（1g/kg 体重）。

2. 操作步骤　弯曲的 S 形头皮切口从耳郭前皱折处延伸到头顶，先向前，然后向后。在颞筋膜平面上分离皮瓣，用 Weitlander 自持牵开器撑开。可见下方的颞筋膜。垂直劈开颞肌并用宽骨膜剥离子将颞肌从颞鳞剥离。延伸到颧弓下进行解剖为颅骨切开提供充分显露。调整牵开器，撑开肌肉和皮肤。

用 5mm 或 6mm 切割钻边吸引边冲洗做一骨窗。骨窗 4cm×4cm 大小，位于颧骨根部水平。骨窗的 2/3 在外耳道垂直面的前方，余 1/3 在其后。这种关系很重要，因为前面范围的显露常比较困难。用切割钻磨除骨瓣边缘周围的骨质至仅剩一薄层骨片。利用粗金刚钻暴露骨瓣周边的硬脑膜。用手柄撬起骨瓣，将硬脑膜与骨窗边缘下面相粘连处分开。去掉骨瓣时，便于在骨瓣和骨窗边缘钻孔以备手术结束时固定还纳的骨瓣。用咬骨钳咬除骨窗下缘直到中颅窝底水平。这样就有了理想的手术位置而减少对颞叶的牵拉。

把 House－Urban 颅中窝牵开器的尖头安放于骨窗边缘。脑压板随硬脑膜从颅中窝底分离而逐渐前移。在解剖的前方范围常会碰到硬脑膜静脉性出血。这常用止血剂如 Surgicel 控制。颅中窝的标志是棘孔中的脑膜中动脉、面神经孔中的岩浅大神经和弓形隆起。颅中窝底无骨质覆盖时可显露膝状神经节，所以在牵拉硬脑膜时小心操作。当认清这些标志后，固定牵开器和脑压板。前半规管的标志是弓形隆起，但是前半规管的精确位置并不一定与弓形隆起相一致。冠状位 CT 扫描对区别二者的关系可能有所帮助。CT 片将显示颅中窝与前半规管有关的轮廓和前半规管与颅中窝底之间的距离。前半规管可能有很小的骨盖，单纯牵拉硬脑膜能看到似一条蓝线，或在管与盖表面之间有大量的气房。如果钻开弓形隆起后不能对前半规管定位可考虑其他两种方法。首先，可打开鼓盖，暴露听小骨。前半规管位置能通过空间关系被确定。其次，岩浅大神经能通过面神经孔到膝状神经节而被逆行性跟踪。面神经在迷路内的部分穿过耳蜗和前半规管壶腹之间。

用吸引冲洗和金刚钻去除前半规管上的骨质。刚开始时最好用 4mm 的钻头轻轻地从内向外磨除，直到识别前半规管的蓝线。确认前半规管之后，沿"管道平面"进行解剖，该平面是从前半规管开始的 60°角以内的骨性结构。在该平面内磨钻可减小无意中损伤耳蜗的危险。注意更广泛的磨除可向内进行，而在内听道的外侧，耳蜗和前半规管壶腹之间的空间很小。随着磨除骨质的进展，钻头应紧靠前半规管的蓝线。从内听道外侧至内耳孔，磨除内听道周围的骨质180°。在硬脑膜上留蛋壳样厚的骨片。暴露内听道最后的步骤是小心去除薄骨片，大量冲洗去掉骨渣。在内听道最外侧可识别垂直嵴或"Bill杆"，面神经在其前方，上前庭神经在后方。用0.05mA的电刺激进一步证实面神经的位置。离开面神经沿后缘纵切开内听道的硬脑膜。直视下翻开硬脑膜。这时可见肿瘤和面神经。预计Ⅶ神经在肿瘤的前和上方，解剖肿瘤之前必须进一步证实Ⅶ神经的位置。把上前庭神经从它与迷路外侧的附着处移开，向内牵拉。仔细解剖然后将前庭神经和肿瘤以从外向内的方法从面和耳蜗神经切除。

3. 关颅　肿瘤切除后严密止血。骨蜡填塞开放的气房。颞筋膜置于骨缺损处，带蒂颞筋膜瓣反转覆盖颅中窝底。松解颞叶，使之压于骨缺损的筋膜上。硬脑膜外手术的特点和颞叶重新膨胀解释了术后CSF漏相对低的发生原因。丝线固定骨瓣于骨窗。缝合上部颞肌，上部留一间隙让颞筋膜穿过。皮肤分两层缝合。耳郭前无头皮的皮肤建议用细尼龙线缝合。加压包扎，保留48h。

4. 小结　在过去的一个世纪里，听神经瘤的诊断和处理获得了极大的发展。手术显微镜的引进、显微外科技术的改善和MRI的诞生明显地改变了处理这些肿瘤的焦点，即注意力从死亡率转移到致残率。早期发现，面神经保护和听力保存是主要的改进领域。在治疗听神经瘤的过程中，四种手术技术——经迷路、经耳、乙状窦后和颅中窝得到发展，评估其适应证、并发症和优点。这些技术在处理全部CPA肿瘤中发挥着重要作用。

二、三叉神经鞘瘤

（一）概述

三叉神经鞘瘤（trigeminal neurilemmoma）少见，约占颅内肿瘤的0.2%～1%，占颅内神经鞘瘤的5%左右。大多数为良性，恶性者少见。肿瘤起源于三叉神经半月节，可向颅中窝生长表现为颅中窝底肿瘤，也可向颅后窝生长表现为颅后窝肿瘤，易与听神经鞘瘤相混淆。多数表现为哑铃形肿瘤，骑跨于岩骨尖，累及中、颅后窝。肿瘤可侵犯岩骨尖、蝶骨大翼内侧、颅中窝底、蝶鞍内面、鞍背等，按肿瘤的生长方向、累及的范围不同可产生不同的临床表现。最早出现的症状为三叉神经受刺激或破坏症状，表现为一侧面部发作性疼痛、麻木。三叉神经痛常为不典型发作。以后逐渐出现咀嚼肌无力及萎缩。如肿瘤侵犯颅中窝，可逐渐出现动眼神经麻痹、视力障碍、同侧眼球突，幻嗅和颞叶癫痫发作。晚期可影响脑脊液循环而产生脑积水症状。如肿瘤向颅后窝生长，可逐渐出现展神经和面听神经症状，表现有复视、周围性面瘫及进行性耳聋，晚期可有小脑症状，后组脑神经症状及颅内压增高症状。如肿瘤骑跨于中、颅后窝者，因其内侧紧靠中脑、大脑、颈内动脉、动眼、展神经，常可引起对侧轻瘫、颅内压增高及小脑症状、动眼、展神经麻痹。

（二）诊断

主要根据临床三叉神经损害的表现及X线检查的特点而定。X线平片有典型的岩尖前内部的骨质破坏，边缘清晰完整。位于颅中窝的肿瘤，可见卵圆孔及圆孔的扩大，鞍背及后床突的破坏。CT扫描肿瘤表现为网形或类圆形、哑铃形占位病变，呈略高密度改变，强化明显，边界清楚，骨窗位常见岩骨破坏明显。MRI表现，T_1加权图像成低信号，T_2加权图像为高信号，比较符合特征的表现是颞骨岩尖部在T_1加权图像中呈现的高信号消失，有时可见到海绵窦内美克尔腔扩大、变形，海绵窦内信号也发生异常。横位与冠状位，矢状位扫描有助于显示肿瘤的特点，并与听神经鞘瘤、脑膜瘤相鉴别（图10-1）。

（三）治疗

主要是手术切除。但有时因肿瘤过于巨大只能做大部切除。由于肿瘤生长缓慢，大部切除后亦可获得较好疗效。颅后窝型肿瘤行枕下入路，颅中窝型与骑跨型皆由颞部入路。手术原则与听神经鞘瘤一致。先做囊内切除，然后再切除包膜以达到全切除。恶性三叉神经鞘瘤难以完全切除，主要采用放射治疗，在4～5周内照射40～50Gy。

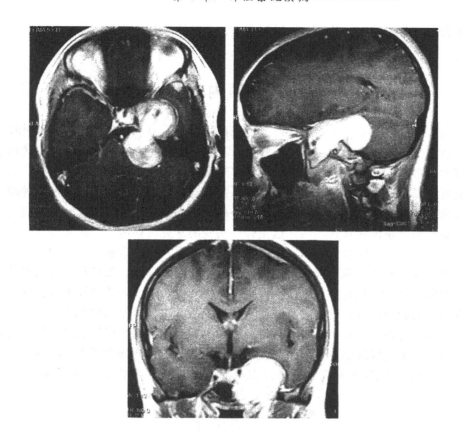

图 10 - 1　三叉神经鞘瘤

三、颈静脉孔区神经鞘瘤

颈静脉孔区神经鞘瘤（jugular foramen neurilemmoma）是指发生于舌咽、迷走和副神经神经鞘瘤的统称，约占颅内肿瘤的0.1% ~0.2%。这些神经从延髓发出后，先集结在颈静脉孔而后出颅，肿瘤多在颈静脉孔处发生和发展，临床上往往难以区别肿瘤生长于哪一条神经，即使在显微镜下亦难以区别。

临床表现多为偏头痛和枕颈部持续性疼痛。可因咳嗽或转颈而加重。舌咽、迷走、副神经损害，表现为声音嘶哑、吞咽困难、饮水呛咳。喉科检查可见患侧声带麻痹，患侧胸锁乳突肌和斜方肌乏力或萎缩。肿瘤压迫小脑，则可出现小脑型共济失调；压迫脑干时，则出现对侧的锥体束征。影响脑脊液循环时，则出现颅内压增高症状。亦可压迫高颈髓而出现高位脊髓压迫症。

持续性偏头痛或枕部疼痛并伴有一侧声带麻痹、胸锁乳突肌和斜方肌乏力或萎缩，对早期诊断有较大的价值。头颅 X 线平片示颈静脉孔扩大或枕骨大孔骨质破坏。CT 及 MRI 检查可协助诊断手术切除，在注意保护后组脑神经、延髓、椎动脉前提下，争取完全切除。

四、神经纤维瘤病

多发性神经纤维瘤又称为神经纤维瘤病（neurofibromatosis），一般认为是属于先天性发育缺陷所致，有一定的遗传倾向。受累神经肿大增粗是其特征性变化。肿瘤呈纺锤状，质软无囊变，显微镜下见细胞成分较神经鞘瘤少，分布紊乱，细胞核呈纺锤形，细胞内无栅栏状排列，用特殊染色可见细小神经纤维通过肿块，而神经鞘瘤无此种表现。临床表现全身皮肤常有褐色色素沉着斑点，皮肤可触及肿块，可沿一条神经发生多个肿瘤或全身皮下多处发生肿瘤，肿瘤亦可发生于脊神经、脑神经和内脏神经。脑神经主要好发于双侧听神经，其他如三叉、展、舌咽、舌下神经也可发生。同时伴有其他颅内病变也是本病的特点之一，如伴发有多发性脑膜瘤、结节性硬化症、脊柱裂等。

临床表现根据肿瘤累及的神经不同而不同。

治疗以手术为主，单个发生的肿瘤可作局部切除，多发的肿瘤可分期切除。

（李金凤）

第二节　颅内转移瘤

颅内转移瘤（intracranial metastatic tumor）是指身体其他部位的恶性肿瘤转移到颅内者，是常见的颅内肿瘤之一。目前公认肿瘤来源的前三位是肺癌、乳腺癌、黑色素瘤。男性以肺癌转移瘤最常见，女性以乳腺癌转移瘤最常见。从每种癌肿发生颅内转移频率来看，最常见的是黑色素瘤，其次为乳腺癌和肺癌。肿瘤细胞可经以下途径转移到颅内：①血液系统：这是最常见的途径。原发性肿瘤细胞首先侵入体循环中的静脉血管，形成肿瘤栓子，经血流从右心房、右心室到达肺部血管，随血流进入左心室再经颈内动脉或椎–基底动脉系统转移到颅内，这是肺外病变的常见转移途径。而肺癌及肺部转移瘤所致癌栓可直接进入肺静脉再经左心室进入颅内，这是肺癌、乳腺癌、黑色素瘤等病变的转移途径。②直接侵入：邻近部位的肿瘤如鼻咽癌、视网膜母细胞瘤、颈静脉球瘤、耳癌、头皮及颅骨的恶性肿瘤可直接浸润，破坏颅骨、硬脑膜或经颅底孔隙侵入颅内，也可称之为侵入瘤。③蛛网膜下腔：这是极少数肿瘤的转移途径，如脊髓内的胶质瘤或室管膜瘤可经此入颅；眶内肿瘤也可侵入视神经周围固有的蛛网膜下腔从而转移到颅内。④淋巴系统：肿瘤细胞可经脊神经和颅神经周围的淋巴间隙进入脑脊液循环或经椎静脉丛侵入颅内，这实际上是经淋巴–蛛网膜下腔的转移方式。但由于淋巴系统与静脉系统有广泛交通，故而癌肿经淋巴转移后，最终绝大部分还是经血流转移到颅内。颅内转移肿瘤大多为多发，呈多结节型。

一、发病率

随着医疗诊断与治疗方法改进和人类寿命的延长，癌症患者的生存率得到提高，颅内转移瘤的发生率也相应增加。目前，颅内转移瘤的发生率一般在 20% ~40%。在神经外科，颅内转移瘤占脑瘤手术总数的比例也增加到 15% ~20%。

二、病理

（一）原发肿瘤的部位

肺癌是最常见的原发病变，占所有颅内转移瘤的一半左右，其次为黑色素瘤、乳腺癌、子宫及卵巢肿瘤、消化道肿瘤等。有相当一部分患者的原发灶找不到，甚至颅内转移瘤术后仍未找到原发灶。

（二）转移瘤的部位

1. 脑实质　转移瘤大多数发生在大脑中动脉供血区，最常见转移部位为额叶，依次为顶叶、颞枕叶，可同时累及 2 个以上脑叶，甚至可同时累及双侧大脑半球。这些转移瘤常见于皮质与白质交界处。经椎–基底动脉系统转移的大多见于小脑半球，也可至脑干。

2. 软脑膜和蛛网膜　常见于急性白血病、非霍奇金淋巴瘤、乳腺癌、肺癌和黑色素瘤等的转移。基底池、侧裂池最常受累。有时脑室内脉络丛和脑室壁上也见肿瘤细胞沉积。

3. 硬脑膜　常见于前列腺癌、乳腺癌、恶性淋巴瘤、黑色素瘤、神经母细胞瘤、甲状腺癌、骨源肉瘤等的转移。由于硬脑膜与颅骨解剖上毗邻，故常有相应处颅骨的转移，可有增生或破坏；硬脑膜转移是儿童转移瘤的常见类型。

（三）原发肿瘤的病理类型

腺癌是最常见的原发病病理类型，其次为鳞癌、未分化癌、乳头状癌、肉瘤等。

三、临床表现

（一）性别、年龄

男性略多于女性，男女之比为 1.5 : 1。好发年龄在 45 ~ 65 岁。

（二）起病方式

1. 急性起病　是指在 1 ~ 3 天内起病，表现为脑卒中样起病，即突然出现偏瘫、昏迷，起病后病情迅速恶化，常常是由于癌栓突然引起血管栓塞，或因肿瘤内出血或液化坏死，使肿瘤体积急剧增大，临床上常见于绒毛膜上皮细胞癌及黑色素瘤。

2. 亚急性起病　指 4 天 ~ 1 个月内起病者，患者在较短时间内就出现比较明显的头痛、呕吐、偏瘫、失语或精神症状。

3. 慢性起病　指 1 个月至数年发病者，这是颅内转移瘤的主要起病方式（80%）。

（三）局部神经症状、体征

1. 颅内压增高症状　主要是由肿瘤占位效应及伴随的脑水肿引起。颅内压增高症状出现较早且明显，头痛、呕吐、视盘水肿"三主征"的出现率高，有些出现眼底出血而致视力减退，部分患者可出现外展神经麻痹，严重者晚期可出现不同程度的意识障碍，甚至发生脑疝。

2. 局灶症状　根据病变的位置不同，可出现不同的神经系统定位体征，如偏瘫、偏身感觉障碍、偏盲等。位于主侧半球者可出现失语，位于小脑半球者还可出现眼球震颤及共济失调症状，甚至出现后组颅神经损害症状。

3. 精神障碍　肿瘤累及额颞部或因转移灶伴有广泛脑水肿时，可出现明显的精神症状，表现为记忆力减退、反应迟钝、精神淡漠、定向力缺失等。

4. 癫痫发作　20% 的患者可出现癫痫发作，有些可为首发症状，大多表现为局限性癫痫发作，部分可为癫痫大发作。

5. 脑膜刺激征　常见于脑膜转移，如急性白血病、非霍奇金淋巴瘤颅内转移者。

四、辅助检查

（一）腰椎穿刺

常用于确定急性白血病、非霍奇金淋巴瘤等是否发生了颅内转移，脑脊液查见瘤细胞后可用于指导临床治疗。一般不作为其他颅内转移瘤的常规检查。

（二）CT

CT 可以显示颅内转移瘤的形状、大小、部位、数目、伴随脑水肿及继发脑积水和中线结构移位程度。转移瘤大多位于皮层或皮层下，呈圆形或类圆形低密度、等密度、高密度或混杂密度病灶，周围伴有明显的低密度水肿，可发生肿瘤中心部分的坏死及囊性变。若邻近侧裂池或脑池受压变小或消失，同侧侧脑室受压变形、移位，移位明显者可造成脑干周围池部分或全部消失，提示病情很严重；强化后可显示肿瘤呈环状均一或团块状强化伴周围明显水肿。

（三）MRI

MRI 比 CT 能发现更小的、更多的转移瘤，尤其是对于颅后窝及近颅底的病变由于没有骨质的伪影更易于检出。典型的颅内转移瘤表现为长 T_1、长 T_2 信号，周边有更长信号的水肿带，T_2 加权像上水肿常呈明显长 T_2 信号，因此，比 T_1 加权像更易于发现小病变；强化扫描时呈明显结节性或环状强化。对脑膜转移者，也可清楚地看出脑膜的增厚与弥漫性强化。

五、诊断

对有恶性肿瘤病史者，近期出现颅内压增高及局灶性症状，应高度怀疑颅内转移瘤，应及时行 CT/

MRI 检查，以明确诊断。对于神经症状轻微，而 CT 扫描怀疑转移瘤者，应根据原发肿瘤好发部位，进行胸部 CT 扫描、腹部 B 超、腹部 CT、消化道钡餐、直肠检查、妇科 B 超等检查，以尽可能明确原发病灶。对于术后仍不能确定肿瘤来源的，应密切观察。

六、鉴别诊断

（一）胶质瘤

无颅外恶性肿瘤史，病史相对较长，年龄相对较轻，CT 上呈形状不规则低密度影，可出现在脑内的任何部位，瘤周脑水肿相对较轻，一般不呈环状强化。

（二）脑脓肿

多有感染、疖肿、心脏病、中耳炎、外伤病史等，癫痫发作者较多。CT 示脓肿为低密度病变，病变内有张力感，有向周围生长趋势，可呈多房型，环状强化，无团块状强化。

（三）脑出血

转移瘤发生卒中时，呈亚急性起病，应与脑出血鉴别。高血压性脑出血患者常有明显的高血压病史，老年人多见，出血部位以基底节区最多见。CT 表现为均匀的高密度影，而转移瘤的出血区并非呈均一的高密度影，常见混杂密度影。强化 CT 示脑出血不强化，转移瘤可强化。由血管畸形或动脉瘤破裂造成的脑出血或蛛网膜下隙出血，根据 CT 表现及病史，多可鉴别，DSA 检查能明确诊断。

（四）脑膜炎

颅内脑膜转移者可误诊为脑膜炎，二者脑脊液中的白细胞及蛋白含量均增高，但脑脊液细菌学检查及细胞学检查有助于鉴别，转移瘤患者炎症表现不明显，而颅内压增高症状明显，对抗炎治疗无效。

七、治疗

（一）手术治疗

手术适应证为：①患者全身一般状况良好，无其他重要器官禁忌证，预期寿命超过 3 个月，并能耐受开颅手术者。②单发转移灶，切除后不会引起严重的并发症。③原发病灶已切除且无复发，或原发灶虽未切除，但可切除，若颅内压增高症状明显可先行开颅手术切除转移瘤。④肿瘤卒中或囊性变导致急性颅内压增高，出现昏迷或脑疝者，应积极开颅手术，挽救生命。⑤不能确诊的单发性占位性病变，手术切除后可明确是否为转移瘤。

若患者一般情况差，不能耐受手术或是多发性病灶，不能应用一个切口手术切除者，可施行开颅减压术或囊腔穿刺抽吸术等姑息性手术治疗。

（二）一般性治疗

应用 20% 甘露醇和激素等药物治疗脑水肿，可缓解颅内压增高症状。营养支持治疗也十分重要。

（三）立体定向放射治疗

其主要适应证是：①患者全身情况差，不能耐受开颅手术。②转移瘤位于重要功能区，手术会造成严重并发症，影响生存质量。③多个转移瘤无法一次手术切除者，或开颅术后又出现其他部位转移瘤。④患者拒绝手术治疗，或已开颅将主要转移瘤切除，对不易同时切除的肿瘤进行辅助性治疗。⑤实质性转移瘤直径在 3～4cm 以下。

（四）普通放射治疗

放射治疗是对术后转移瘤患者或不能手术的患者一个重要的补充治疗。放疗期间可应用脱水药物及激素治疗减轻放疗反应，一般认为单次放疗剂量必须高于 40Gy 才有效。

（五）化疗

化疗作为转移瘤综合治疗的一部分，可在放疗后进行。因为放疗可开放血脑屏障，为化疗药物进入颅内打开通道，提高了肿瘤区域的药物浓度，从而改善疗效及预后。化疗可杀灭颅外原发病器官的亚临床病灶，控制可见肿瘤灶的发展，与放疗协同作用，改善预后。化疗药物应根据不同的病理类型予以选择。

八、预后

颅内转移瘤一般预后不良。其生存时间与原发恶性肿瘤的病理类型及控制状况、患者一般情况、年龄、颅内转移瘤的大小、部位、数目以及治疗措施等因素有关。50%～70%在手术后半年内死亡。存活超过1年者不过15%，个别的可存活10年以上。目前，经积极综合治疗，可使部分患者的生存时间延长1～2年。

（李金凤）

第三节　脑干肿瘤

脑干肿瘤（brainstem tumors）主要包括星形细胞瘤、室管膜瘤、胶质母细胞瘤、海绵状血管畸形、血管网状细胞瘤、结核瘤、脑囊虫及转移瘤等。以往认为脑干肿瘤不能手术切除，现在国内外已有大量手术切除成功的报道。脑干肿瘤的典型症状为"交叉性瘫痪"，即同侧颅神经下运动神经源性瘫伴对侧肢体上运动神经源性瘫。

一、发生率

脑干肿瘤约占颅内肿瘤的1%～8%，其中胶质瘤占40%以上。

二、病理

脑干肿瘤多位于脑桥，呈膨胀性生长，可沿神经纤维束向上或向下延伸。一般将脑干肿瘤分为三型：①弥漫型：约占67%，肿瘤与周围正常的脑干神经组织无分界，瘤细胞间存在有正常的神经元细胞和轴突。肿瘤的病理类型常为不同级别的星形细胞瘤（Ⅰ～Ⅳ级）。②膨胀型：约占22%，肿瘤边界清楚，瘤体与周围脑干神经组织之间有一致密的肿瘤性星形细胞轴突层（肿瘤膜囊壁）。肿瘤的病理学类型多为毛细胞型星形细胞瘤（Ⅰ级），约有40%的肿瘤含有血管性错构瘤，称之为血管星形细胞瘤。③浸润型：约占11%，肿瘤肉眼观似乎有一边界，但实际上瘤细胞已侵入到周围的脑干神经组织内，神经组织已完全被瘤细胞破坏。肿瘤的病理学类型多见于原始神经外胚层瘤。一般弥散型多为恶性，膨胀型多为良性。

肿瘤大体可见脑干呈对称性或不对称性肿大，表面呈灰白色或粉红色。如肿瘤生长快，恶性程度高，可见出血、坏死，甚至囊性变，囊液呈黄色。

三、临床表现

（一）性别、年龄

男女发病无明显差异。脑干肿瘤可发生在任何年龄，但以儿童多见；高峰年龄在30～40岁或5～10岁。其中星形细胞瘤多发生于儿童及青年，海绵状血管畸形及血管网状细胞瘤常发生于成年人，室管膜瘤中年人多见。

（二）病程

病程一般为1个月至2年，平均5.3个月。由于儿童以恶性胶质瘤多见，故病程短、进展快，病程常在数周至数月内；成年则以星形细胞瘤为多，病程长、进展慢，病程可达数月甚至1年以上。

（三）好发部位及生长方式

半数以上脑干肿瘤位于脑桥，尤其是儿童患者。一般星形细胞瘤及胶质母细胞瘤可发生于脑干的任何部位，可向任何方向发展，即向上、向下、向侧方、向前及向后发展，多呈浸润性生长。室管膜瘤多发生于第四脑室底部的室管膜或发生于颈髓中央管向延髓发展。血管网状细胞瘤多由延髓背侧长出，向第四脑室发展，也可完全在延髓内，还可由延髓 – 颈髓接合部的背侧部分或颈髓的背侧部分长出，常常露出表面，呈膨胀性生长。海绵状血管畸形大多数在脑桥，其次在中脑，延髓较少。

（四）症状、体征

其症状、体征与肿瘤的发生部位、病理类型及恶性程度等有密切关系。可分为一般性和局灶性症状、体征两类。

1. 一般性症状、体征　以后枕部头痛最为常见，其他有呕吐及精神、智力和性格改变，不少患者伴有排尿困难。早期颅内压增高并不常见，但是，中脑肿瘤极易阻塞导水管，故早期可出现颅内压增高症状。

2. 局灶性症状、体征　如下所述。

（1）中脑肿瘤：根据肿瘤侵袭部位不同，常表现为：①Weber 综合征：即动眼神经交叉性偏瘫综合征，出现患侧动眼神经麻痹，对侧上、下肢体和面、舌肌中枢性瘫痪。②Par – mnaud 综合征：即四叠体综合征，表现为眼睑下垂、上视麻痹、瞳孔固定、对光反应消失、汇聚不能等。③Benedikt 综合征：表现为耳聋、患侧动眼神经麻痹及对侧肢体肌张力增强、震颤等。

（2）脑桥肿瘤：儿童患者早期常以复视、易跌跤为首发症状，成年人则常以眩晕、共济失调为首发症状。常表现为 Millard – Gubler 综合征，即脑桥半侧损害综合征。90% 以上患者有颅神经麻痹症状，约 40% 患者以外展神经麻痹为首发症状，随着肿瘤发展出现面神经、三叉神经等颅神经损害和肢体的运动感觉障碍。

（3）延髓肿瘤：表现为延髓半侧损害，即 Jackson 综合征（舌下神经交叉瘫）、Avellis 综合征（吞咽、迷走交叉瘫）、Schmidt 综合征（病侧IX ~ XII颅神经麻痹及对侧半身偏瘫）、Wallenberg 综合征（延髓背外侧综合征）。成人延髓肿瘤首发症状常为呕吐，较早出现后组颅神经麻痹的症状。若肿瘤累及双侧时则出现真性延髓麻痹，同时伴有双侧肢体运动、感觉障碍及程度不等的痉挛性截瘫，早期即有呼吸不规则，晚期可出现呼吸困难或呼吸衰竭。

四、辅助检查

（一）CT 检查

脑干肿瘤多表现为脑干增粗、第四脑室受压变形，肿瘤常为低密度、等密度或混杂密度影，偶有囊性变。

通常脑干胶质细胞瘤表现为低密度影和脑干肿胀，少数呈等密度或稍高密度影，囊变甚少，向上可侵及视丘，向后外可发展至脑桥臂及小脑半球。强化扫描可有不均匀增强或环形增强。

海绵状血管畸形在出血的急性期为均匀的高密度影，在亚急性及慢性期为低密度影。

室管膜瘤多呈高密度影，均匀强化，边界相对清楚。

血管网状细胞瘤常为高密度影，可伴囊性变，显著强化。

结核球呈环形高密度影，中央为低密度影，多环状强化。

根据 CT 强化情况将脑干肿瘤分为 3 型：I 型为无强化病灶，表现为低密度病变；II 型弥漫性强化；III 型为环形强化。其中 I 型多见，II、III 型较少见。

（二）MRI

一般表现为脑干增粗，其内有长 T_1、长 T_2 不均信号，肿瘤可突向第四脑室、桥小脑角或沿脑干 – 小脑臂发展。

脑干胶质细胞瘤常呈长 T_1 和长 T_2 信号改变，多无囊变或出血，边界一般不清，形态不规则，多数肿瘤有不同程度的强化。

海绵状血管畸形在出血的急性期 T_1 和 T_2 加权像上皆为均匀的高信号影，轮廓清晰，常呈圆形；在

亚急性及慢性期 T_1、T_2 加权像上也皆为高信号影。

室管膜瘤表现为 T_1 加权像低信号影和 T_2 加权像高信号影，可向脑干外发展至第四脑室内或桥小脑角，多均匀强化。

血管网状细胞瘤为 T_1 加权像低信号影和 T_2 加权像高信号影，多呈球形位于延髓后方。

结核球在 T_1 加权像上为低或略低信号，在 T_2 加权像上大多信号不均匀，表现为低、等或略高信号，环状强化。

MRI 检查是诊断脑干肿瘤的主要手段。

五、诊断

对于出现进行性交叉性麻痹或多发性颅神经麻痹合并锥体束损害，无论有无颅内压增高均应首先考虑脑干肿瘤的可能，应进一步检查明确诊断。MRI 检查可判断肿瘤的病理类型及生长类型，为下一步治疗和预后评价提供资料。

六、鉴别诊断

脑干肿瘤应与脑干血肿、脑干脑炎相鉴别，仅根据临床症状及体征有时难以鉴别，需要借助 CT 或 MRI 检查。有时脑干脑炎的 CT 或 MRI 表现与脑干弥漫性胶质瘤极为相似，只有进行治疗性鉴别。脑干脑炎经临床应用激素、脱水、抗感染治疗后症状可以减轻、缓解，而脑干肿瘤虽症状可暂时缓解但总的病情是进行性加重。

在脑干肿瘤性质不能确定时，可以通过直接手术或立体定向手术活检加以明确诊断。

七、治疗

（一）一般治疗

包括支持治疗和对症治疗、预防感染、维持营养和水电解质平衡。对于有延髓性麻痹、吞咽困难和呼吸衰竭者，应给予鼻饲、气管切开、人工辅助呼吸等。有颅内压增高者，应给予脱水剂，并加用皮质类固醇药物，以改善神经症状。

（二）手术治疗

1. 手术目的　①明确肿瘤性质，为下一步治疗及判断预后提供依据。②建立脑脊液循环通路，解除脑积水。③全切除良性肿瘤可望获得治愈效果。④不同程度地切除恶性肿瘤达到充分内减压效果，为放疗争取机会。

2. 手术适应证　①良性肿瘤。②外生型肿瘤，尤其是突向第四脑室、一侧桥小脑角或小脑半球者。③局限型非外生型肿瘤。④有囊性变或出血坏死的肿瘤。⑤弥漫性恶性肿瘤不宜手术。⑥胶质母细胞瘤，一般不主张手术治疗。

3. 手术入路选择　脑干肿瘤手术入路应选择最接近瘤体的途径。中脑及脑桥腹侧肿瘤，可取颞下或颞下翼点入路；中脑背侧肿瘤由枕下小脑幕上入路；脑桥及延髓背侧肿瘤采取颅后窝正中入路；脑干侧方肿瘤由幕上幕下联合入路。

4. 手术并发症　如下所述。

（1）颅神经损害：常为术后 Ⅸ、Ⅹ 颅神经损害加重，应行气管切开及鼻饲，以防止感染并维持营养。

（2）胃肠道出血：脑干肿瘤手术几乎均出现术后胃肠道出血，尤以延髓部位手术更为明显。多在术后 4~5d 出现，轻者可自动停止，重者可持续数月，可选用奥美拉唑等药物治疗。

（3）呼吸障碍：术后常有呼吸变慢或变浅，可用人工同步呼吸机加以辅助呼吸，保持正常氧分压。

（4）术后意识障碍：常因术后脑干水肿所致，术后可应用脱水剂及激素治疗。

（5）高热：多为中枢性高热，其次是术后肺部、泌尿系或颅内感染等引起的感染性高热。应严密监测体温变化，采用综合措施有效降温。对中枢性高热者可采用亚冬眠降温。感染性高热应用抗生素。

5. 手术效果　手术死亡率为 1% ~ 8%。

（三）放射治疗

放射治疗是治疗脑干肿瘤的主要手段之一。放疗可以单独进行，亦可与手术后治疗相配合。脑干胶质瘤术后放疗可提高疗效，一般总剂量为 55 ~ 60Gy，在 30d 内给予。

一般采用放射总量为 50 ~ 55Gy（5 000 ~ 5 500rad），疗程 5 ~ 6 周。

绝大多数适合放疗的脑干肿瘤经过放射治疗可以缓解症状、体征。

（四）化学治疗

化学治疗配合手术及放射治疗，可提高脑干胶质瘤患者的存活率。化学治疗常用药物有尼莫司汀（ACNU）、卡莫司汀（BCNU）、环卫亚硝脲（CCNU）、替莫唑胺等，依患者肿瘤类型、年龄及体重等合理用药。

八、预后

脑干肿瘤的预后取决于肿瘤的病理性质、部位、大小、患者术前状况以及治疗措施等。

海绵状血管畸形、血管网织细胞瘤手术切除后可获得痊愈。低级别局限性星形细胞瘤、室管膜瘤切除后，配合放、化疗，患者可获得长期生存。高级别星形细胞瘤手术能起到减压效果，暂时缓解患者神经功能障碍，远期效果不佳。Ⅰ ~ Ⅱ级星形细胞瘤预后优于多形性胶质母细胞瘤。

脑干肿瘤的手术预后与其部位也关系密切，中脑病变切除术后并发症较少，而延髓病变切除术后并发症相对较多、较重。中脑肿瘤相对好于脑桥及延髓肿瘤。

延髓脑桥下部肿瘤手术效果差，术后病死率高，如术前及术后出现呼吸、吞咽功能障碍，预后很差。恶性肿瘤术后效果较良性肿瘤明显差，而胶质细胞瘤（Ⅳ级）患者术后生存期一般不超过 6 个月。成人患者的手术危险性比儿童大。

脑干上段肿瘤的复发率为 6%，脑干下段肿瘤的复发率为 21%。

脑干胶质瘤手术后放疗的 1、3 和 5 年生存率分别为 56.3%、43.8% 和 31.3%。

总之，绝大多数脑干肿瘤预后不良，存活者多遗有不同程度的神经功能障碍。

（李金凤）

第十一章

乳腺疾病

第一节　乳腺发育异常

一、异位乳腺组织

异位乳腺组织（ectopic breast tissue）指胚胎期沿乳线走行的非乳房区的乳腺组织，又可称副乳腺等，从胸壁、腋下到外阴都可出现。异常乳腺则是指胚胎期乳线以外的乳腺组织，可见于肩胛区、大腿、头面部和直肠等处。

（一）光镜

常见有正常乳腺小叶，间质纤维组织常有增生，部分导管可有增生或扩张，可伴发囊肿、纤维腺瘤、乳头状瘤或乳腺癌等病变。

（二）鉴别诊断

（1）转移癌：有原发病灶，恶性细胞学特点。

（2）汗腺肿瘤：通常部位比较浅，没有典型的乳腺小叶结构。

（3）软组织肿瘤：需与副乳腺化生性癌区别。

（4）其他：乳腺囊肿、纤维腺瘤、乳头状瘤等。

二、乳腺肥大

（一）女性乳腺肥大

1. 早熟性乳腺肥大　原发性多在 8～12 岁，无其他性征发育异常。随着性发育成熟，肿块可消失。继发性多在 4～8 岁，双侧乳腺肥大，外阴明显发育，可出现腋毛和月经来潮。常发现有产生性腺激素的肿瘤（如卵巢粒层细胞瘤、绒癌、肾上腺皮质肿瘤、畸胎瘤和垂体瘤等），肿瘤切除，乳腺恢复正常。

光镜：病变和青春期乳腺肥大类同。

2. 青春期乳腺肥大（adolescent mammae hypertrophy）　多在 10～20 岁，多数为单侧性，常有过多阴毛、腋毛和其他性早熟现象。少数可形成巨乳症（macromastia）。

（1）大体：全乳腺弥漫性增生，无肿块形成。巨乳症乳腺可重达数十千克，皮肤表面可见曲张静脉，可破溃和感染。

（2）光镜：导管增生，分支少，形态相对正常，缺乏正常小叶结构。上皮可呈旺炽性增生和出现异型性，纤维和脂肪组织过度增生，少数有假血管瘤样间质增生。极少数可伴发乳腺癌。

（3）鉴别诊断

1）幼年性纤维腺瘤：有分支状腺管，上皮和间质都显著增生，有包膜。

2）错构瘤。

3. 妊娠期巨乳症（grawid macromastia） 妊娠 2~3 个月后乳腺开始较快增大，可形成巨乳症。亦可伴发热、胀痛和出现静脉曲张或破溃。

（1）光镜：见高度增生分泌的乳腺腺体，有过度增生的纤维脂肪组织，可伴假血管瘤样间质增生。

（2）鉴别诊断：特别是在冷冻诊断时容易误诊。①分泌性癌：没有小叶结构，缺乏肌上皮，黏液阳性。②妊娠期癌：有明确癌成分。③乳腺癌伴假泌乳性增生：分泌性改变为灶性，和妊娠无关。

（二）男性乳腺肥大

男性乳腺肥大（gynecomastia）又称男性乳腺发育症。生理性通常为双侧，于乳晕下形成盘状肿块。病理性常和服用某些药物（如雌激素、洋地黄、海洛因、某些抗结核药、抗真菌和肿瘤化疗药物等）、患有某些肿瘤（如睾丸间质细胞肿瘤和肾上腺肿瘤等）、全身性疾病（如慢性肝脏疾病、消耗性疾病、甲状腺功能亢进、肾衰竭、心脏病、高血压病、糖尿病、结核病、麻风病和风湿病等）或性功能低下有关，也可无明确原因。

1. 大体　局限型：形成圆形或盘状肿块，界限清楚，有弹性。弥漫型：没有肿块，边界不清，较软。

2. 光镜　随病变持续时间不同而变化，贯穿全程的病变是导管数量及分支增多，并可有导管扩张，通常没有小叶结构，缺乏腺泡，少数情况可有流产的小叶。①早期：导管上皮可具有柱状上皮特点，上皮增生形成微乳头样细胞丛突入管腔，也可形成乳头状、筛状或实性结构，甚至出现异型性。管腔内可见蛋白性分泌物和脱落的上皮。腺管周围间质呈疏松或黏液水肿状，血管丰富，可富于细胞伴多少不等的淋巴浆细胞浸润。少数可见脂肪或间质。②后期：导管周围水肿黏液区消失。间质纤维化透明变更为明显，导管扩张，上皮萎缩。③可有局灶性鳞化（更常见于早期）、大汗腺化生及假血管瘤样间质增生。④极少数可伴发乳腺癌。

3. 鉴别诊断　①导管原位癌：诊断导管原位癌的标准应更为严格，上皮增生更一致和器官化，可出现坏死。②间质肉瘤变：细胞更为密集，有更明显的多形性和异型性，核分裂更多。③错构瘤。

（李金凤）

第二节　乳腺病变的病理学诊断方法

一、细胞学诊断方法

乳腺肿瘤的细胞学检查始于 1914 年，Nathan 做乳头溢液细胞学检查时发现乳腺癌。以后，又有了乳头或乳腺其他部位溃疡处涂片细胞学检查。1921 年，Cathric 建立了针吸细胞学技术，20 世纪 70 年代初发展成为细针抽吸细胞学检查，应用于乳腺。乳腺肿块细针抽吸细胞学诊断创伤轻微，诊断准确率颇高，目前已成为世界各国术前病理诊断的重要手段。

（一）细针穿刺细胞学检查

由于乳腺为体表器官，其肿物容易触及，故针吸操作不难。针吸可选用普通肌内注射用注射器，目前临床使用的一次性 10 号注射器效果良好，并可避免交叉感染。

1. 细针穿刺细胞学检查的指征、优点

（1）指征

1）孤立病变，临床上考虑为囊肿、良性肿瘤或恶性肿瘤。

2）乳腺癌切除后瘢痕上孤立或多发的小结节。

3）可疑的远处转移病灶，包括皮肤结节和肿大的淋巴结等。

（2）优点

1）操作方便，不需要特殊的设备，诊断迅速，安全，易为患者所接受；阳性率较高，在 80%~90%，凡得到确诊的病例，无须冰冻切片检查，可直接施行手术。

2）能明确肿物的性质，如炎症、结核、脂肪瘤、积乳囊肿、乳腺增生病及纤维腺瘤等进行鉴别诊断，使之得到适当的治疗和手术。

3）根据癌的分化程度，可进行细胞形态学分级，帮助预测乳腺癌的预后。

4）针吸细胞可用于 ER 的测定和 DNA 的分析，帮助治疗的选择。

5）可用于防癌普查，能发现早期乳腺癌。

2. 乳腺癌细针穿刺细胞学检查　乳腺癌细针穿刺细胞学检查包括乳腺原发灶和区域转移淋巴结的细针穿刺检查两种。

乳腺癌原发灶细针穿刺活检时进针感觉肿块质脆，入针和抽吸容易，吸出物常很多，呈浓稠的肉浆状，有时为血性。

乳腺癌区域淋巴结的细针穿刺活检在晚期乳腺癌的定性诊断中有重要价值，有助于对乳腺癌区域淋巴结转移的评估和指导术前的新辅助治疗。尤其是锁骨上淋巴结通过细针穿刺活检有助于在术前对乳腺癌的分期，并有利于指导不同的乳腺癌治疗方法的选择。区域淋巴结细针穿刺活检阳性的病例，结合其乳腺肿块等临床检查将有助于乳腺癌的定性诊断；但穿刺活检阴性却不能作为排除乳腺癌的依据，应进一步进行原发灶穿刺活检等检查以便明确诊断。

3. 乳腺恶性肿瘤的细胞学的诊断标准　恶性肿瘤的细胞学诊断，必须应对细胞的"恶性"无可怀疑，因此，在考虑恶性的诊断之前，必须至少有两个主要的恶性诊断标准。乳腺癌细胞形态常包括以下特征：①细胞丰富，常布满涂片。②癌细胞单个散在、三五成群或集成大片，细胞黏附力差，排列紊乱，相互重叠。③细胞核明显增大，大小不一致，多形性，着色深和深浅不一，核形不规则，核仁大或多个，常可见核分裂象。④胞质常少，有核偏位现象，偶见细胞噬入，即一个新月形细胞环抱另一个圆形细胞。⑤无双极裸核细胞，若有亦很少。乳腺针吸细胞学诊断的主要任务是确定病变为良性或恶性。因此，细胞学诊断为乳腺癌后，一般不做分型。但某些特殊类型的乳腺癌有相应的细胞形态特征。

胞核和胞质的比例不能完全作为诊断依据，许多恶性细胞，看不到胞质，故此诊断恶性的绝对依据是核的改变，包括核的增大和核的多形性，这是众所周知的公认标准。恶性肿瘤的核较良性大数倍，其直径为 $12 \sim 40 \mu m$，最简便的方法是与红细胞相比，红细胞直径为 $7.5 \mu m$。只有一个例外，即变异的小细胞乳腺癌，其核大小常与良性上皮细胞者相似，因此，该细胞易于误诊。其次"多形性"，在文献上是指细胞核的形状多样，核大小不一，在乳腺这两种现象均可见到。偶尔在纤维腺瘤或乳腺囊性增生病的涂片上，可见到某种程度的多形性。低倍光镜下，在大约 15% 的乳腺恶性肿瘤中，瘤细胞核呈现一致性。这种常诊断为分化良好的癌，在高倍光镜下可见核膜不规则，核膜增厚，出现裂口现象，边缘呈扇形。

（1）恶性肿瘤的间接征象：细胞团集现象消失，单一细胞成分显著增多，是诊断恶性肿瘤的重要间接征象。细胞群分离在鳞状癌细胞是由于细胞间桥的消失；在腺癌是由于黏着力减弱，故胞核分布不匀，极性消失。但黏液癌，瘤细胞的相互粘连，仍保持良好，涂片上细胞丰富，亦是乳腺肿瘤的另一特征。因负压抽吸时，可将细胞间粘连分离，例外的是硬癌，后者常见少数细胞，是假阴性诊断原因之一。组织切片上，硬癌细胞周围有致密纤维基质围绕，不易分离，只有反复穿刺，或用粗针头才获成功。涂片上出现红细胞或黏液无特殊意义，而核内空泡常是变性，而非恶性变，其次是显著的核内空泡，泡沫细胞的多核现象，增大的导管细胞有明显的核仁等，都由于内分泌紊乱刺激所致。

（2）可疑涂片的诊断标准：细胞学涂片诊断可疑时，切取活检是必要的。细胞学在下述情况之一，均属可疑：①轻度或中等的核增大或多形性变。②核一致性增大伴明显核仁，可见炎症或异物反应，也可见于激素治疗后之涂片。③偶见明显的核增大和中度的多形性，例如在纤维腺瘤或囊性增生症常可由此而误诊。④由于核大及明显的多形性，大量的组织细胞与恶性细胞相混淆，但是前者细胞边缘苍白，胞质呈小空泡样，胞质边缘不清，故细胞学者要准确加以辨认。⑤乳腺癌的小细胞，形态变异繁多，难以诊断，因在核大小上很难与良性上皮细胞区别，可幸的是此细胞不常见。

4. 良性肿瘤细针穿刺细胞学检查　良性细胞的形态特点：①来自小叶或腺管上皮细胞的特点，是卵圆或圆形的核及致密的染色质；胞质边缘轮廓清晰，常成群出现，偶尔上皮细胞呈管状或小叶状排列，单个出现的上皮细胞常无胞质。②双极裸核，在针吸乳腺纤维腺瘤中，可常见到双极裸核，核卵圆形，较腺管细胞的核稍小，6~8μm，染色质呈细颗粒状，均匀一致，染色深，其来源不清楚，有些作者认为来自肌上皮细胞，双极裸核的形态及大小变异也较少。③分泌细胞，在针吸标本中常见，常出现在小囊肿，可形成乳头状团块，如标本来自大囊肿，这可能是唯一见到的细胞成分，细胞边缘清楚，核呈圆形，多集中在中央部，胞质含有许多嗜酸性颗粒，超微结构下，肿胀的线粒体差异甚大，6~11μm，但细胞形态相当一致。④泡沫细胞，顾名思义，细胞特点为胞质内有小空泡，呈泡沫状，大小不一，核常在边缘部分，圆形，核膜清楚，有时多核，其准确来源尚不知，可能来自上皮细胞或组织细胞，因具有吞噬能力和其形态，故推测来自组织细胞，但有时又像变形的腺管上皮细胞。⑤脂肪细胞，常成群出现，核小，染色深，位于边缘，胞质边缘极薄。⑥纤维细胞，其为结缔组织的组成部分，呈棘状，核呈圆形或卵圆形，位于细胞中央。⑦巨细胞，形状不限于单核细胞型，常有多核巨细胞型，在妊娠期常可见到，产后早期，炎症及肉芽处均可见到异物巨细胞，此时在囊肿液内也可见到，结核性肉芽肿内能找到郎格罕巨细胞，放疗后巨细胞之核可呈奇形怪状。

乳腺良性肿瘤的细胞学诊断标准。

（1）炎症与感染：在炎症与感染时可见大量淋巴细胞、浆细胞、白细胞、单核细胞和组织细胞等。此外，也常见泡沫细胞及巨核细胞，不典型的组织细胞有时在鉴别诊断上易造成误诊，组织细胞核虽增大，形状多变，胞质可出现空泡，但组织细胞有光滑而规则的核膜，可资鉴别。涂片背景为成片坏死细胞碎屑和不成形的坏变物质，因而常显涂片厚而脏。在针吸乳腺涂片时，常可见到脂肪坏死，有孤立或成群的脂肪细胞，多形核白细胞，巨细胞以及相当多的组织细胞。患者若自述有外伤史，对诊断很有帮助。乳腺结核在涂片上除可见大量炎性细胞外，还有多核巨细胞及上皮样细胞，形成的结核结节样排列，抽吸时为脓性坏死物。

（2）乳腺囊肿：其细胞学评价与临床处理有密切关系，因大多数病例穿刺不仅是诊断手段，也是治疗方法。囊肿形成的机制：①囊肿发生在扩大的导管内。②囊内含有浓缩的乳汁。③导管炎性扩张易引起囊肿。④外伤性乳腺坏死引起囊肿。⑤囊肿并发管内乳头状瘤。大囊肿衬以单层扁平上皮，偶尔上皮被结缔组织所代替，囊液呈琥珀色，偶呈绿灰色、血性或棕色，一般液内仅有少数细胞，多为泡沫细胞，其次为扁平上皮细胞，泌乳细胞也可出现，此外有白细胞及多核巨细胞，大囊肿含液量可达40mL以上，小囊肿约含0.55mL，常用离心法浓缩乳汁，有似牙膏管型样，涂片内常见泡沫细胞及脂性蛋白样物质。

（3）导管内乳头状瘤：易发生在乳头周围的中小导管内，常伴发浆液性及血性积液，乳头状瘤的脱屑细胞群排列形状特殊，其上皮细胞常做长形分支或数个相连，形成杯嵌样的小团，胞质稍多而均匀，结缔组织罕见，背景为血性，无双极裸核细胞。

（4）乳腺增生病：抽吸时有针吸橡皮感，进退两难，局部增厚，但无明显边界，所吸红细胞量极少，3~5个正常上皮细胞，呈散在排列，背景清亮而淡染，如涂片中能见胞质红染的顶泌汗腺样细胞时，更有助于增生症的诊断。

（5）乳腺纤维腺瘤：肿块大小不等，质地较硬，边缘光滑，境界清楚，抽吸时针感松软，可吸出多量成团排列的细胞，其间杂有染色质较深的双极裸核细胞。前者胞核常有间变，染色质粗糙，细胞大小不等，常被误诊为假阳性。

5. 针吸和涂片技术的方法及注意事项

（1）针吸技术：穿刺部位的皮肤局部用碘酒、酒精消毒，不需麻醉，乳头部位较敏感，有时需用局部麻醉，目前常用穿刺针，右手持针，于壁斜行方向进针，左手食、中指固定肿物，刺入肿物。当针尖刺入肿物中心时，用力按压针栓，针芯可切取组织，所切取组织保留在针芯的空槽内，然后拔针（图11-1）。必要时改变1~3次方向，以吸取不同部位的细胞，这样操作常是取材成功的关键。对无明显肿物者，可根据乳腺钼靶照相的可疑部位或局部软组织增厚部位进行针吸取材。

（2）涂片的制作方法：制涂片时，操作要轻，不可来回摩擦，以免损坏细胞。涂片的厚薄适宜，太薄时细胞太少，太厚时细胞重叠，均降低诊断率。涂片在半干状态下，放入1:1的纯酒精和乙醚混合液中固定 10～15min，也可放入 95% 的酒精中固定，然后用巴氏染色、HE、姬姆萨或瑞氏染色均可。以姬姆萨染色法较简便，细胞结构清晰，但有夸大感，容易造成假阳性；HE 染色法繁杂，但细胞透明度好，核与浆对比鲜明，有利于细胞涂片与病理切片的对比分析。染色不良常可见以下原因：①涂片过分干燥。②不恰当的固定。③载玻片不洁或有油脂。④固定液内有污染。⑤漂洗不够。⑥染色太深或太浅。

6. 影响细胞学诊断的因素

（1）假阴性主要原因：①肿物过小，针吸时不易掌握。②针吸部位不准确也是假阴性的重要原因。③细胞的辨认能力差是另一个重要的影响阳性率的原因。④部分分化好的癌细胞或小细胞型癌细胞形态极难鉴别其良恶性。

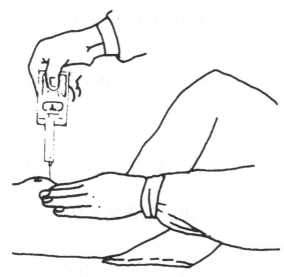

图 11－1　穿刺针操作方法

（2）出现假阳性：文献报道出现假阳性最多的是纤维腺瘤。纤维腺瘤除有双极裸核细胞外，其周围带有大而间变的细胞，核大，核染色质颗粒粗糙，是误诊为癌的一种常见原因。其次是乳腺结核病，增生的间叶细胞与异形上皮细胞难以区别，易误诊为癌细胞。另外，脂肪坏死细胞变性严重，也易出现假阳性。

（3）取材不准原因

1）因肿物过小或部位较深，左手不能很好固定肿物。

2）抽吸时未能改换方向，因此，取材太少。

3）肿物如有纤维化增生时，组织较硬，穿刺细胞脱落少，故硬癌针吸诊断率较低。

4）肿瘤组织类型不同：以小叶癌、导管癌及其初期浸润性癌、乳腺增生病癌变等早期病变效果为差，由于其病变小而分散，细胞学检查结果假阴性较高（占 34.2%），其次是单纯癌（占 12.3%），以髓样癌针吸效果最佳，阳性率高（占 95%）。

（二）乳头溢液的涂片细胞学检查

乳头溢液是乳腺疾病的重要临床表现，常为患病妇女的主诉症状。对乳腺疾病，其重要性仅次于乳腺肿块，多数为良性病变所引起，如导管扩张症。但其重要意义在于它可以发生在恶性肿瘤，并可早期出现，对乳腺癌的早期诊断具有一定意义。

乳头溢液的收集方法：自可疑病灶上方用手指顺乳管引流方向轻轻按摩和挤压，用玻片承接溢出的液体制成涂片。乳头溢液中的癌细胞形态与针吸涂片中的癌细胞形态相似，只是变性更明显。有许多溢液癌细胞的特殊排列和形态特征有助于明确诊断。这些特征性形态包括：①圆形细胞团，团内细胞多少不定，表层细胞呈环绕状，内部细胞紊乱。②嵌入细胞，一个细胞环抱另一个细胞，被环抱者呈圆形，环抱者呈月牙状。③花环状细胞团，数个细胞的核位于外周，胞质向内且有时见腔隙，似腺泡，也有时中央空隙很大而似假腺管。④环绕细胞团，数个细胞环绕在一起，形似鳞状上皮的角化珠。⑤不规则细胞团，细胞明显异型，有时分支呈乳头状，癌细胞也可呈单行排列。

乳头溢液中的细胞属脱落细胞性质，自然比针吸涂片细胞变性明显。变性细胞，胞质常变宽、淡染或空泡状，有时固缩而深染，或胞质崩解而呈裸核状；胞核可固缩浓染，可肿大淡染，核形不规则，或出现核碎裂。上述细胞变性的改变，致使细胞呈假性异型，须警惕误诊为恶性。

另外，有国内学者研究发现，癌胚抗原可作为乳头溢液肿瘤标志物，对伴乳头溢液的乳腺癌诊断符合率达85.7%，并认为乳头溢液肿瘤标志物检测诊断乳腺癌这一方法在诊断率上甚至优于钼靶诊断。

目前还有学者在进行乳头溢液中成纤维细胞生长因子等生物学因子的检测，发现在乳腺癌诊断方面有一定的意义。乳头溢液中肿瘤特异性生物学因子的检测，在细胞学诊断有困难时将有助于对乳头溢液的诊断。

（三）印片细胞学检查

乳头和乳晕或乳腺其他部位有糜烂或溃疡时，可做印片（或刮拉片）细胞学检查。切除的乳腺组织或肿瘤，可用组织块做印片和拉片细胞学检查。如乳头 Paget's 病可见良性鳞状上皮之中有单个或小巢状的腺癌细胞；导管内癌可见成团的癌细胞或伴有凝固性坏死细胞，其边界清楚，另外以稀疏纤维细胞环绕；浸润性癌，则在稀疏的纤维细胞背景中有大小不一，形态各异的癌细胞巢。

在乳腺癌手术中行冷冻切片检查时，可以附做印片，其细胞形态清晰，可辅助冷冻切片诊断，在特殊情况下，甚至可代替冷冻切片做出诊断。

二、组织学诊断方法

（一）切除活组织检查

切除活检（excision biopsy）自肿瘤边缘外一定的距离，将肿瘤及其周围部分乳腺组织一并切除，一般适用于癌瘤最大直径 <2cm 的病例，在做好根治性切除术一切准备的情况下进行，取下肿瘤标本后，快速做冰冻切片，证实为恶性者，立即做根治性手术。目前对于诊断尚未肯定的病例，多数医院采用此种方法。准备做放疗的病例，偶尔适用此种方法检查。国内文献报告，除临床Ⅱ期以上者，术前切除活检间距手术时间 <8 周者较 >8 周者 5~10 年生存率有显著差异外，其余未见明显差别，从而认为乳腺癌切除活检，一般不影响预后，以切除活检后 8 周内行根治术为宜。

切除活检不仅能达到活检的目的，又能达到治疗的目的，所以，应尽可能地将肿块切除干净，一般认为至少距肿瘤边缘 1cm。

切除活检的指征：①可触及的肿物，有痛性的肿物并不能排除恶性。②非可及性肿物或钼靶片上显示微小的钙化。③一个或两个乳管内持续性自发性的溢液，乳头溢液是常见的乳腺病变的征象，癌性的乳头溢液通常为血性。④乳头的异常，乳头周围糜烂或近来的自发性乳头回缩。⑤乳房皮肤的改变，如酒窝征、橘皮样变或无任何感染的炎性征象存在。⑥腋窝淋巴结肿大。

（二）切取活组织检查

适用于较大或已与皮肤粘连的肿瘤，在肿瘤表面切开皮肤和皮下组织，暴露肿瘤后切取小块瘤组织，即刻做冷冻切片。切取时，需用锋利的手术刀，不用剪刀，切忌挤压瘤体。切一小块瘤组织下来，进行快速冷冻切片，并不违反肿瘤治疗原则。否则，若对大的癌瘤做切除活检，引起癌瘤播散的机会可能要比切除活检大。此外，切取活检还适用于癌瘤破溃者，在靠近癌瘤边缘部位切取小块瘤组织必须够深，以免仅仅切取到癌瘤表面的坏死组织。谭文科（1988 年）认为，切取活检时手术刀切经瘤体，切开了很多血管，较易脱落的癌细胞进入血液循环的机会自然很大，尤其如将切口缝合，癌细胞进入血管的可能性大于开放的伤口是不难想象的，故应争取做切除活检，尽量避免做切取活检。日本 57 个单位参加的乳腺癌研究会的资料，仅就 T₁ 期病例的手术活检统计结果，切取活检和切除活检的复发率分别为 14.8% 和 9.5%，表明切取活检比切除活检复发率高。另外，对乳头湿疹样癌可切取小块乳头或乳晕部糜烂的皮肤送病理检查。对于较晚期乳腺癌，临床上不难确诊，如果只做姑息手术治疗，术前免做活检未尝不可。不过，对诊断尚有疑问者，活检无论如何不能省略。

（三）空芯针穿刺活检

空芯针穿刺活检不但可以达到对良性肿物切除的目的，而且还可以对恶性肿瘤进行切取活检。对于不可触及的乳腺病变，可使用空芯针穿刺活检在数字化高频乳腺钼靶或 CT 立体定位系统引导下进行活组织检查。需穿刺的部位（肿块或钙化点）在电视屏幕上动态显影，电脑数字化立体定位，自动控制，经带有负压的自动活检枪内的空芯针穿刺。活检枪内径 1.7mm，可连续取出条状组织，组织切取长度为 2.1～2.5cm，为能得到足够有代表性的组织，一般需穿刺 9 条组织块。由于空芯针穿刺活检能穿刺取得条状组织块，因而相对于细针穿刺细胞学检查来说，空芯针活检可以获得组织学的诊断，而不是单纯的细胞学的诊断，其诊断的可靠性和准确性都高于细胞学诊断；同时，相对于手术活检它具有微创、简单、精确、费用低等优点。而且文献资料表明，空芯针穿刺活检对乳腺癌患者的长期生存率无任何影响。因而，近年来国外空芯针穿刺活检已成为乳腺癌患者的常规检查措施。在美国的乳腺癌治疗中心，基本上所有乳腺疾病在门诊均行空芯针穿刺活检，活检病理结果明确为恶性肿瘤的患者则入院行进一步手术，而穿刺活检结果为良性疾病的患者则可免于手术活检的痛苦。

目前，空芯针活检主要适用于 <3cm 的单发或多发纤维腺瘤的旋切手术；早期乳腺癌诊断和局部晚期乳腺癌的诊断和治疗指导，从而可以从根本上提高乳腺癌的长期生存率。在局部晚期乳腺癌中，空芯针穿刺活检不但可以在新辅助化疗前，在组织学上对肿瘤进行定性，而且通过对肿瘤治疗前组织细胞中生物学因子的检测，可以对肿瘤的生物学特性进行评估，并可以预测肿瘤对新辅助化疗的敏感性，从而指导局部晚期乳腺癌的新辅助化疗，有助于提高局部晚期乳腺癌的治疗效果和提高长期生存率。

（四）乳管内窥镜

系统组成包括光导系统、影像图文工作站、超细光导纤维镜等部分，其中超细光导纤维柔软、直径 <1.0mm。该项检查的优点是无创伤、可通过肉眼清晰见到乳管内细微结构上的变化、适用于乳头溢液的检查，能够早期发现乳腺癌。

适应证：①乳头溢液。②乳头分泌物中 CEA 的测定。③乳头分泌物细胞学。④超声波检查提示乳管内肿瘤。⑤乳管造影提示乳管内缺损、管壁不整。

应用范围：乳头溢液的定性和定位；明确乳腺导管内病变的部位、性质；诊断乳管内良性病变、癌前病变和恶性肿瘤，如乳管内乳头状瘤、乳头状癌、乳腺癌、乳管内上皮非典型性增生；治疗良性乳头溢液、积乳性囊肿；治疗乳痛症如闭塞性乳管炎、乳腺炎、乳晕下脓肿；检测乳腺癌患者的内分泌、免疫、病理学方面的各项指标。乳腺导管扩张症表现为乳窦角部周边易出血，管壁粗糙，弹性稍差，局部毛细血管丰富，管腔内有大量炎性降解白色絮状产物，经冲洗可脱落流出。乳管内乳头状病变为生长在管壁上凸向管腔的乳头状隆起，分为单个瘤体但未完全阻塞乳管、单个瘤体但完全阻塞乳管、多个瘤体、浅表型。乳管内癌病变特点是沿管腔内壁纵向伸展的灰白色不规则隆起，形成桥样结构，瘤体扁平，直径 >2mm，基底部较宽，无蒂，管壁僵硬，弹性差，常伴有出血。

三、常用病理学诊断技术的应用及评价

（一）冷冻切片病理检查

术中送检冷冻切片检查的主要目的是为了明确病变的性质，以决定进一步手术的方案；另外，还可以确定切除标本边缘是否有残留肿瘤组织，以决定手术的范围；有时还应明确送检局部淋巴结是否有转移。

由于取材局限和时间仓促等条件限制，冷冻切片诊断主要是解决病变的良、恶性和区分恶性肿瘤中的癌或肉瘤，对于肿瘤的具体分型不可能很准确。

尽管乳腺病变冷冻切片诊断准确率高达 96.12%～99.68%，但仍有少数假阴性、假阳性和不能确诊的病例。在乳腺病变中，冷冻切片诊断最大的困难是对乳头状增生病变的评价，因此，对这一病变的

常规策略是延期诊断，直到取得石蜡切片再做最后决定。

冷冻切片诊断应注意的几个问题：①重视临床资料和病史。②注意仔细检查大体标本、准确取材。③严格掌握诊断标准，实事求是做出诊断。特别要注意避免出现假阳性诊断，以免给患者造成无法挽回的创伤。对于冷冻切片诊断有困难的病例，宁可等石蜡切片结果，决不可勉强做出诊断。

（二）常规石蜡切片病理检查

乳腺癌切除标本都需常规进行石蜡切片病理检查，以决定患者的最后诊断。

1. 肉眼检查　送检标本的名称、外形、三径测量，附有的皮肤的大小、形状、颜色及乳头和乳晕的变化；乳腺内肿块的大小、硬度、颜色、位置、距皮肤深度与乳头距离、边缘及内容物性状；腋窝淋巴结数目、各组淋巴结中最大淋巴结直径及肉眼可见转移或其他病变位置和大小。

2. 组织学检查　原发瘤组织学类型、组织学分级、是否有血管侵犯、是否有淋巴管及神经侵犯、肿瘤边缘反应及是否侵犯周围组织；癌旁未受侵犯的乳腺组织的病变描述；腋下各组淋巴结数量及肿瘤转移淋巴结数量，每组转移的最大淋巴结的大小及淋巴结外是否受侵；ER 状态及 Her - 2 等生物学因子的表达情况。

乳腺癌常规石蜡切片病理检查是乳腺癌的最后诊断，能提供有关肿瘤的全面资料，在乳腺癌预后判断和指导治疗方面是有决定性意义的。

（三）全乳腺石蜡连续切片病理检查

全乳腺大切片技术是将手术切除的全乳腺及肿瘤标本做整体片状切开、取材，制成大切片进行镜下检查。由于其取材方法及数量的不同，又可分为选择性全乳腺大切片和全乳腺次连续大切片两种。前者是选择性地切取包括肿瘤在内的乳腺整体片状组织块制片，进行镜下检查。后者是将手术切除的乳腺癌全乳腺标本每隔一定距离连续片状平行切开，全部取材制片，进行镜下观察。由于全乳腺大切片不仅可以观察肿瘤全貌及其周围和远隔部位的乳腺组织，特别是全乳腺次连续大切片还可以从不同切面观察整个肿瘤和全乳腺组织的所有改变，因此，日益受到临床及病理工作者的重视。全乳腺大切片技术临床主要应用于以下一些特殊的情况。

1. 乳腺癌多原发灶　由于大多数乳腺癌的多原发灶都是亚临床微小病变，用常规方法取材制片检查多易遗漏。全乳腺大切片病理检查可以了解乳腺癌多原发灶情况，对指导保乳手术的开展有重要指导意义。

2. 隐匿性乳腺癌原发灶　以腋窝淋巴结转移为首发症状的隐匿性乳腺癌约占全部乳腺癌的 0.7%。用常规病理方法检查隐匿性乳腺癌原发灶检出率极低（0~0.5%），利用抗人乳腺癌单克隆抗体的免疫组织化学染色及受体检测诊断结合全乳腺次连续大切片方法检查，可明显提高隐匿性乳腺癌原发灶检出率，这是目前病理检查隐匿性乳腺癌原发灶的最好方法。

3. Paget's 病　多年以来，对乳头 Paget's 病的认识存在分歧。通过用全乳腺次连续大切片法对乳头 Paget's 病的全乳腺标本进行全面、连续的组织形态学观察，发现几乎全部病例乳头下导管和（或）乳腺深部均有癌灶存在，而且均可追踪观察到乳腺实质的癌沿导管及乳头下导管向乳头表皮内连续蔓延的改变，就是乳头触不到肿块的病例也不例外。上述结果支持乳头 Paget's 病是全乳腺的病变，乳头病变来自乳头深部的大导管，癌细胞向上侵犯乳头和乳晕表皮，向下侵入深部乳腺组织。

4. 乳腺癌旁及癌前病变　由于常规病理检查的局限性，以往对乳腺癌旁病变的了解是不充分的。全乳腺次连续大切片检查则为研究癌旁及癌前病变提供了一个很好的手段，也为乳腺癌的组织发生和早期诊断的研究提供了重要资料。

5. 乳腺癌象限切除标本　乳腺癌象限切除是否充分是乳腺癌保乳手术的关键。象限切除标本进行次连续大切片检查，可以全面观察标本不同部位及各切端的病变情况，为下一步的治疗提供可靠依据。

（四）免疫组化检查方法

免疫组化是利用免疫反应来定位组织或细胞中某些抗原成分的存在和分布的一门新的技术。将荧光素或酶标记抗体与组织切片中的相应抗原结合，在荧光抗体定位处可发出荧光，用荧光显微镜可检出抗原物质所处的部位；酶标记的抗体通过底物的显色反应，用普通光学显微镜可对被测抗原物质定性或准确定位。

免疫组化检测显示以下标记物在乳腺癌中可以有不同程度的阳性表达：Bcl-2、c-erbB-2、组织蛋白酶 D（cathepsin D）、collagen Ⅳ、cyclinD1、cytokeratin8、cytokeratin18、cytokeratin19、CD31、EG-FR、EMA、ER、Ki-67、nm23、pS2、p16、p21、p53、PR、Rb、SMA、topoisomerase Ⅱ-α 等。以上标记物有些可作为乳腺癌诊断指标，有些可作为乳腺癌治疗及预后判断的指标。用免疫组化方法进一步研究这些乳腺癌标记物，对于研究乳腺癌的癌变过程及其生物学行为具有重要意义。

应用免疫组化对乳腺疾病进行分析在以下 5 个方面具有一定的作用：①评估间质浸润，依靠肌上皮标志物，包括 SMA、MSA、SMMHC、calponin、p63、CD10 等，在肿瘤周围没有显示出肌上皮层时支持间质浸润的诊断，建议使用 2 种不同的标志物，p63 和 SMMHC 是很好的互补抗体。②区分导管和小叶性肿瘤，导管原位癌和小叶原位癌的治疗方案相当不同，建议联合使用抗体 343E12 和 E-cadherin，导管原位癌的 E-cadherin 阳性和 34pE12 阴性，而小叶原位癌则相反。③鉴别普通导管增生和导管原位癌，导管增生表达 343E12 和细胞角蛋白（cytokeratin，CK）5/6 阳性明显，而导管原位癌的 34βE12 和 CD5/6 染色大部分阴性。④鉴别乳腺腺病和浸润性导管癌，硬化性腺病、顶泌汗腺腺病、放射性瘢痕、盲管性腺病和微腺性腺病等有时需经免疫组化与浸润性导管癌鉴别。⑤证明各种转移性腺癌，主要与肺癌（TTF-1 阳性）、卵巢癌（WT-1 阳性）、胃癌（CK20 阳性）和恶性黑色素瘤（HMB45 阳性）鉴别，乳腺癌一般 GCDFP-15 和 CK7 阳性，ER 和 PR 常为阳性。

（李金凤）

第三节 乳腺化生性病变

乳腺疾病中常见有化生，包括上皮性及间叶性化生两大类，传统化生的概念是从组织细胞水平定义的，是指疾病中同类成熟型细胞的转化，如乳腺固有腺上皮转化为鳞状上皮。现今，特别是肿瘤化生的概念有了更宽泛的含义，细胞的化学成分发生了转变（如胞质内出现了原来没有的黏液、神经内分泌成分等），以及肿瘤细胞特征发生了跨组织类别的转化（如上皮细胞具有间叶细胞的某些特点），都可以归入化生（异向分化）的范畴。

一、上皮性化生

（一）透明细胞化生

透明细胞化生（clear cell metaplasia）又称透明细胞变，其原因尚不清楚。

1. 光镜 发生在终末导管小叶单位腺上皮，呈灶状分布，腺上皮胞质透明或淡染。细胞核小、圆形和深染，常向中央移位，核仁不明显，一般无核分裂。常有腺腔，腔内可有分泌物。肌上皮常不明显（图 11-2）。

2. 特染和免疫组化 奥辛蓝和黏液卡红阴性。CK 和 S-100 蛋白阳性，GCDFP-15、肌上皮标记和 α-乳球蛋白阴性。

3. 鉴别诊断 ①透明细胞型小叶原位癌：腺泡明显膨大，界限清楚，无腺腔。核稍大，可有小核仁，奥辛蓝可阳性，E-cadherin 阴性。②妊娠样改变：有时细胞质呈透明，但有明显分泌性改变，腺腔面存有"脱落性"分泌。③胞质透明的大汗腺化生：细胞质可呈淡染泡沫到透明，其透明细胞只是局部表现，其他区域具有大汗腺化生的典型特征，GC-DFP-15 阳性。④肌上皮腺病：肌上皮可增生而且胞质透明，其位于腺上皮和基膜之间，有时腺管腔狭小闭塞，腺上皮不易辨认。肌上皮 p63、calponin、SMA 等肌上皮标志物阳性。

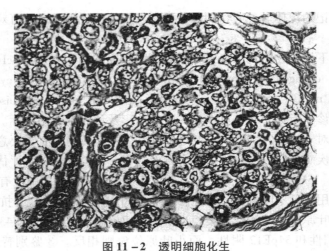

图 11 – 2 透明细胞化生

小叶腺泡膨大不明显，部分腺泡有腺腔，细胞质透明，核小，深染

（二）泌乳细胞化生

泌乳细胞化生（lactating cell metaplasia）又称假泌乳性增生及妊娠样变。发生在非妊娠和哺乳期的妇女。

1. 光镜　累及终末导管小叶单位，通常为灶性分布。其腺泡呈妊娠/哺乳期乳腺改变。增生时上皮层数增多，可呈簇状、乳头状或实性。亦可发生不典型增生，细胞形态和组织结构出现不典型性。可伴有囊性高分泌性增生（图 11 – 3）。

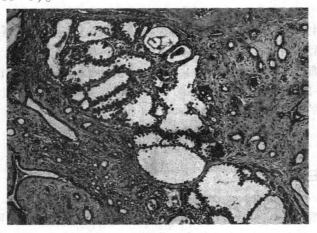

图 11 – 3 泌乳细胞化生

纤维腺瘤内有局灶性泌乳改变，腺腔内衬细胞呈"鞋钉"状，部分
细胞核有多形和不典型性，胞质内有分泌空泡，腔内有分泌物

2. 特染和免疫组化　奥辛蓝和黏液卡红阴性。α – 乳球蛋白和 S – 100 蛋白阳性。

3. 鉴别诊断　泌乳细胞化生增生在冷冻切片常可见较多印戒样细胞，特别是在有不典型增生时容易误诊。①妊娠和哺乳期乳腺：有妊娠和哺乳史，弥漫性分泌性增生改变。②复旧不全：小叶变形、不规则，上皮扁平或消失，基膜增厚呈锯齿状，周围通常无乳腺增生症改变。③分泌性癌：缺乏小叶和腺泡状结构及分泌性增生的特点，呈浸润性生长，没有肌上皮，黏液染色阳性。④小叶原位癌：腺泡高度实性扩大变形，缺乏典型分泌性改变，黏液染色常阳性。

（三）柱状细胞化生

柱状细胞化生（columnar cell metaplasia）又称柱状细胞变，是柱状细胞病变谱系的一种，柱状细胞病变还包括柱状细胞增生、平坦上皮不典型性增生及黏附性导管内癌。乳腺许多良恶性病变都可具有柱状细胞特点。近年其检出率日益增多，引起了关注。

1. 光镜 终末导管小叶单位增大，腺管有程度不同的扩张，形状不规则，被覆 1~2 层柱状上皮细胞，扩张明显的腺管内衬立方一扁平化上皮，细胞大小一致，核呈卵圆一长圆形，排列规则有极向，核仁不明显，核分裂象罕见，腔缘可见胞突，核可在胞突内，腺腔内常有絮状分泌物，也可伴有腔内钙化。肌上皮层通常清晰可见（图 11-4）。可伴有其他上皮增生性病变。柱状细胞化生增生伴轻度不典型性时称平坦上皮不典型性，伴明显不典型性和出现复杂结构时称不典型导管增生。

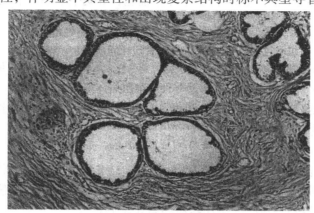

图 11-4 柱状细胞化生

柱状细胞化生，囊状扩大的腺腔被覆单层柱状上皮，可见大汗腺顶浆分泌型胞突

2. 免疫组化 Bcl-2 及 ER 阳性，CK5/6 通常阴性。

3. 鉴别诊断 柱状细胞化生经常和其他病变共存，它的存在并不影响对其他病变的诊断。①平坦上皮不典型性（导管内增生性病变）。②囊性高分泌增生：腺管的囊状扩张更显著，腔内充满明显匀质甲状腺胶质样分泌物，钙化少见。③大汗腺囊肿：胞质嗜酸性颗粒状，腔面更为突出，核圆中位，核仁明显。Bcl-2 及 ER 通常阴性。④黏液囊肿样病变：囊腔内为黏液，缺乏柱状上皮和胞突，常有间质黏液湖。

（四）大汗腺化生

大汗腺化生（apocrine metaplasia）是指组织细胞水平的一种细胞类型的改变，形态上具有大汗腺细胞的所有特征：胞质丰富、嗜酸性颗粒状，可有胞突；泡状核、中等、核膜厚、核仁明显。在乳腺疾病中十分常见。大汗腺化生是大汗腺病变谱系的一种，其他还包括大汗腺增生、大汗腺不典型增生、大汗腺型导管原位癌及浸润性大汗腺癌。

1. 光镜 ①细胞呈柱状、锥形或立方形，单层排列，细胞间有黏附性，均匀分布。②细胞质丰富、均匀，呈嗜酸性颗粒状，于腔缘侧浓集，常有胞突。偶有较大核上空泡。有时胞质淡染-透明，呈泡沫颗粒状或小空泡状（和皮脂样细胞类似）（常出现在不典型大汗腺病变中）。③细胞核增大、呈卵圆形泡状，染色质呈均匀颗粒块状，核膜增厚光滑，有明显一致的核仁。少数情况核可较小深染、核仁不明显。④细胞无坏死，核分裂象罕见。

乳头状大汗腺化生（papillary apocrine metaplasia），扩大的腺管内有乳头状结构，乳头纤维血管轴心表面被覆单层柱状大汗腺细胞，细胞核及核仁一致，缺乏淡染泡沫状胞质，局部稍拥挤但没有明显的细胞增生。

2. 特染和免疫组化 黏液卡红局灶阳性，奥辛蓝阴性。AR、AE1/AE3、EMA、CEA、催乳素（prolactin）和大囊肿病液体蛋白-15（GCDFP-15）阳性，ER（ER 的 β 亚型部分阳性）、PR、CK5/6、α-乳球蛋白、Bcl-2 和 S-100 蛋白阴性。

3. 鉴别诊断 ①具有嗜酸性颗粒状胞质的非大汗腺细胞：某些导管内衬细胞及导管内癌细胞可具有嗜酸性颗粒状胞质，但缺乏大汗腺细胞核的基本特征（核大、淡染，染色质块状，核仁明显）。②柱状细胞化生：柱状细胞常有大汗腺细胞样胞突，但不具有大汗腺细胞的全部特点，其核小深染，染色质细，核仁不明显，也无明显嗜酸性颗粒状胞质。③斜切假象：组织细胞斜切可造成人为假象，上皮细胞丰富、折叠，貌似复层排列，细胞核呈假复层排列，貌似核不在基底侧。也可使乳头（有纤维血管轴心）看似细胞团（无纤维血管轴心），产生大汗腺细胞增生/不典型增生的错觉。④不典型大汗腺腺病（见不典型大汗腺腺病）。⑤大汗腺细胞不典型性增生/低级大汗腺型导管内癌：两者的鉴别尚无标准可循，有时十分困难（见导管内增生性病变）。⑥"大汗腺样异型性"：十分少见，可能是上皮增生的退变现象，出现在终末导管小叶单位，通常为小群奇异细胞，邻近管，腔界限不清，核大、不规则折叠状，染色质深染模糊，胞质宽红染。

（五）鳞状细胞化生

鳞状细胞化生（squamous cell metaplasia）较大汗腺细胞化生少见，亦可见于乳腺各种病变，包括某些炎症、反应（如医源性病变）和增生性病变、良恶性肿瘤等。

1. 光镜　伴随其他病变，通常为局灶性，少数病变比较广泛。常为成熟性的鳞状上皮，可有不同程度的角化，亦可出现不典型改变。

2. 免疫组化　CK5/6、p63 等阳性。

3. 鉴别诊断　病变广泛时要想到是否有鳞癌可能。①鳞状细胞癌：鳞状细胞化生可有不典型性（如导管内鳞化、乳晕下脓肿等），亦可分布在反应性或胶原化的间质中，呈假浸润图像（如硬化型导管内乳头状瘤伴鳞化等），特别是在冷冻切片容易和鳞状细胞癌混淆。后者呈浸润性生长，细胞有更明显的异型性和反应性间质，亦可出现肿瘤性坏死。②梭形细胞癌：梭形细胞癌的梭形细胞比较温和，而且常有鳞化，容易和反应性纤维肉芽组织伴鳞化等病变混淆，特别是后者增生十分显著且有不典型性时，两者的鉴别可能会遇到困难。免疫组织化学染色前者梭形细胞 AE1/AE3 和 p63 阳性，后者阴性。③低度恶性腺鳞癌：肿瘤由拉长或不规则的腺样结构组成，细胞分化好，常有不同程度的鳞化和角囊肿形成，在乳腺实质内浸润性生长，常有较明显的间质反应。此癌容易误诊为良性增生性病变。

（六）其他化生病变

包括皮脂腺细胞化生（sebaceous cell metaplasia）、黏液细胞化生（mucous cell metaplasia）及神经内分泌细胞化生（neuroendocrine cell metaplasia），均很少见。

1. 光镜　①皮脂腺细胞化生：化生细胞类似皮脂腺细胞，常伴有鳞化。②黏液细胞化生：一般病变局限，腺管衬覆细胞质内出现黏液，核受压靠边，细胞呈印戒样。③神经内分泌细胞化生：通常没有细胞学的明显改变，但细胞质化学成分发生了改变，出现了神经内分泌颗粒。

2. 特染和免疫组化　①皮脂腺细胞化生：AB/PAS 阴性。EMA 不同程度阳性，CK5/6/7/14、GCD-FP-15、p63 阴性。②黏液细胞化生：黏液卡红、奥辛蓝阳性，CK5/6 常阴性。③神经内分泌细胞化生：神经内分泌标志物阳性，CK5/6 常阴性。

3. 鉴别诊断　①黏液细胞化生：乳腺正常和增生的导管-腺泡上皮缺乏细胞内黏液。如果观察到增生细胞内出现含有黏液的印戒样细胞、细胞质内空泡（特别是大空泡或空泡内有小红球）和（或）黏液染色阳性，均提示病变有恶性转化，这时需要仔细观察黏液细胞的范围及其他细胞和组织学特征，来判断是单纯性黏液细胞化生还是肿瘤性改变（不典型增生或原位癌），如果含有黏液的细胞很局限且细胞和组织学特征均支持普通导管增生，一定不要轻易作出癌的诊断。②神经内分泌细胞化生：正常乳腺和良性增生性上皮病变通常缺乏神经内分泌分化细胞。如果证实增生细胞有比较明显的神经内分泌分化细胞，就要警惕病变是否有恶性转化。提醒有神经内分泌分化的形态学改变有：导管增生呈实性乳头状，细胞一致而温和，出现梭形细胞、含有黏液的细胞及胞质呈嗜酸性颗粒状的细胞，细胞围绕间质轴心排列整齐呈栅栏状。

二、间叶性化生

间叶性化生（mesenchymal metaplasia）是指间质中出现了异源性间叶成分，如平滑肌、脂肪、骨和软骨等。乳腺疾病中的间叶性化生和上皮性化生相比十分少见，良性化生主要发现在纤维腺瘤、导管内乳头状瘤、管状腺瘤和肌纤维母细胞瘤及叶状肿瘤等。恶性叶状肿瘤中的肉瘤性异源性成分（如脂肪肉瘤、横纹肌肉瘤、骨软骨肉瘤等）也是化生现象。伴有间叶性化生的肿瘤需与肉瘤、化生性癌鉴别。乳腺化生性癌常出现肉瘤样成分，这些间叶样成分和上皮成分有同样的克隆性，而且可具有上皮性免疫表型，一般认为是癌跨胚层化生的结果，所以在诊断肉瘤前，必须排除化生性癌的可能性。

（李金凤）

第四节 乳腺反应性和瘤样病变

一、管扩张症

导管扩张症（duct ectasia）又称导管周围性乳腺炎（periductal mastitis），是一组以导管扩张为基础的乳腺慢性炎症，在疾病发展的不同阶段各有不同的临床表现及病理特点，包括浆细胞性乳腺炎（plasma cell mastitis）、阻塞性乳腺炎、化学性乳腺炎及粉刺性乳腺炎等。

临床多见于中、老年妇女，常累及一侧乳腺。早期可有疼痛，乳头溢液，为浆液性、血性或脓性，病程可持续数年。晚期乳晕下可触及肿块，可出现乳头凹陷或偏斜，溃破瘘管形成，亦可有腋下淋巴结肿大。常与乳腺癌难以鉴别。影像学检查可有钙化，与导管原位癌类似。

1. 大体 乳头及乳晕下肿块，质地较硬，界限不清，直径多在 1～3cm，可见多少不等扩张的导管或小囊，内含棕黄色黏稠物，管周有灰白色厚壁，与粉刺型导管原位癌类似。

2. 光镜 早期病变局限于乳晕下输乳管及大导管，后期可累及乳腺区段导管。导管有不同程度扩张，内衬上皮呈扁平、立方状或消失。管腔内有脱落上皮、脂质性分泌物、胆固醇结晶和（或）钙化物，以及泡沫状组织细胞，亦可累及导管上皮。管壁及其周围不同程度纤维化和多少不等的浆细胞、淋巴细胞、嗜酸性粒细胞浸润及泡沫状组织细胞。部分病例可见到含有脂褐素的组织细胞（褐黄细胞），黄瘤样和（或）肉芽肿改变。也可有脂肪坏死。少数情况可见急性炎细胞浸润，并可形成融合性病变，有脓肿和（或）溃破形成瘘管。晚期导管周围纤维化可十分明显，可导致纤维化性管腔闭塞，其周围常可见一圈或几个被覆上皮的小管。

3. 鉴别诊断 因其他原因手术切除的 50 岁以上妇女乳腺标本中，常可见到小叶外导管有不同程度的扩张，此种情况不足以诊断为乳腺导管扩张症。①原位癌/浸润性癌：管腔内容物及残留或脱落的上皮细胞有时和肿瘤性坏死和癌细胞不好区分。浆细胞可聚积成堆或呈条索状排列，特别是冷冻切片，其核浆结构不清，容易和浸润癌混淆。两者的核浆比例、核形态及背景不同。②肉芽肿性小叶性乳腺炎：可伴有导管扩张症，病变主要在小叶，常有微脓肿形成。少数融合性病变不易区别。③结核性乳腺炎：肉芽肿伴干酪样坏死，可查见结核杆菌。④脂肪坏死：缺乏沿输乳管、大导管分布特点。⑤乳汁潴留性囊肿：通常见于哺乳期，囊肿内为乳汁，周围常有泌乳性腺泡。⑥囊肿病：位于终末导管小叶单位，常有上皮增生、化生性改变，浆细胞浸润不是特点，缺乏弹力纤维（弹力纤维染色）。

二、脂肪坏死

脂肪坏死（fat necrosis）最常发生于物理性损伤（如外伤、手术、细针穿刺、放疗等），但约一半病例没有明确的损伤史。多发生在成年人，一侧乳腺多见，早期乳房区皮下肿块，直径 2～5cm，边界不清，质地硬。晚期肿块可与皮肤粘连，皮肤下陷和（或）乳头变形。也可有乳头溢液和腋下淋巴结肿大。

1. 大体 取决于病变持续时间，脂肪组织内圆形硬块，边界不清，质韧，黄白间暗红色，有时可有小囊腔，内含黄白黏稠或血性液体。晚期形成界限较清楚的硬性结节或放射状瘢痕。

2. 光镜 脂肪细胞变性坏死，融合成大小不等的空泡。空泡周围纤维母细胞、脂肪母细胞和上皮样细胞增生及单核细胞、淋巴细胞和浆细胞浸润，亦可见泡沫状噬脂细胞。后期形成肉芽肿（脂性肉芽肿）和纤维化伴胆固醇结晶和钙盐沉着。少数病例可有鳞状上皮化生。

膜状脂肪坏死：主要为大小不等的囊腔，囊腔有纤维性囊壁，腔面被覆嗜酸性均质膜状物，可出现假乳头状结构，油红O、PAS染色阳性（图11-5）。

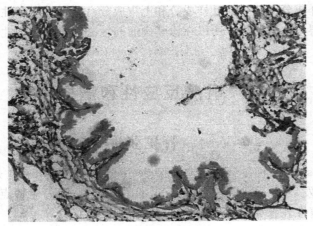

图11-5　自体脂肪隆乳后膜状脂肪坏死

脂肪坏死囊腔表面衬覆均质嗜酸性膜状物，有假乳头形成，周围有炎症反应

3. 鉴别诊断　脂肪坏死临床与影像学检查非常类似于乳腺癌，而且往往选择术中冷冻检查，其肉眼观常呈放射状，组织质硬，有黄色坏死条纹亦和癌类似，而且常难以获得满意的冷冻切片，冷冻切片中可出现许多印戒样及不典型细胞，容易和癌混淆。①浸润性癌（富脂细胞癌和组织细胞样癌等）：特别是冷冻切片，区别两者有时是很困难的，注意其临床病史及组织学背景特点有助于鉴别。HE切片，经验不足者易误诊，黏液染色及免疫组化染色（包括CK、CD68、GCDFP-15等）有助区别。②寄生虫病（如猪囊虫病等）和膜状脂肪坏死：前者有寄生虫的结构特点。③颗粒细胞瘤：具有嗜酸性颗粒状胞质，缺乏炎细胞及多核巨细胞，S-100阳性，CD68阴性。④感染性肉芽肿病：可查见病原体和典型病变。⑤其他肉芽肿病变：脂肪坏死是伴发病变，有其他病变的特点。

三、乳汁潴留性囊肿

乳汁潴留性囊肿（galactocele）又称积乳囊肿和乳汁淤积症等。多见于哺乳期或哺乳后妇女，多位于乳晕下区，常出现单侧囊性肿块，圆形-椭圆形，界限清楚，与皮肤无粘连。

1. 大体　囊性肿块圆形-椭圆形，表面光滑，界限清楚，直径为1~2cm，切面为单房或多房，内容为稀薄乳汁或黏稠炼乳样物。

2. 光镜　囊肿壁由薄层纤维组织构成，内衬扁平上皮。囊内容为红染无定形物质和泡沫状细胞。囊肿周围有多少不等的单核细胞、淋巴细胞、浆细胞、上皮样细胞和异物型多核巨细胞。可见扩张的小导管和泌乳期小叶。急性感染可形成急性炎症或脓肿。

3. 鉴别诊断　①导管扩张症。②单纯性囊肿：和哺乳无关，无分泌改变。③其他肉芽肿病变：无乳汁潴留性囊肿。④囊性高分泌增生/癌：囊内为甲状腺样胶质分泌物。

四、乳腺梗死及出血性坏死

乳腺梗死（infarct）及出血性坏死（hemorrhagic necrosis）多见妊娠、哺乳期妇女和未婚女青年，常伴有良性肿瘤（如：导管内乳头状瘤、纤维腺瘤等），也可发生在恶性肿瘤（如：浸润癌等）。少数有引流淋巴结肿大。乳腺广泛出血性坏死极少见，通常发生在抗凝治疗后。

1. 光镜　梗死通常为较一致的凝固性坏死，坏死区常见有核残影，亦常有出血和（或）含铁血黄素沉着。边缘可有程度不同的肉芽组织长入、炎细胞浸润和纤维化，可有鳞状上皮化生。亦可见原发病变组织（如泌乳腺、导管内乳头状瘤、纤维腺瘤、浸润癌等）。梗死区残留细胞（如泌乳腺细胞）可出现排列紊乱、细胞不典型性和核分裂象增多。出血性坏死有广泛出血和组织细胞坏死，可见急性坏死性血管炎和多发性血栓。

2. 鉴别诊断　良性病变的梗死远较恶性病变常见。①恶性肿瘤的梗死/坏死：有残留的肿瘤细胞。少数病例几乎完全梗死，此时癌的诊断较为困难，网织染色可显现癌的结构特点。②肿瘤性坏死：有核和胞质的碎片。③梭形细胞癌：可类似梗死后机化的肉芽组织，两者的鉴别可出现困难，梭形细胞癌上皮性标记物阳性。④导管内癌：常有肿瘤性坏死，具有恶性细胞学特点。

五、错构瘤

错构瘤（hamartoma）是由异源性乳腺组织构成的病变。通常有包膜。肿物圆形或椭圆形，一般直径 2～8cm，质软，可推动。临床容易误诊为纤维腺瘤和乳腺囊性增生等。

1. 大体　肿瘤圆形或椭圆形，有薄而完整的包膜，质地较软。切面根据纤维和脂肪组织的多少，呈灰白到黄色。

2. 光镜　肿瘤为异源性，主要有纤维结缔组织、脂肪组织和腺体，有时可以出现透明软骨、平滑肌等组织，最常见的组织学类型是透明变性的纤维结缔组织分隔导管和小叶，而且混有不同数量的脂肪。①腺脂肪瘤（adenolipoma）：脂肪组织占绝大部分（图 11 - 6）。②软骨脂肪瘤（chondrolipoma）：脂肪组织内有岛状透明软骨，腺体成分少。③平滑肌错构瘤（leiomyo - hamartoma）：有明显的平滑肌成分。

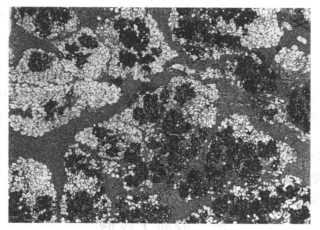

图 11 - 6　腺脂肪瘤
肿瘤主要由乳腺小叶和大量脂肪组织构成

3. 鉴别诊断　①正常青春期乳腺：有正常乳腺结构和成分。②纤维腺瘤：通常无脂肪组织，腺管受压。③青春期乳腺肥大：无包膜，上皮和间质都增生。④男性乳腺发育：无包膜，管周有黏液水肿带。⑤腺病：一般没有包膜及大量脂肪组织，软骨化生亦少见。

六、淀粉样瘤

淀粉样瘤（amyloid tumor）多发生在 45～79 岁妇女，右侧乳腺多见，通常为孤立性肿块，质地比较硬。病变表浅者可出现皮肤皱缩。临床容易误诊为癌。

七、褐黄病

乳腺褐黄病（ochronosis）只有个例报道。是一种尿黑酸氧化酶缺乏的遗传性疾病，表现为尿黑酸尿和软组织中色素沉积的临床综合征，可有其他部位（如：耳、鼻、指甲等）黑变或有家族史。患者有乳腺内肿物。

1. 大体　肿物切面呈棕黑色。

2. 光镜　上皮萎缩，间质纤维化，间质细胞、平滑肌细胞、血管内皮细胞及其周围组织内有大量黄棕色细颗粒状色素沉着。此色素可能是细胞酪氨酸代谢产物，和黑色素类似。

（王全义）

第五节　良性肌上皮增生性病变

一、肌上皮细胞增生

肌上皮细胞（肌上皮）增生（myoepithelial cell hyperplasia）见于许多乳腺良增生性病变，如腺病、囊肿病、复杂硬化性增生和导管内乳头状瘤等。

光镜：肌上皮数目增多，胞体增大，呈圆-卵圆或短梭形，胞质透明或嗜酸性。核卵圆形或梭形，深染或空淡。当肌上皮和腺上皮均呈单层增生时，细胞密度增加，腺管清楚地呈现双层细胞图像，单纯肌上皮明显增生时，腺管可狭小，腺上皮不明显或残留少数细胞。

二、肌上皮增生病

光镜为多灶性病变，梭形-立方状肌上皮沿腺管外/内增生。①管内增生：增生的梭形肌上皮呈明显栅栏状排列，立方状肌上皮可有纵形核沟（类似于移行细胞），通常缺乏不典型性和核分裂。②管周增生：腺管周围的肌上皮（不同表型）有不同程度增生，常伴有间质硬化或硬化性腺病。增生肌上皮可有不典型性（不典型肌上皮增生病）。

三、腺肌上皮型腺病

1. 光镜　不规则的小腺管弥漫分布，腺管被覆立方柱状腺上皮。腺管周围的肌上皮明显增生，可具有透明性胞质。增生细胞缺乏不典型性和核分裂。可有鳞状上皮化生和大汗腺化生。亦可伴有腺肌上皮瘤。

2. 鉴别诊断　①微腺性腺病：无肌上皮。②肌上皮增生病：局限性病变，单纯性肌上皮增生。③腺肌上皮瘤：为界限清楚的肿物，肌上皮呈片状显著增生。④小叶透明细胞变：肌上皮不明显。⑤透明细胞腺泡型浸润性小叶癌：无小叶结构和肌上皮，浸润性生长。

四、腺肌上皮瘤

腺肌上皮瘤（adenomyoepithelioma）老年妇女多见，常为单发、界限清楚的无痛性肿块，多发生在乳腺外周部。切除不净可复发。

1. 大体　肿瘤界限清楚，质硬。呈分叶状或结节状，平均直径为1~2.5cm，可见小的囊腔。

2. 光镜　多数是导管内乳头状瘤的变型，少数来自小增生。典型病变呈多结节、分叶状，其基本结构是腺管外周有明显增生的肌上皮，腺管圆-卵圆形，内衬的腺上皮呈立方-低柱状，其周围的肌上皮呈梭形或多边形，胞质透亮、嗜酸性或呈肌样细胞，在腺体间呈多层、片状、索梁状和（或）巢状分布，被基膜及纤维血管间质隔开。腺上皮深染胞质与肌上皮淡染胞质形成鲜明对比。①梭形细胞型：以梭形肌上皮增生为主，呈巢片状分布，其中夹杂少量腺腔。②小腺管型：主要为外绕肌上皮内衬腺上皮大小不等的小腺管组成。③小叶型：周围的纤维组织向肌上皮结节内生长，将肿瘤分隔成小叶状。增生肌上皮核分裂罕见，通常≤3/10HPF。可有大汗腺、皮脂腺和鳞状化生。结节状病变的纤维间隔可有透明变或梗死，其周围可有卫星病灶。小管状病变可有浸润性边缘。少数可完全位于扩大的囊腔内（图11-7、图11-8）。

3. 免疫组化　SMA、calponin、SMMHC、p63和CD10、HCK肌上皮阳性。LCK、ER、PR、desmin通常阴性。

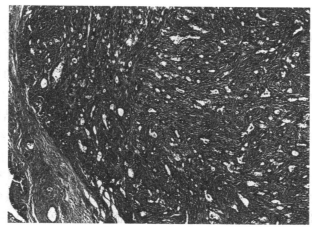

图 11 - 7　肌上瘤
病变呈结节状，上皮和肌上皮均明显增生，肌上皮增生更显著

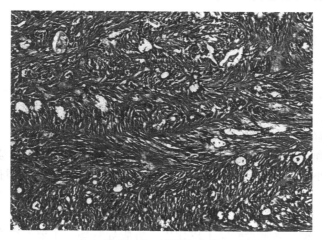

图 11 - 8　腺肌上皮瘤
肌上皮细胞围绕上皮细胞呈片状增生，胞质嗜酸性，呈肌样细胞

4. 鉴别诊断　乳腺腺肌上皮瘤在一定程度上与导管内乳头状瘤、导管腺瘤、小管型腺病存在相似之处，前者是以肌上皮增生为主，后者仅为局灶性肌上皮增生。①恶性腺肌上皮瘤：腺肌上皮瘤绝大多数为良性，恶性极罕见。如肿瘤呈浸润性生长，瘤细胞异型明显，核分裂象 > 5/10HPF，Ki - 67 指数高，肿瘤内出现坏死及远处转移等，要综合分析考虑是否有恶性。②小管型腺肌上皮瘤和腺管型腺瘤的鉴别：后者有包膜，有明显的腺上皮，肌上皮增生不明显。③小叶型或梭形细胞型腺肌上皮瘤与多形性腺瘤的鉴别：后者常有明显的黏液、软骨、骨样化生，胶原化间质及鳞化。④腺病：多有小叶结构，病变呈多样性，常有乳腺增生病的其他改变。⑤导管内乳头状瘤：上皮呈乳头状增生，有明显的轴心、增生肌上皮 <50%。⑥腺瘤：形态单一，无复层结构。⑦化生性癌：没有良性腺性成分，肌上皮分化不是主要成分。⑧透明细胞癌：有癌的特点和免疫表型。

五、肌上皮瘤

乳腺肌上皮瘤（myoepithelioma）极罕见，仅有几例报道。通常采用扩大切除。

1. 大体　肿瘤通常界限清楚，边缘不规则，质硬，可有灶性出血。

2. 光镜　主要由梭形肌上皮组成，也可有上皮样、浆样细胞，细胞界限不清，胞质透亮或呈嗜酸性，细胞核圆 - 卵圆形，核仁常明显，可呈束状、席纹状、旋涡状或栅状排列。肌上皮细胞可增生充满于扩张的导管内。细胞之间可出现基膜样物质。肿瘤中央常有明显的胶原化和透明变。

3. 鉴别诊断　①恶性肌上皮瘤：恶性比良性多见，区分两者十分必要，因为良性者仅需局部扩大切除，而恶性者需行根治性乳腺切除加淋巴结清扫，并辅以术后放化疗。如果出现明显的细胞异型性和多形性，核分裂象 >5/10HPF 和 Ki-67 指数 >10%，并出现坏死时，则应考虑恶性肌上皮瘤的诊断。②多形性腺瘤：两者可能是一组相似的肿瘤，前者有腺管状结构、黏液软骨样基质，以及与其相过渡的肌上皮。③梭形细胞癌：常有鳞状上皮化生（乳腺肌上皮癌尚未见有鳞化的报道），细胞一般比较温和，有时可见典型乳腺癌的结构，actln、p63 阳性细胞通常散在或灶状分布。④纤维瘤病：通常无结节状病灶，呈束状或交错状排列，细胞温和，浸润性生长，周围有正常的小叶结构，免疫组化染色 keratin 和 S-100 阴性，actin 少数细胞阳性，β-catenin 核阳性（异位表达）。⑤肌纤维母细胞瘤：瘤组织内常有宽大透明变的胶原束，瘤细胞为纤维母细胞样，相对比较温和，免疫组化染色 desmin 和 CD34 阳性。SMA 可阳性。keratin、calponin、SMMHC（平滑肌肌球蛋重链）、p63 和 CD10 通常阴性。⑥其他梭形细胞软组织肿瘤：主要靠免疫组化，p63 阴性。⑦梭形细胞无色素性恶性黑色素瘤：转移性恶性黑色素瘤常有原发部位或和乳房皮肤有关，瘤细胞异型性更明显，keratin 和 actin 阴性，HMB45 阳性。⑧透明细胞癌：肌下标志物阴性。

（马艺珲）

第六节　乳腺炎症性病变

一、急性化脓性乳腺炎

通常见于哺乳期妇女，乳房红、肿、热、通，局部和腋下淋巴结可肿大。

（1）光镜：为急性化脓性炎，可伴有脓肿形成、组织坏死及肉芽肿形成。

（2）鉴别诊断：①浆细胞性乳腺炎：以浆细胞和淋巴细胞为主胞；②肉芽肿性小叶性乳腺炎：病变小叶性分布，肉芽肿内小脓肿；③乳晕下脓肿：为非哺乳期病变，有显著鳞化。

二、乳晕下脓肿

乳晕下脓肿又称 Zuska 病、输乳管鳞状上皮化生、乳腺导管瘘。主要发生在非哺乳期妇女，可能与吸烟有关。大多数出现乳晕区肿胀或肿块，有乳头溢液，乳头内翻及输乳管瘘形成，黏稠排出物具有恶臭。常被临床误诊为脓肿。临床反复发作，抗生素治疗和（或）切开引流通常无效，经久不愈，需手术彻底清除病灶，甚至要楔形切除乳头，方能治愈。

（1）光镜：主要为一个或多个输乳管上皮明显鳞状上皮化生角化，上皮及角化物脱落充塞管腔，导致输乳管破裂，角蛋白进入周围间质并继发感染，引起急慢性炎症，形成以输乳管为中心的乳晕下脓肿及异物巨细胞反应。

（2）鉴别诊断：①脓肿：因常被临床误诊为脓肿，因此开始总是被切开引流，由于取出送检组织有限，仅常表现为化脓性炎及异物巨细胞反应。结合临床，需要排除本病，必须仔细进行组织学检查，寻找角化物及伴有鳞状上皮化生和（或）含有角蛋白的导管。必要时需提醒临床医生切除更多的标本送检。②导管原发性鳞状细胞癌：细胞异型性明显，常伴有导管周围的浸润。③起源于主输乳管的乳头状汗腺囊腺瘤样肿瘤：除有鳞状上皮分化伴角化性外，仍可见被覆两层上皮（内层柱状、外层立方状）的乳头状结构。④其他良性病变的鳞状上皮化生：可以见到其他病变的典型形态学改变，如导管内乳头状瘤，虽有鳞状上皮化生，但可见到乳头状瘤的典型改变。

三、肉芽肿性小叶性乳腺炎

肉芽肿性小叶性如腺炎（granulomatous lobular mastitis）又称为特发性肉芽肿性乳腺炎，是一种少见的慢性非感染性炎症性疾病。其病因不清。临床上表现为乳腺肿块。多发于年轻经产妇，大多数与近期妊娠有关。常单侧乳腺受累，以乳腺的外周部多见。可有皮肤溃破及窦道形成。临床容易误诊为乳腺癌。

（1）大体：切面有灰白色病变区，界限清楚或不清楚，长度 1.5～6cm，其内可见黄色粟粒样病灶，质硬韧，有沙粒感。

（2）光镜：以乳腺终末导管小叶单位为中心的肉芽肿性炎。小叶内有多种炎细胞浸润，以中性粒细胞为主，另有单核细胞、淋巴细胞、上皮样细胞和巨细胞。可有程度不同的嗜酸性粒细胞浸润，亦可有小脓肿形成和脂质吸收空泡病变融合者，小叶结构消失，并可溃破形成窦道。病变中通常查不出病原菌。

（3）鉴别诊断：①导管扩张症（浆细胞乳腺炎）：病变沿扩张的大导管分布，导管周围肉芽肿；②肉芽肿性血管脂膜炎：是非坏死性肉芽肿和淋巴细胞性血管炎，通常不累及小叶或导管；③感染性肉芽肿（如分枝杆菌、真菌及寄生虫）：病变缺乏沿小叶分布的特点，为坏死或非坏死性肉芽肿，可找到病原菌；④乳腺脓肿：常和哺乳有关，病变没有沿小叶分布的特点；⑤脂肪坏死和异物反应：病变不以小叶为中心，为脂性肉芽肿和异物性肉芽肿；⑥结节病：小叶内和小叶间非坏死性肉芽肿。

四、硬化性淋巴细胞性小叶炎

硬化性淋巴细胞性小叶炎（lymphocytic labulitis）即淋巴细胞性乳腺病及硬化性淋巴细胞性乳腺炎，有人认为是一种自身免疫性疾病。部分患者有 1 型糖尿病，又可称糖尿病性乳腺病（diabetic mastopathy）。多见于年轻和中年妇女，乳腺有质硬、不规则、可活动的疼痛性肿块。常反复发作，部分病例有自限倾向。临床上往往考虑为恶性肿瘤。

（1）大体：病变区直径 2～6cm，灰白色，质韧硬，界限相对清楚。

（2）光镜：乳腺小叶内及其周围有大量成熟淋巴细胞（主要为 B 淋巴细胞）、浆细胞浸润，腺泡及导管上皮层内亦可有淋巴细胞浸润。腺泡可萎缩或消失。间质明显纤维化透明变，伴有多少不等的上皮样细胞和（或）巨细胞，小血管周围亦可有明显的淋巴细胞浸润（图 11－9、图 11－10）。

（3）鉴别诊断：①淋巴瘤：为肿瘤性淋巴细胞弥漫性浸润乳腺实质和血管（侵蚀性血管炎）。②假性淋巴瘤：有生发中心形成，伴混合性炎细胞和较明显的血管增生。不具有沿乳腺小叶和小血管分布的特点。③乳腺癌（原位或浸润）伴淋巴浆细胞浸润：有明确的癌组织。④硬化性淋巴细胞性小叶炎伴乳腺癌：常有结节性病灶，有明确的癌组织。⑤硬化性淋巴细胞性小叶炎伴淋巴瘤：出现一致性肿瘤性淋巴细胞，可浸润小叶周围组织和脂肪组织，亦可出现比较大的结节性病变。⑥淋巴上皮瘤样癌：常有结节性病灶，有明确的癌组织。

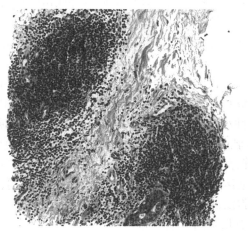

图 11－9 硬化性淋巴细胞性小叶炎
病变沿乳腺小叶分布，部分病变融合，间质呈硬化性改变，有的小叶萎缩

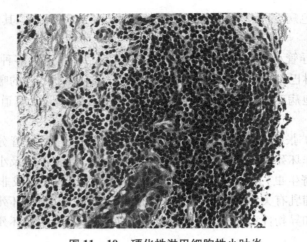

图 11 – 10　硬化性淋巴细胞性小叶炎
小叶内有淋巴浆细胞浸润，小叶内腺管消失，间质毛细血管周围亦有程度不同的
淋巴浆细胞浸润

五、IgG4 相关硬化性乳腺炎

　　IgG4 相关性硬化性病变是最近认识的一种综合征，可以在各种器官中形成肿块性病变，其特征为致密的淋巴细胞和浆细胞浸润伴间质硬化，外周血 IgG4 升高和组织中表达 IgG4 的浆细胞增多为特征。IgG4 相关硬化性乳腺炎（IgG4 – related sclerosing mastitis）亦有文献报道。发病年龄 37～54 岁（平均年龄 47.5 岁），单侧或同时双侧乳腺可触及包块，可以伴有全身淋巴结肿大、眼皮肿胀等。有报道，病理上可伴有窦组织细胞增生伴巨淋巴结病、硬化性淋巴细胞性小叶炎、肉芽肿性小叶性乳腺炎样病变。

　　（1）光镜：病变特点为淋巴浆细胞呈结节性弥漫浸润，伴有间质硬化和乳腺小叶缺失。①浸润的淋巴样组织由小淋巴细胞和浆细胞组成，其间可见反应性的淋巴滤泡。大多数淋巴滤泡形态正常，但有些呈哑铃形，套区较薄，小淋巴细胞侵入生发中心，可见到玻璃样变性的血管穿透生发中心。淋巴浆细胞不以导管或小叶为中心累及。②有不同程度的间质硬化，在淋巴浆细胞结节周围常有明显的间质硬化，形成宽大的纤维带或包膜样纤维圆环。硬化性间质呈同质透明变，其中可见少量纤维母细胞。③在重度炎细胞浸润区，小叶腺泡缺少，在病变的外周可见少许残留的导管，其导管周围有纤维化。没有淋巴上皮病变和肉芽肿结构。偶尔可见静脉炎。

　　（2）免疫组化：CD20 和 CD3 均见较多阳性，大部分浆细胞表达 IgG4，IgG4/IgG > 40%，浆细胞呈多克隆性（无轻链限制）。

　　（3）鉴别诊断：①黏膜相关淋巴组织结外边缘区 B 细胞淋巴瘤：存在弥漫成片的 B 细胞浸润，有和淋巴上皮病变。②透明血管型 Castlemen 病：缺乏大量混合性淋巴细胞和浆细胞浸润，只有少数细胞表达 IgG4。③硬化性淋巴细胞性小叶炎或糖尿病性乳腺病：常发生在糖尿病或自身免疫性疾病的患者，纤维化没有 IgG4 相关性硬化性乳腺炎明显，硬化带围绕小叶单位和血管周围，浆细胞很少。④肉芽肿性小叶性乳腺炎：常发生在年轻女性，近期有妊娠史，其组织学特点是以小叶为中心的肉芽肿、中性粒细胞浸润及微脓肿形成，亦有泡沫组织细胞和淋巴细胞。⑤浆细胞性乳腺炎：大导管扩张，腔内有浓缩分泌物，导管周有显著的浆细胞浸润及泡沫状组织细胞。

　　（4）预后：预后较好，没有切除后复发的报道。

六、结核性乳腺炎

　　原发性结核性乳腺炎（tuberculous mastitis）极为少见。临床可触及局限或弥漫性肿块。皮肤可有溃疡或形成窦道，也可出现乳房变形、皮肤橘皮样变、乳头凹陷和腋下淋巴结肿大。容易误诊为乳腺癌。

　　（1）光镜：病变分布没有一定的规律性，通常可见比较典型的结核性肉芽肿。有时仅在浸润的炎细胞中见有上皮样细胞及不典型的干酪样坏死。抗酸染色可有结核杆菌。

（2）鉴别诊断：如病变不典型，病原学证据不足，无乳腺外结核病变，诊断乳腺结核一定要慎重。①乳腺癌伴反应性肉芽肿：在有乳腺癌时，诊断乳腺或引流区淋巴结结核要特别小心，因为乳腺癌组织旁边可有反应性类结核样肉芽肿改变，甚至会出现干酪样坏死。在引流区淋巴结内没有发现转移癌细胞时，肉芽肿和多核巨细胞的出现往往提示淋巴结内可能有转移癌，要多切片仔细寻找，必要时进行免疫组化染色寻找癌细胞。②肉芽肿性小叶性乳腺炎：见肉芽肿性小叶性乳腺炎。③脂肪坏死：围绕脂肪坏死形成脂质性肉芽肿，有大量泡沫状细胞，具有脂肪坏死的特殊形态。④其他肉芽肿病：包括结节病和其他感染性肉芽肿。

七、真菌和寄生虫性乳腺炎

真菌和寄生虫性乳腺炎（mycosis and parasitic mastitis）偶有报道。包括曲菌、毛真菌、芽生菌、隐球菌、孢子丝菌和组织胞质菌病等，以及丝虫、包虫、裂头蚴、肺吸虫、猪囊尾蚴和旋毛虫病等。

八、其他感染性炎

包括猫抓病、放线菌病、布鲁杆菌病、伤寒、麻风、梅毒性乳腺炎等均有报道，但十分罕见。

九、结节病

乳腺结节病（sarcoidosis）罕见，通常为全身结节病的局部表现。

十、隆乳性病变

隆乳性病变（the lesion associated with breast augmentation）是指由于隆乳材料（石蜡、硅胶、水溶性聚丙烯酰胺凝胶制品和自体颗粒脂肪等）植入乳腺的继发性病变。乳腺植入处可形成结节、肿块，也可引起乳房硬化变形。亦可出现同侧胸壁、上臂或腋下淋巴结病变。

（1）光镜：急性炎：有中性粒细胞和嗜酸性粒细胞浸润。异物肉芽肿性炎：有淋巴浆细胞、泡沫细胞、异物巨细胞。可有脂肪、肌肉组织坏死。可有肉芽组织、纤维组织增生及胶原纤维化，亦可出现化生性病变：如鳞状上皮或滑膜细胞化生。病变组织及吞噬细胞内可见半透明折光性异物。少数可伴有上皮不典型增生（图11-11）、浸润性癌（如鳞状细胞癌）和恶性淋巴瘤等。自体脂肪组织隆乳者发生脂肪坏死（包括膜状脂肪坏死）（图11-5）。部分病例腋下、胸壁、上臂、腹壁、腹股沟和骨髓等处可出现异物肉芽肿或脂肪坏死性病变。

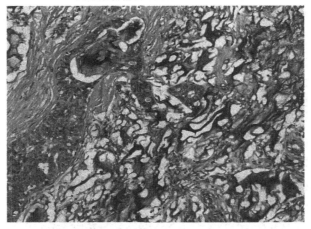

图 11-11　水溶性聚丙烯酰胺凝胶性肉芽肿
小叶结构破坏，间质及增生导内有大量蓝色黏液样异物和多核巨细胞

（2）鉴别诊断：①其他异物性肉芽肿：无隆乳史，具有其他异物的形态特点。②感染性/其他肉芽肿病变：无隆乳史，具有感染性/其他肉芽肿病变的形态改变。③浸润性癌/转移癌（特别是黏液癌）：

主要是在冷冻切片易误诊，观察到异物、黏液染色和有隆乳病史有助于鉴别。少数病例可有异型增生或癌变需仔细观察鉴别。④囊肿性病变：无组织坏死和异物性肉芽肿改变，无隆乳史。⑤导管原位癌：导管旺炽性增生时需鉴别。

十一、异物性肉芽肿

任何异物植入／误入乳腺都能引起异物性肉芽肿（foreign body granuloma）病变。除用于人体的医源性材料（隆乳剂、充填物、敷料、缝线）外，还有毛发、虫胶、丝棉制品、玻璃丝、环氧树脂、油灰、油脂、聚乙二醇和聚尿烷等。

十二、肉芽肿性血管脂膜炎

肉芽肿性血管脂膜炎（granulomatous angio panniculitis）只有少数报道。有局限性乳房区肿块，质硬，界限不清，有触痛。表面皮肤发硬呈红斑状改变。可误诊为癌。

（1）大体：病变主要位于乳房区皮下脂肪，也可累及乳腺组织。病变区硬，界限不清。

（2）光镜：主要为皮下脂肪组织内的结节状非坏死性肉芽肿病变，伴淋巴细胞、组织细胞、浆细胞浸润，小血管和毛细血管炎及周围有袖套状淋巴细胞浸润，可有局限性脂肪坏死。部分病例有乳腺累及，小叶间有淋巴细胞浸润（图11－12、图11－13）。无异物和病原体。

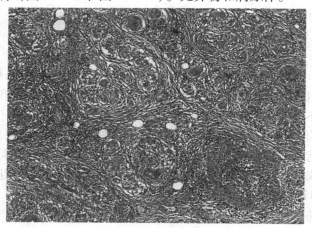

图11－12　肉芽肿性血管脂膜炎
脂肪组织内见有结节状非坏死性肉芽肿及血管炎（右下）

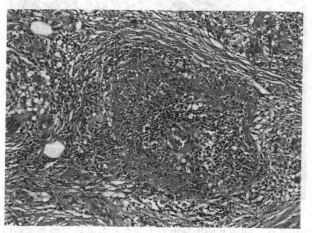

图11－13　肉芽肿性血管脂膜炎
小血管内及周围有淋巴细胞浸润，其旁有肉芽肿病变

（3）鉴别诊断：①肉芽肿性小叶性乳腺炎：病变以累及小叶为特点，常有化脓性改变；②结节病：

其表面皮肤无明显变化，缺乏血管炎和脂肪坏死；③巨细胞性动脉炎和 Wegener 肉芽肿病：主要累及中小动脉，常伴有血管壁坏死和血栓形成，Wegener 肉芽肿病有坏死性肉芽肿；④回归热性非化脓性脂膜炎：缺乏结节性肉芽肿改变，有发热、关节痛等临床表现；⑤脂肪坏死：缺乏结节性肉芽肿和血管炎；⑥感染性肉芽肿：常为坏死性肉芽肿，有病原体。

十三、Mondor 病

Mondor 病（Mondor disease）是一个临床名词，是指发生在乳腺及相邻胸壁处的血栓性静脉炎。女性多见，多见于乳腺外上限和邻近胸壁。通常发生在胸部或乳腺创伤、物理性压迫或手术后，也可见于吸毒癖（常于乳腺注射海洛因者）。临床上皮下出现条索状结节，表面皮肤凹陷，可伴有疼痛或触痛。病损常为一处，也可多处或两侧分布，消退后留下纤维性硬块。此病被认为具有自限性，几个星期到数月后，可自行缓解消退，不复发。

光镜：皮下血栓性静脉炎，可伴有血栓形成、机化、再通、静脉纤维化的病理过程。

十四、结缔组织血管性疾病

乳腺结缔组织血管性疾病（connective vascular disease）可见于红斑狼疮、硬皮病、皮肌炎、类风湿病、巨细胞动脉炎、结节性多动脉炎、Wegener 肉芽肿病等，通常为全身疾病的局部表现，少数病例首先在乳腺发现病变。

（刘春荣）

参 考 文 献

[1] 黄玉芳.病理学.北京：中国中医药出版社，2012.

[2] 徐勇，张志宏.前列腺癌.北京：科学技术文献出版社，2009.

[3] 庞庆丰，李英.病理学与病理生理学.北京：化学工业出版社，2016.

[4] 陈杰.病理学.第3版.北京：人民卫生出版社，2015.

[5] 宋晓环.病理学.武汉：华中科技大学出版社，2015.

[6] 韩安家.软组织肿瘤病理学.北京：科学出版社，2015.

[7] 胡慧娣，张倩倩，万明月.胸膜孤立性纤维性肿瘤10例临床病理观察及文献复习.临床肺科
杂志，2016，21（5）：870－873.

[8] 李晓玫，杨莉，于洋，等.木通所致肾小管间质肾病及其临床病理特点分析.中华内科杂志，
2011，37（3）：5－10.

[9] 邹仲之.组织学与胚胎学.第6版.北京：人民卫生出版社，2006.

[10] 黄启富，王谦.病理学.第3版.北京：科学出版社，2013.

[11] 王连唐，廖冰.常见疾病病理诊断路径指南.广州：中山大学出版社，2015.

[12] 来茂德.病理学高级教程.北京：人民军医出版社，2015.

[13] 张祥盛.乳腺病理诊断病例精选.北京：人民卫生出版社，2015.

[14] 梁英杰，凌启波，张威.临床病理学技术.北京：人民卫生出版社，2011.

[15] 姜文霞.病理解剖学实验指导.上海：同济大学出版社，2016.

[16] 毛伟敏.常见肿瘤病理诊断及报告指南.杭州：浙江大学出版社，2015.

[17] 张军荣，杨怀宝.病理学基础.北京：人民卫生出版社，2015.

[18] 张瑜.宫颈疾病液基细胞与组织病理学筛查.北京：人民军医出版社，2015.

[19] 纪小龙.乳腺疾病动态变化病理图谱.北京：人民军医出版社，2016.

[20] 张杰.胸腺肿瘤病理学诊断图谱.上海：上海科学技术出版社，2016.

[21] 王强修，王新美，王启志，等.消化道肿瘤诊断病理学.上海：大二军医大学出版社，2013.

[22] 邹万忠.肾活检病理学.第2版.北京：北京大学医学出版社，2014.

[23] 陶祥，丁千山，张文斐，等.SSRPI表达对乳腺癌预后的影响及其基因集富集分析.武汉大
学学报：医学版，2016，37（3）：418－421.

[24] 廖松林.现代诊断病理学手册.北京：北京大学医学出版社，2015.

[25] 王国平.临床病理诊断指南.北京：科学出版社，2015.